Fabio Martino • Claudio Defilippi • Roberto Caudana

Imaging del trauma osteo-articolare in età pediatrica

Lesioni acute e croniche dello scheletro in accrescimento

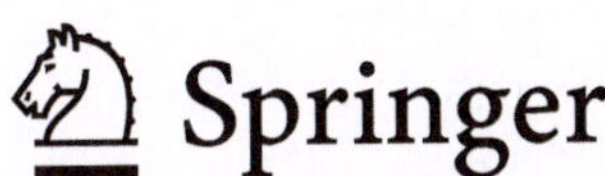

Fabio Martino
U.O. Radiologia
A.O. Policlinico
Ospedale "Giovanni XXIII"
Bari

Claudio Defilippi
U.O. Radiologia
Ospedale Infantile "Regina Margherita"
Torino

Roberto Caudana
Dipartimento Diagnostica per Immagini
A.O. Istituti Ospedalieri "Carlo Poma"
Mantova

I Curatori desiderano ringraziare
ESAOTE S.p.A., GE HEALTHCARE, GUERBET S.p.A., ME.DI.COM. s.r.l.,
*Sipar s.r.l. - Società italiana prodotti e accessori radiologici, SIS*MED s.r.l.*
per il supporto alla realizzazione dell'opera

ISBN 978-88-470-1350-6
e-ISBN 978-88-470-1351-3
DOI 10.1007/978-88-470-1351-3

Layout copertina: Simona Colombo, Milano

Impaginazione: Graphostudio, Milano
Stampa: Printer Trento S.r.l., Trento
Stampato in Italia nel mese di maggio 2009

Springer-Verlag Italia S.r.l., Via Decembrio 28, 20137 Milano
Springer fa parte di Springer Science+Business Media (www.springer.com)

Presentazione

Al convegno della Sezione di Radiologia Muscolo-Scheletrica della SIRM che si è svolto a Pesaro nel 2007 mi fu chiesto di scrivere la presentazione di questo libro, incarico che accettai volentieri conoscendo l'impegno scientifico e le capacità professionali degli Autori.

Il volume ha ampiamente soddisfatto le mie aspettative: il testo è l'esempio che la collaborazione fattiva tra due sezioni di studio della SIRM (Sezione di Radiologia Pediatrica e Sezione Muscolo-Scheletrica) ha permesso l'elaborazione di un ottimo lavoro che riflette lo stato dell'arte dell'imaging delle patologie traumatiche dell'infanzia.

Una larga parte della nostra attività diagnostica è dedicata alla traumatologia, in particolare quella muscolo-scheletrica, con un impegno che è aumentato negli anni sia per l'incremento della patologia (il trauma scheletrico è la prima causa di morte dopo il primo anno di vita), sia per l'esteso utilizzo di nuove tecniche e metodologie.

Il Radiologo "Pediatra" avrà così la possibilità di confrontare la sua esperienza con una casistica accurata e precisa e un approccio che fa largo utilizzo del *cross section imaging*. Il Radiologo "non Pediatra" troverà, oltre a un eccellente iconografia, il perché fisiopatologico della diversa risposta dello scheletro "immaturo" alla *noxa traumatogena*, i particolari quadri patologici delle fisi, i diversi parametri nel processo di guarigione.

Infine, viene trattata la problematica del "bambino battuto", sia come violenza fisica "acuta" (*shaked baby*) sia come violenza reiterata nel tempo (sindrome da maltrattamento). Dal primo lavoro di Silverman, apparso nel 1953 sull'*American Journal of Roentgenology*, è stato un susseguirsi di convegni (l'ultimo si è svolto nel 2008 durante il Congresso Europeo di Radiologia Pediatrica a Edimburgo) e articoli scientifici su una casistica che diviene sempre più ampia.

Lo specialista Radiologo, in queste patologie, è in prima linea e deve necessariamente possedere tutte le "chiavi di lettura" per elaborare un referto accurato nelle forme non accidentali ma deve fornire anche un diagnostico differenziale con forme congenite, dismetaboliche o varianti anatomiche.

Ancona, maggio 2009

Prof. Giancarlo Fabrizzi
Presidente Sezione di Studio
Radiologia Pediatrica
SIRM

Presentazione

La pregevole serie di monografie di Radiologia Muscolo-Scheletrica, voluta e realizzata nel tempo dai vari Comitati Direttivi della specifica Sezione SIRM con l'intento di promuovere, diffondere e migliorare fra i Soci le conoscenze e le possibilità diagnostiche delle malattie dell'apparato locomotore, si arricchisce di un ulteriore ed ammirevole volume.

L'argomento scelto, l'imaging nella traumatologia osteo-articolare in età pediatrica, molto laborioso nei contenuti, ha visto oltre all'impegnativo lavoro dei curatori, quello di collaboratori particolarmente qualificati e ricchi di pluriennale esperienza, vissuta con entusiasmo e competenza, nell'ambito della diagnostica per immagini dell'apparato locomotore.

L'accurata conoscenza e, soprattutto, la diagnosi precoce di queste affezioni, peculiari del soggetto in età evolutiva, è infatti traguardo e finalità di assoluto valore, potendo, fra l'altro, contribuire a prevenire e ad evitare deformità secondarie nell'età adulta, spesso invalidanti.

Articolati in tre "parti", i vari capitoli si susseguono analizzando e focalizzando, in modo completo, conciso ed attuale, le diverse localizzazioni, i molteplici momenti lesivi, le temibili ripercussioni sugli altri apparati e sistemi, riscontrabili nella traumatologia pediatrica.

La semplicità, l'omogeneità e la chiarezza dei testi elaborati, la loro attualità ed in particolare la ricchezza del corredo iconografico, contribuiscono a fare di questo nuovo e bel volume una preziosa guida per tutti coloro che vivono da protagonisti nell'odierna e multiforme realtà della traumatologia in età evolutiva.

Per la sua efficacia didattica, sono certo che il volume incontrerà interesse e favore, per il quale non resta che rallegrarsi con gli Autori, augurando loro un meritevole successo.

L'Aquila, maggio 2009

Prof. Folco Rossi
Past-President Sezione di Studio
Diagnostica per Immagini in Medicina dello Sport
SIRM
Socio Emerito
SIRM

PREFAZIONE

La prefazione che accompagna questo volume dedicato all'imaging del trauma muscolo-scheletrico in età pediatrica non rappresenta solo uno dei passaggi obbligati che completano il nostro lavoro editoriale. È questa una preziosa opportunità per rivolgerci a Voi, amici e soci della Sezione di Radiologia Muscolo-Scheletrica della SIRM, in modo come di consueto diretto, con qualche considerazione che riguarda sì il contenuto dell'opera, ma anche alcuni propositi della Sezione nell'ambito dell'aggiornamento professionale.

Ed è proprio questo spirito propositivo che, nel passato come nel presente, ci ha fatto credere nella validità di questa formula didattica, affrontando, nelle varie edizioni, argomenti monotematici della Radiologia muscolo-scheletrica. Dunque, nel rispetto delle buone tradizioni, è nostra intenzione far proseguire questa formula anche nel futuro, pur con le difficoltà economiche e la fatica di trovare il tempo necessario alla preparazione di un testo nella nostra quotidianità lavorativa. Nella scelta dei temi si è sempre posta attenzione agli argomenti che potevano richiedere una revisione in termini di classificazione delle evenienze patologiche, protocolli diagnostici, approcci metodologici ed interpretativi.

Ebbene, il trauma muscolo-scheletrico in età pediatrica che oggi rivisitiamo, appartiene a questa categoria di argomenti, per varie ragioni. Tutti sappiamo, da sempre, che quando un bambino giunge al Pronto Soccorso per una qualsiasi motivazione clinica, è attesa una particolare attenzione e prudenza da parte del Radiologo al quale viene affidata la diagnosi. In campo muscolo-scheletrico non si tratta solo di valutare le possibili conseguenze di un evento accidentale, ma anche quelle di un'attività sportiva condotta a livello agonistico con ritmi simili a quelli dell'adulto, spesso per l'ambizione dei genitori e/o dei trainers. Vi è dunque la necessità di fornire una diagnosi molto precisa non solo sulle lesioni acute dell'apparato muscolo-scheletrico, ma anche, e sempre più spesso, sulle lesioni croniche, cosiddette da "sovraccarico funzionale" o, se preferite, da *overuse*. Naturalmente, la precisione diagnostica è supportata dalla precisa conoscenza delle caratteristiche morfostrutturali dell'apparato muscolo-scheletrico in età evolutiva. Tutto ciò, oggi, consente al Radiologo di identificare anche i peculiari *patterns* delle lesioni muscolo-scheletriche da maltrattamento, cogliendone gli importanti risvolti medico-legali.

Anche in questo volume, come nei precedenti, viene offerto un approccio integrato alle problematiche del trauma muscolo-scheletrico in età pediatrica, seguendo dunque le linee guida della moderna diagnostica per immagini. Tale approccio colloca ancora una volta il Radiologo nel ruolo di protagonista nella scelta della sequenza metodologica da utilizzare per fornire al Pediatra, al Medico dello Sport o all'Ortopedico, una diagnosi il più informativa possibile con il minimo rischio biologico e, nello stesso tempo, con la massima accessibilità nei tempi di effettuazione e nei costi.

Un ringraziamento particolare da parte nostra e a nome di tutti i soci della Sezione di Radiologia Muscolo-Scheletrica della SIRM è rivolto agli Autori per il tempo e la cura che hanno dedicato alla preparazione dei singoli capitoli. Allo staff di Springer-Verlag Italia va la nostra personale riconoscenza per l'impegno profuso nel supportare l'edizione dell'opera e per la fiducia riposta in questa nostra tradizione culturale. A questo proposito, sempre nel rispetto della tradizione, l'attenzione è già rivolta alla preparazione del prossimo volume il cui tema - confidiamo! - sarà di grande interesse per tutti voi.

Con l'augurio di una buona lettura.

Mantova-Torino-Bari, maggio 2009

Roberto Caudana
Claudio Defilippi
Fabio Martino

Indice

Capitolo 1 [illegible]

Introduzione ... 1

Sviluppo e accrescimento delle ossa ... [illegible]

Caratteristiche dello scheletro in accrescimento ... 6

Fratture: processo di guarigione e valutazione clinico-radiologica ... [illegible]

Lesioni osteo-traumatiche tipiche dello scheletro immaturo ... 9

Fratture incomplete ... 10

Deformazione plastica ... [illegible]

Frattura tipo "torus" ... [illegible]

Frattura "a legno verde" ... 14

Fratture-distacco epifisarie o delle placche di accrescimento ... 15

Distacchi apofisari ... [illegible]

Imaging nel follow-up ... 24

Valutazione della frattura e della guarigione ... [illegible]

Anomalie di crescita ... [illegible]

Ruolo della diagnostica per immagini ... 28

Radiologia convenzionale ... [illegible]

Ecografia (ETG) ... 29

Tomografia Computerizzata (TC) ... 30

Risonanza Magnetica (RM) ... 31

Capitolo 2 [illegible]

Introduzione ... [illegible]

Arto superiore ... 40

Cingolo scapolare/Spalla ... 40

[illegible] ... 44

Indice

Capitolo 1. **Lesioni traumatiche osteo-articolari maggiori: generalità** **1**

Introduzione ... 1

Sviluppo e accrescimento delle ossa ... 2

Caratteristiche dello scheletro in accrescimento ... 6

Fratture e processo di guarigione: valutazione clinico-radiologica ... 7

Lesioni osteo-traumatiche tipiche dello scheletro immaturo ... 9
Fratture complete ... 10
Deformazione plastica ... 13
Frattura tipo "torus" ... 14
Frattura "a legno verde" ... 14
Fratture metafiso-epifisarie (della piastra fisaria) ... 15

Distacchi apofisari ... 22

L'imaging nel follow-up ... 24
Riduzione della frattura e/o della lussazione - sintesi - consolidazione ... 25
Arresto di crescita ... 27

Ruolo della diagnostica per immagini ... 28
Radiologia convenzionale ... 29
Ecografia (ETG) ... 29
Tomografia Computerizzata (TC) ... 30
Risonanza Magnetica (RM) ... 31

Capitolo 2. **Lesioni microtraumatiche da overuse: generalità** **33**

Introduzione ... 33

Arto superiore ... 40
Little league shoulder ... 40
Osteocondrosi del condilo omerale (Malattia di Panner) ... 41

Osteocondrosi dissecante del condilo omerale ... 42
Little league elbow syndrome ... 42
Osteocondrite dell'apofisi olecranica ... 42

Arto inferiore ... 43
Osteocondrosi del nucleo epifisario della testa femorale (Morbo di Legg-Perthes) ... 43
Epifisiolisi del nucleo epifisario della testa femorale ... 43
Osteocondrosi dissecante del condilo femorale (Morbo di Koenig) ... 43
Osteocondrite del polo inferiore rotuleo (Sindrome di Sinding-Larsen-Johansson) ... 43
Osteocondrite dell'apofisi tibiale anteriore (Malattia di Osgood-Schlatter) ... 43
Shin splints ... 44
Osteocondrosi dissecante dell'astragalo ... 44
Osteocondrite dell'apofisi calcaneare (Malattia di Sever) ... 44
Osteocondrite dell'apofisi della base del V metatarsale (Malattia di Iselin) ... 44
Osteocondrosi della testa del II metatarsale (Malattia di Freiberg o Koehler II) ... 44

Capitolo 3. **Lesioni traumatiche apofisarie maggiori e minori** **45**

Introduzione ... 45

Tendini ... 46
Considerazioni di fisiopatologia ... 46
Diagnostica per immagini ... 48
Lesioni apofisarie croniche da trazione tendinea ... 48
Lesioni apofisarie acute da trazione tendinea ... 52

Legamenti ... 60
Lesioni apofisarie da trazione legamentosa ... 61

Capitolo 4. **Lesioni traumatiche muscolo-tendinee e dei legamenti in età pediatrica** **65**

Introduzione ... 65

Patologia muscolare ... 66
Lesioni muscolari distrattive ... 66
Contusioni muscolari ... 70
Complicanze e follow-up ... 71

Patologia tendinea ... 71
Tendinopatie ... 72
Tendinopatie inserzionali o entesopatie ... 72

Borsiti 73
Rotture tendinee 73

Patologia dei legamenti 74
Legamenti extra-articolari 74
Legamenti intra-articolari 74

Capitolo 5. Lesioni da trauma dei nervi periferici **77**

Introduzione 77

Ecografia 78

Risonanza magnetica 83

Capitolo 6. Imaging delle lesioni traumatiche distrettuali. Scheletro assiale: cranio, rachide, scheletro toraco-costale **89**

Cranio 89
Epidemiologia 89

Traumi orbitali e nasoetmoidali 94

Traumi maxillo-facciali 95
Traumi mandibolari 98
Traumi zigomatici e mascellari 99

Rachide 99
Epidemiologia 99
Modalità di indagine radiologica 100
Valutazione dei traumi spinali 101
Fisiopatologia 102
Traumi cervicali superiori 104
Instabilità occipito-atlo-assiale 105
Fratture dell'odontoide 105
Fratture da estensione dell'atlante e dell'epistrofeo 107
Traumi da flessione della colonna cervicale inferiore 108
Traumi da estensione 108
Fratture della regione toraco-lombare 110

Scheletro toraco-costale 111
Traumi toraco-costali 111

Capitolo 7. Arto superiore **113**

Spalla e braccio 113

Gomito e avambraccio 118

Polso e mano 134

Capitolo 8. Bacino ed arto inferiore 139

Bacino, anca e femore 139
Fratture del bacino 140
Fratture sacro-coccigee 144
Lussazione traumatica dell'anca nei bambini 147
Fratture del femore 147

Ginocchio e gamba 151
Fratture dell'epifisi distale del femore 151
Fratture della rotula 153
Fratture della tibia 153

Caviglia e piede 156
Lesioni della regione della caviglia 156
Fratture del piede 160
Fratture dell'astragalo 160
Fratture del calcagno 161
Frattura dello scafoide 162
Frattura di Lisfranc 162
Fratture del metatarso e delle falangi 163

Capitolo 9. Il trauma da parto 165

Introduzione 165

Pseudo-paralisi ostetriche 165

Birth fractures 166

Capitolo 10. Le fratture occulte dell'arto inferiore nella prima infanzia: "toddler's fractures" 169

Introduzione 169

Concetto di "toddler's fracture" 169

Imaging 169

Capitolo 11. Lesioni ossee da trauma non accidentale 173

Introduzione 173

Il "bambino battuto": diagnostica per immagini 173

Fratture in sedi anatomiche caratteristiche 175

Fratture aspecifiche con caratteristiche radiografiche particolari. Datazione della lesione 176

Fratture dotate di caratteristiche radiografiche specifiche 179

Diagnosi differenziale 182
Osteogenesi imperfetta 182
Iperostosi corticale infantile (Malattia di Roske-De Toni-Caffey-Silverman) 183
Malattia ossea dismetabolica del prematuro 185
Rachitismo 185
Malattia di Menkes 185
Lue congenita 186
Scorbuto 187

Capitolo 12. Il bambino battuto: linee guida e risvolti medico-legali **189**

Introduzione 189

Normativa attuale e considerazioni medico-legali 191

Conclusioni 192

Appendice A: linee guida 193

Letture consigliate **195**

Elenco degli Autori

MARIA GLORIA ANGERETTI
Dipartimento di Radiologia
Ospedale di Circolo e Fondazione Macchi
Varese

DOMENICO BARBUTI
Dipartimento di Diagnostica per Immagini
Ospedale Pediatrico "Bambino Gesù"
Roma

MASSIMO BASILE
Dipartimento di Diagnostica per Immagini
Ospedale Pediatrico Meyer
Firenze

LEONARDO CALLEGARI
Dipartimento di Radiologia
Ospedale di Circolo e Fondazione Macchi
Varese

CECILIA CESARINI
Dipartimento di Diagnostica per Immagini
Ospedale Pediatrico Meyer
Firenze

MARCO CIRILLO
Dipartimento di Diagnostica per Immagini
Ospedale Pediatrico "Bambino Gesù"
Roma

CLAUDIO DEFILIPPI
U.O. Radiologia
Ospedale Infantile "Regina Margherita"
Torino

LORENZO FALCONE
U.O. Radiologia
A.O. Policlinico
Ospedale "Giovanni XXIII"
Bari

CARLO FALETTI
Dipartimento di Radiologia
A.O. CTO
Torino

FAUSTO FASSARI
Dipartimento di Diagnostica per Immagini
Ospedale Pediatrico "Bambino Gesù"
Palidoro (RM)

CLAUDIO FONDA
Dipartimento di Diagnostica per Immagini
Ospedale Pediatrico Meyer
Firenze

CARLO FUGAZZOLA
Dipartimento di Radiologia
Ospedale di Circolo e Fondazione Macchi
Varese

NICOLA GANDOLFO
Istituto Radiologico Cento Cannoni
Alessandria

EUGENIO GENOVESE
Dipartimento di Radiologia
Ospedale di Circolo e Fondazione Macchi
Varese

Mariantonietta Indolfi
Istituto di Radiologia
Università degli Studi di Bari
Bari

Anna Leonardi
Dipartimento di Radiologia
Ospedale di Circolo e Fondazione Macchi
Varese

Andrea Magistrelli
Dipartimento di Diagnostica per Immagini
Ospedale Pediatrico "Bambino Gesù"
Roma

Davide Mariani
Dipartimento di Radiologia
Ospedale di Circolo e Fondazione Macchi
Varese

Fabio Martino
U.O. Radiologia
A.O. Policlinico
Ospedale "Giovanni XXIII"
Bari

Gianluigi Martino
Facoltà di Medicina e Chirurgia
Università degli Studi di Bari
Bari

Carlo Martinoli
Dipartimento di Radiologia
Università degli Studi di Genova
Genova

F. Maurizio Matarazzo
U.O. Ortopedia e Traumatologia
A.O. Policlinico
Ospedale "Giovanni XXIII"
Bari

Marzia Mortilla
Dipartimento di Diagnostica per Immagini
Ospedale Pediatrico Meyer
Firenze

Cinzia Orazi
Dipartimento di Diagnostica per Immagini
Ospedale Pediatrico "Bambino Gesù"
Palidoro (RM)

Enzo Pacciani
Dipartimento di Diagnostica per Immagini
Ospedale Pediatrico "Bambino Gesù"
Palidoro (RM)

Patrick Pautasso
U.O. Radiologia
A.O. CTO
Torino

Francesco Randisi
Dipartimento di Diagnostica per Immagini
Ospedale Pediatrico "Bambino Gesù"
Palidoro (RM)

Bianca Santoro
U.O. Radiologia
Ospedale Infantile "Regina Margherita"
Torino

Biagio Solarino
Sezione di Medicina Legale DiMIMP
Università degli Studi di Bari
Bari

Michele Solarino
U.O. Radiologia
ASL Bari – Ospedale "Fallacara"
Triggiano (BA)

Laura Tanturri
Dipartimento di Diagnostica per Immagini
Ospedale Pediatrico "Bambino Gesù"
Roma

Paolo Tomà
U.O. Radiologia
Istituto Scientifico "Giannina Gaslini"
Genova

Alberto Tagliafico
Dipartimento di Radiologia
Università degli Studi di Genova
Genova

Maura Valle
U.O. Radiologia
Istituto Scientifico "Giannina Gaslini"
Genova

1 LESIONI TRAUMATICHE OSTEO-ARTICOLARI MAGGIORI: GENERALITÀ

FABIO MARTINO, LORENZO FALCONE, MARIANTONIETTA INDOLFI,
F. MAURIZIO MATARAZZO, GIANLUIGI MARTINO

INTRODUZIONE

Nell'infanzia e nell'adolescenza l'urgenza per patologia traumatica osteo-articolare è un'evenienza frequente, costituendo una delle principali cause di richiesta di assistenza medica nel Pronto Soccorso di un Ospedale Pediatrico (oltre il 15-20% di tutti gli accessi). Le lesioni da trauma scheletrico in età pediatrica hanno incidenza maggiore che nell'adulto, anche se nella gran parte dei casi l'entità del danno anatomico è modesto. I maschi sono interessati molto più frequentemente delle femmine. In quasi il 50% dei casi il trauma è secondario ad una caduta e, in questa evenienza, le fratture del gomito e del polso sono le lesioni più comuni. Le fratture carpali, tuttavia, sono lesioni inusuali nel bambino e, quando presenti, interessano quasi sempre lo scafoide.

Le lesioni traumatiche osteo-articolari in età pediatrica differiscono da quelle degli adulti per la diversità sia delle caratteristiche anatomiche, che di quelle biomeccaniche e fisiologiche proprie dello scheletro in accrescimento, le quali sono fortemente influenzate da fattori endocrino-metabolici (GH, tiroxina, estrogeni, testosterone) che agiscono in particolare sulla cartilagine di accrescimento. Tali peculiarità, oltre ad influenzare la modalità di realizzazione del danno anatomico, possono condizionare i tempi di guarigione ed il rimodellamento osseo e indurre, qualora le lesioni non siano tempestivamente diagnosticate e correttamente trattate, conseguenti deformità. È da ricordare, inoltre, che in età evolutiva una frattura può determinare un iperaccrescimento dell'osso interessato con conseguente ipermetria, più frequentemente a carico di femore ed omero, a causa dell'aumentato flusso ematico nell'area della lesione, correlato ai processi riparativi di consolidazione.

Le lesioni traumatiche dello scheletro immaturo variano non soltanto rispetto all'adulto, ma anche in rapporto alle differenti età del bambino o dell'adolescente, sia a causa delle continue modificazioni anatomiche e biomeccaniche concernenti l'accrescimento, sia per le notevoli variazioni dello stile di vita nelle differenti fasi di crescita. Le fratture della clavicola e della diafisi femorale, ad esempio, sono frequenti nella prima infanzia, mentre diventano inusuali nell'adolescenza, durante la quale il bersaglio anatomico di gran lunga più colpito è l'estremo distale del radio.

Nel bambino le fratture a carico dell'arto superiore sono tre volte più frequenti di quelle a carico dell'arto inferiore, tuttavia l'incidenza relativa di queste ultime cresce dopo l'adolescenza, specialmente nei maschi, ed è spesso correlata alla pratica di attività sportive (in particolare calcio, sci, rugby). Le medesime considerazioni riguardano le lussazioni, che in generale sono di gran lunga meno frequenti delle fratture in età evolutiva. Il motivo risiede nella presenza di un *locus minoris resistentiae*, rappresentato dalla cartilagine di accrescimento, che cede prima che una lesione capsulo-legamentosa possa verificarsi. Poiché la chiusura delle fisi avviene ad età differenti nei diversi segmenti ossei, non è raro rilevare una lussazione di gomito dopo i 7 anni di età, mentre per riscontrare una lussazione della testa dell'omero bisogna attendere oltre i 12-14 anni, ossia dopo la chiusura della fisi omerale corrispondente.

Così come nell'adulto, anche nel soggetto in età evolutiva la lesione traumatica può riconoscere una causa non accidentale; questa evenienza assume un'importanza particolare nel paziente pediatrico in quanto può configurare la cosiddetta "sindrome da maltrattamento" o del "bambino battuto" (*battered child*), cui corrispondono specifiche responsabilità medico-legali che possono coinvolgere il medico radiologo. Le lesioni traumatiche in bambini al di sotto dei 3 anni di età devono sempre essere considerate con sospetto ed esaminate con particolare attenzione dal radiologo, in quanto il 5-10% dei traumi in questa fascia d'età non è accidentale, ma provocato da maltrattamento. Pertanto, nei casi in cui sussista il sospetto di trauma non accidentale, le indagini diagnostiche devono essere indirizzate alla ricerca, ed alla relativa segnalazione, delle lesioni che siano riferibili con elevata specificità a maltrattamento (percosse e/o violento scuotimento). Fratture multiple su segmenti scheletrici diversi, spesso bilaterali ed anche non sincrone, in fasi differenti di riparazione e con un'intensa ed estesa reazione periostale, sono fra le lesioni che maggiormente caratterizzano il classico quadro radiografico del *battered child*. Particolare attenzione, però, dovrà essere spesa dal radiologo nella diagnostica differenziale tra le lesioni da maltrattamento e quelle da patologie osteopenizzanti, come l'osteogenesi imperfetta, fortemente predisponenti alle fratture patologiche e che, se non opportunamente valutate, possono venire confuse con un caso di *battered child*.

In alcuni casi la frattura ossea patologica può costituire un riscontro inatteso, che l'indagine radiologica manifesta come reperto occasionale dopo un trauma di lieve entità occorso su di un segmento scheletrico reso fragile dalla presenza di una lesione focale preesistente (Fig. 1.1).

La lesione traumatica dello scheletro in età evolutiva, quindi, può manifestarsi con aspetto multiforme, in ragione delle numerose cause che concorrono nel suo determinismo e per la notevole variabilità di tutti quei fattori che, nel loro complesso, influenzano le modalità di insorgenza, le caratteristiche anatomiche ed il processo di guarigione della lesione traumatica, così come condizionano la scelta delle modalità diagnostiche e del trattamento terapeutico.

Sviluppo e accrescimento delle ossa

Nello sviluppo e accrescimento delle ossa, a partire dalla vita intrauterina, sono stati individuati due modelli di ossificazione: indiretta e membranosa.

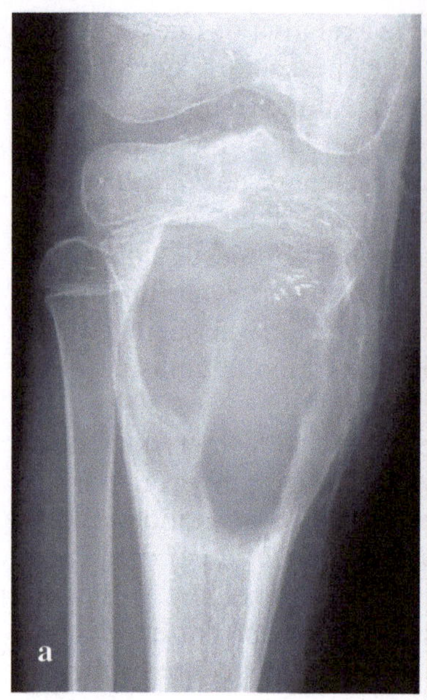

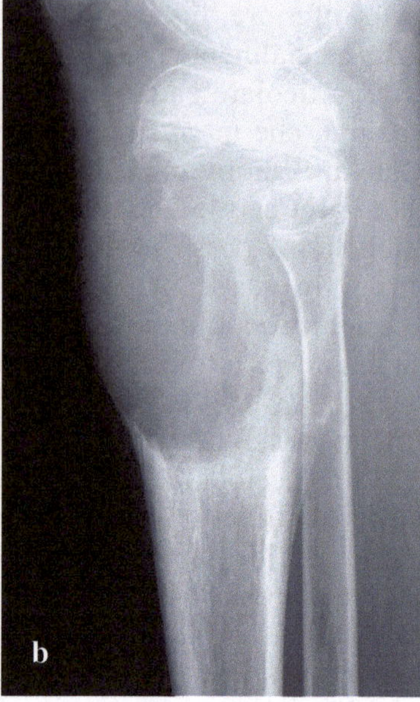

Fig. 1.1a, b. Radiografia del ginocchio destro in proiezione frontale (**a**) e laterale (**b**). Frattura patologica su voluminosa cisti ossea aneurismatica pluriconcamerata meta-diafisaria prossimale della tibia. La lesione ha determinato espansione ed assottigliamento della corticale, che appare discontinua sul versante antero-mediale da frattura patologica in via di consolidamento, con associato *fallen fragment sign*

Nell'*ossificazione indiretta*, che riguarda la maggior parte delle ossa dello scheletro e che è caratteristica delle ossa lunghe, a partire da un primitivo abbozzo cartilagineo che si sviluppa nell'embrione, si verifica una successiva sostituzione della matrice cartilaginea con tessuto osseo sia in superficie (ossificazione pericondrale) che all'interno (ossificazione encondrale).

Nell'*ossificazione membranosa* le ossa non seguono il suddetto schema evolutivo ed originano direttamente dal connettivo mesenchimale, senza passare attraverso una fase cartilaginea. Un'eccezione a questo modello è costituita dalla mandibola, in cui l'ossificazione diretta si svolge a ridosso di un sostegno cartilagineo che non partecipa all'osso definitivo (*ossificazione mantellare*).

Le ossa lunghe, come accennato prima, presentano un modello di ossificazione indiretta e nell'embrione sono rappresentate da modelli cartilaginei ialini rivestiti da pericondrio, configurati in una diafisi ed in due estremità, o epifisi (Fig. 1.2). Durante la settima settimana di vita embrionale, nel tratto medio della diafisi i condrociti si arricchiscono di glicogeno e di sostanza intercellulare calcifica. Contemporaneamente, in superficie, allo stesso livello della diafisi, il pericondrio acquisisce attività osteoblastica e deposita in superficie strati di tessuto osseo grossolanamente trabecolare, così da formare un primitivo astuccio osseo diafisario (Fig. 1.2a); il pericondrio si trasforma pertanto in periostio. Successivamente, intorno alla decima settimana, gettoni vascolari della rete capillare del periostio penetrano ed attraversano il manicotto osseo, venendo così a formare il forame nutritizio diafisario (Fig. 1.2b). I vasi penetrano quindi nella parte centrale dell'osso e si ramificano, aiutati anche dall'azione erosiva della cartilagine calcificata da parte dei condroclasti (derivati anch'essi, insieme ai vasi, dal periostio). In tale sede, gli osteoblasti (di analoga origine periostale) depositano trabecole ossee sui residui della cartilagine, di modo che centralmente al manicotto osseo si venga a formare un canale midollare contenente vasi, qualche trabecola osteo-cartilaginea e cellule staminali emopoietiche. In questo stadio, approssimativamente alla nascita, le epifisi sono ancora cartilaginee (Fig. 1.2c). Nelle fasi successive, per l'attività appositiva degli osteoblasti dello strato profondo del periostio, l'ossificazione pericondrale procede ad aumentare il diametro esterno dell'astuccio diafisario primitivo; d'altro canto, gli osteoclasti del cavo midollare erodono gli strati profondi del manicotto, ampliando il cavo e mantenendo lo spessore dell'astuccio su valori ben definiti. L'attività degli osteoblasti e degli osteoclasti è differente nelle varie parti della diafisi e contribuisce a determinare la forma e l'ampiezza definitiva del canale midollare nei singoli tratti diafisari. Questo, in seguito, si estende verso le epifisi, secondo l'asse longitudinale dell'osso, attraverso la calcificazione e la successiva erosione da parte dei condroclasti che scavano lunghi tragitti percorsi da vasi e da trabecole cartilaginee ad assetto longitudinale. Lo sviluppo del cavo midollare verso i due estremi si arresta in vicinanza di una piastra di cartilagine seriata, la cosiddetta fisi, la quale, pertanto, delimita i confini della diafisi (letteralmente diafisi significa "tra le fisi") ed individua l'area della metafisi (letteralmente "a ridosso della fisi"). Per tutta la fase di accrescimento dell'osso, la fisi, detta anche cartilagine di coniugazione, è sede di vivace proliferazione cartilaginea sul versante opposto alla diafisi e, al tempo stesso, di ossificazione encondrale sul versante che guarda verso la diafisi, provvedendo in tal modo all'accrescimento in lunghezza dell'osso. I due estremi cartilaginei dell'osso in accrescimento, che si trovano al di là delle fisi, corrispondono alle epifisi (letteralmente "sopra la fisi"). Nel corso dello sviluppo, nel contesto delle epifisi compaiono i nuclei di ossificazione encondrale, a seguito della penetrazione di gettoni vascolari dal pericondrio dell'epifisi, con successiva deposizione di lamelle ossee, costituzione di osso spugnoso ed espansione di tali nuclei verso la superficie dell'epifisi (Fig. 1.2d). Contemporaneamente, alla superficie dell'epifisi permane uno strato di cartilagine sub-pericondrale, che da un lato prolifera e dall'altro viene via via sostituito da tessuto osseo, contribuendo allo sviluppo del nucleo di accrescimento epifisario. Ultimata la crescita dell'osso, i due fronti di ossificazione, diafisario ed epifisario, invadono la cartilagine di coniuga-

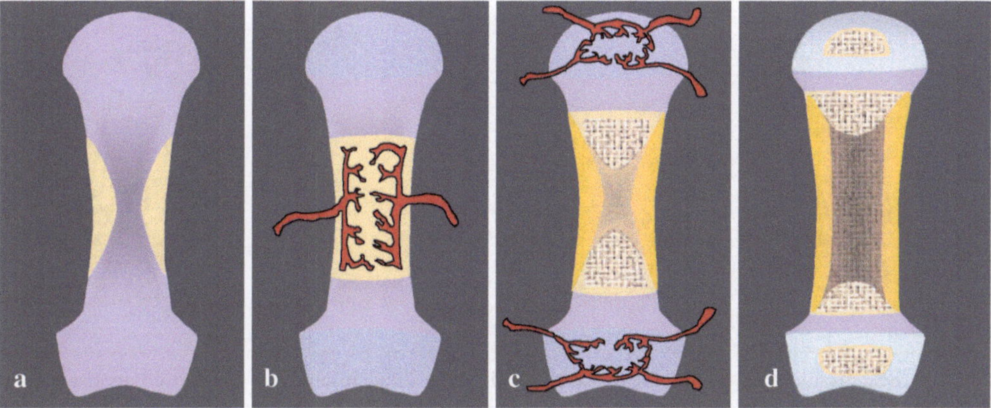

Fig. 1.2a-d. Schema esplicativo del modello di crescita e dell'ossificazione indiretta delle ossa lunghe

zione e si fondono, determinando la fine dell'accrescimento in lunghezza dell'osso. A livello dell'epifisi, ad ossificazione ultimata, permane solo un sottile cappuccio di cartilagine ialina, che corrisponde alla cartilagine articolare. Va ricordato, però, che alcune epifisi posseggono più nuclei di ossificazione distinti tra loro (ad esempio l'epifisi distale dell'omero), i quali restano a lungo separati da un sottile strato di cartilagine ialina, prima di fondersi completamente. L'ossificazione delle ossa corte avviene in modo analogo a quello delle epifisi.

Per quanto riguarda le ossa piatte, si ha un'ossificazione diretta in cui, in alcuni territori dell'abbozzo, il mesenchima si arricchisce di vasi e di cellule. Le cellule mesenchimali si trasformano in osteoblasti che sintetizzano tessuto osseo in cui si depositano i sali minerali. Contemporaneamente il periostio, con meccanismo apposizionale, provvede a modellare l'osso definitivo.

È indispensabile che il radiologo conosca bene quali siano i differenti nuclei di accrescimento epifisari ed apofisari, la loro età di comparsa e l'epoca di chiusura della fisi corrispondente, in modo da limitare gli errori diagnostici o l'eventuale ricorso al radiogramma di confronto dell'arto controlaterale (Fig. 1.3).

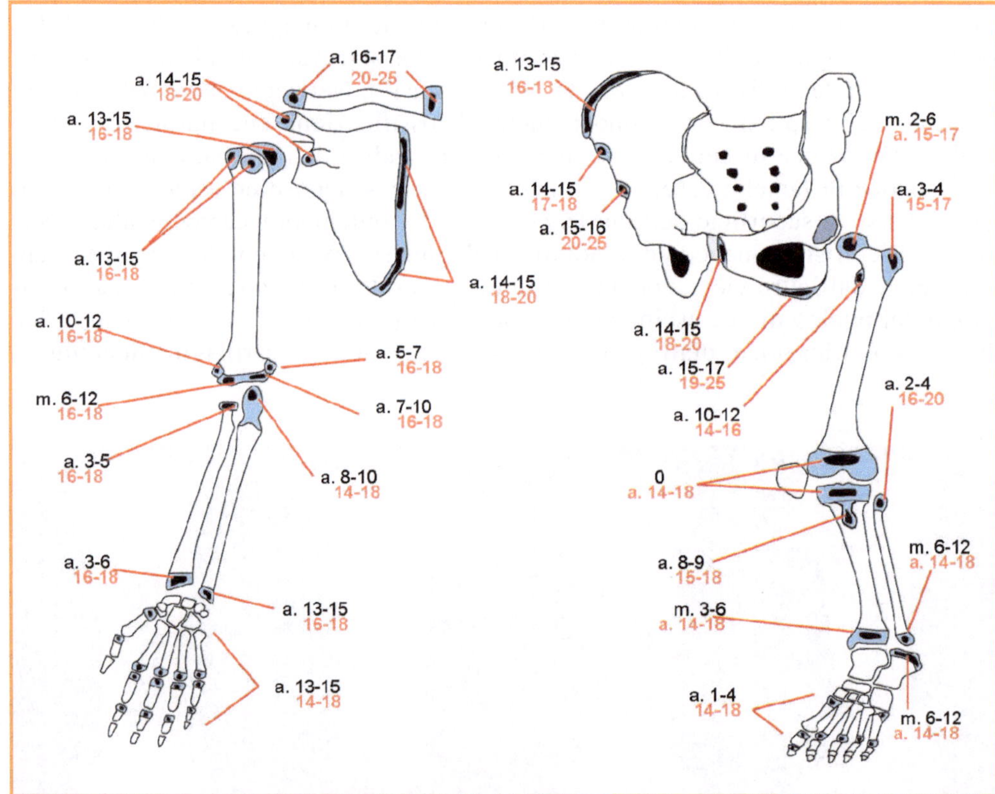

Fig. 1.3. Schema illustrativo della localizzazione dei nuclei di accrescimento epifisari ed apofisari dello scheletro appendicolare. In *nero* l'età media di comparsa ed in *rosso* l'età di chiusura della corrispondente fisi

Caratteristiche dello scheletro in accrescimento

Le caratteristiche anatomiche e fisiologiche dello scheletro in accrescimento, maggiormente capaci di condizionare la biomeccanica e l'espressione clinico-patologica delle lesioni traumatiche tipiche dello scheletro immaturo, riguardano sia l'astuccio osteo-periosteo, sia la piastra cartilaginea di accrescimento, o fisi, assente negli adulti (Fig. 1.4).

La *matrice ossea* dei bambini presenta una minore densità, in quanto le maglie della tela spongiosa sono più ampie e la compatta è dotata di una porosità superiore, in relazione alla maggior presenza ed ampiezza dei canali haversiani, riccamente vascolarizzati, da cui consegue una minore elasticità, ma una maggiore plasticità. Questa caratteristica fa sì che l'osso ceda prima, deformandosi, ma si fratturi meno frequentemente.

La *guaina periostale* è molto più spessa (spessore relativo) che negli adulti, ma meno tenace, in quanto la superficie di adesione all'osso possiede fibre di Sharpey meno sviluppate. Pertanto, il periostio sottoposto a trauma si scolla facilmente, ma si rompe raramente. Questa caratteristica induce una limitazione tanto della propagazione della rima di frattura (le fratture comminute sono infatti meno frequenti) quanto del grado di scomposizione della stessa. Questo è anche il motivo per cui nel bambino alcune fratture composte possono essere misconosciute in una fase precoce, salvo poi ritrovare, a distanza di tempo, un callo osseo riparativo nella sede del pregresso trauma. Inoltre, poiché la rete vascolare sottoperiostea è molto ricca, una lesione che coinvolga il periostio di solito si accompagna ad un abbondante ematoma.

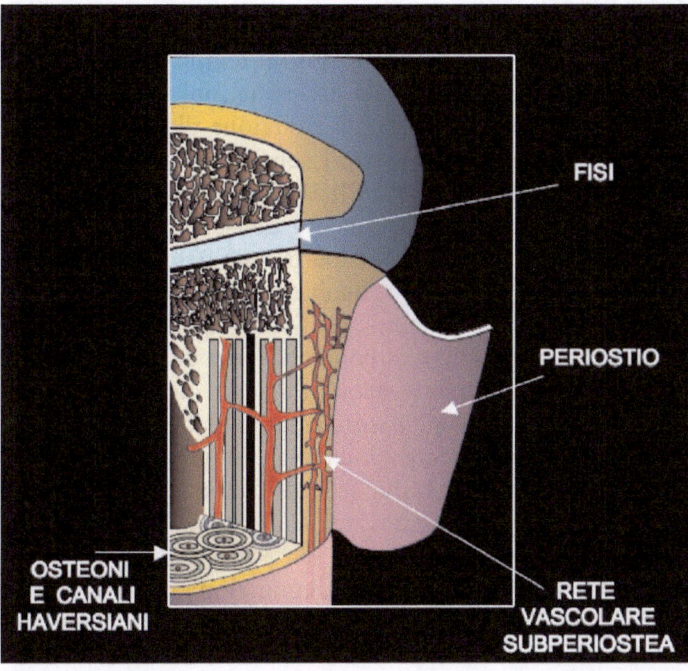

Fig. 1.4. Schema anatomico della porzione epifiso-metafisaria dell'osso in accrescimento

La *piastra cartilaginea di accrescimento*, o fisi, consta di una matrice cartilaginea, situata tra la metafisi ed i nuclei epifisari di ossificazione secondaria, ed è caratteristica dell'età evolutiva, in quanto del tutto assente nello scheletro maturo. In relazione alle caratteristiche biomeccaniche della cartilagine, la fisi rappresenta un *locus minoris resistentiae* in quanto più fragile al trauma rispetto all'osso, ai tendini ed ai legamenti. Questa caratteristica fa sì che la presenza di cartilagine, tanto a livello della fisi quanto a livello della giunzione teno-condrale apofisaria, funga da *shock-adsorber* nei riguardi delle altre strutture muscolo-scheletriche, preservando queste dal danno e concentrando su di sé l'azione vulnerante del trauma. Infatti nei bambini, e soprattutto negli adolescenti, è più facile che si produca un distacco epifisario e/o apofisario piuttosto che una lesione legamentosa, in quanto i legamenti sono molto più resistenti alle forze in tensione o torsione (2-5 volte) rispetto alla cartilagine. A livello del ginocchio, ad esempio, il distacco epifisario o l'avulsione apofisaria che si verificano nell'adolescente possono essere considerati, per alcuni versi, il corrispettivo della lesione dei legamenti crociati dell'adulto. Per le medesime motivazioni, anche la lesione meniscale è un evento raro nel trauma del ginocchio pediatrico e generalmente associato alla presenza di una condizione predisponente, quale ad esempio il menisco discoide.

Fratture e processo di guarigione: valutazione clinico-radiologica

Le caratteristiche peculiari dell'osso in accrescimento e, quindi, le differenze anatomiche e fisiologiche fra le ossa del bambino e quelle dell'adulto, fanno sì che anche la valutazione prognostica e la scelta del trattamento delle fratture pediatriche siano spesso differenti rispetto all'adulto.

Tipicamente le fratture pediatriche riparano molto più rapidamente che nell'adulto e ciò, se da un lato costituisce un vantaggio in quanto il tempo di immobilizzazione è inferiore, contemporaneamente rappresenta un limite, poiché si accorcia il tempo entro il quale poter correggere un'inadeguata riduzione di frattura (8-10 giorni nell'adulto, 3-5 giorni nel bambino). Nei traumi scheletrici del bambino è tuttavia consentita una discreta tolleranza verso i disallineamenti, in quanto il vivace e continuo rimodellamento dell'osso in accrescimento consente di recuperare deformità non altrimenti accettabili nell'adulto. Il recupero delle deformità, infatti, è tanto maggiore quanto più giovane è il paziente, quanto più la frattura è vicina alla fisi e quanto più la deviazione angolare si sviluppa sul piano di movimento dell'articolazione più vicina. Le deformità meglio recuperate dal rimodellamento sono quelle angolari; anche le deformità con parziale accavallamento dei monconi ed accorciamento del segmento scheletrico possono essere riparate dal rimodellamento e compensate dall'accentuata attività di accrescimento in lunghezza dell'osso, che solitamente si realizza nella fisi più vicina alla sede di frattura. Le deformità scheletriche torsionali, al contrario, sono tollerate nel soggetto in età evolutiva molto meno che nell'adulto.

L'insieme delle suddette caratteristiche, ovviamente, condiziona tanto la modalità di conduzione dell'accertamento di diagnostica per immagini, quanto la qualità delle informazioni che da questo devono essere desunte. La valutazione clinico-radiologica di ogni frattura nel paziente pediatrico deve tenere in considerazione: età del paziente, posizione della frattura, tipo di frattura, grado di spostamento ed angolazione dei monconi.

L'*età del bambino* costituisce un primo fattore di grande importanza nella valutazione del tipo di trattamento terapeutico da intraprendere; l'osteogenesi riparativa è infatti più rapida che nell'adulto a causa dello spesso strato di periostio, che ha una spiccata attività osteogenetica. Man mano che il periostio si assottiglia e la rete vascolare sottoperiostea si riduce, con l'avanzare dell'età, diminuisce anche la velocità di riparazione: nel neonato, infatti, le fratture consolidano e si riossificano completamente in circa 3-4 settimane, mentre nell'adolescente in circa 12 settimane.

Per quanto concerne la *posizione della frattura* e la distanza della stessa dall'estremità dell'osso, bisogna ricordare che man mano che ci si avvicina alla cartilagine di coniugazione il rimodellamento osseo è maggiormente attivo per cui, nei bambini al di sotto degli 8-10 anni, in sede medio-diafisaria è importante ridurre al massimo il disallineamento e l'angolazione tra i monconi sede di lesione mentre, al contrario, in sede metafisaria è accettabile anche un certo grado di deviazione assiale o angolare residua dei monconi, perché a tale livello il rimodellamento osseo è in grado di ripristinare il normale allineamento. Le deformità angolari meglio tollerate e recuperabili dal rimodellamento sono quelle che sono disposte sul medesimo piano del movimento prevalente dell'articolazione più vicina.

Il *tipo di frattura*, il *grado di spostamento* e l'*angolazione dei monconi* devono essere valutati con estrema accuratezza perché, se è vero che il disallineamento laterale o angolare dei monconi, come abbiamo già detto, viene entro certi limiti recuperato dalla notevole capacità di rimodellamento dell'osso in accrescimento (sono ritenute accettabili una deformità angolare di 15°-25° in pazienti di età inferiore ai 7 anni e sino a 15° in pazienti con meno di 10 anni), è pur vero che, al contrario, l'eventuale presenza di disallineamento torsionale, non recuperabile dal rimodellamento, può esitare in importanti anomalie di sviluppo a carico delle articolazioni tra le quali è interposta la sede della frattura. Il tipo di frattura maggiormente esposto al ritardo di consolidazione è la frattura "a legno verde", la quale, interessando il lato della tensione dell'osso, e cioè il lato convesso, risente meno della forza di compattamento in pressione dei frammenti, che costituisce un importante stimolo alla consolidazione (Fig. 1.5). Va ricordato, tuttavia, che nei bambini il ritardo di consolidazione e la pseudoartrosi sono eventi particolarmente rari, fatta eccezione dei casi di fratture esposte ed infette nei bambini più grandi. In età evolutiva anche le ri-fratture sono rare, così come rari sono i casi di miosite ossificante e rigidità articolare post-traumatica. Anche nel caso delle avulsioni apofisarie è importante che l'imaging consenta la quantificazione dell'avulsione, poiché l'entità di questa condiziona la relativa scelta terapeutica, a seconda anche di quale sia il nucleo apofisario coinvolto. L'avulsione del nucleo di accrescimento dell'apofisi della tuberosità ischiatica può, ad esempio, essere trattata conservativamente sino ad una dislocazione di 2 cm, oltre la quale deve essere prevista una riduzione chirurgica con sintesi. Nel caso dell'avulsione del nucleo di accrescimento dell'epicondilo mediale a livello del gomito, invece, l'indicazione al trattamento cruento è data da dislocazione del nucleo uguale o superiore a 5 mm.

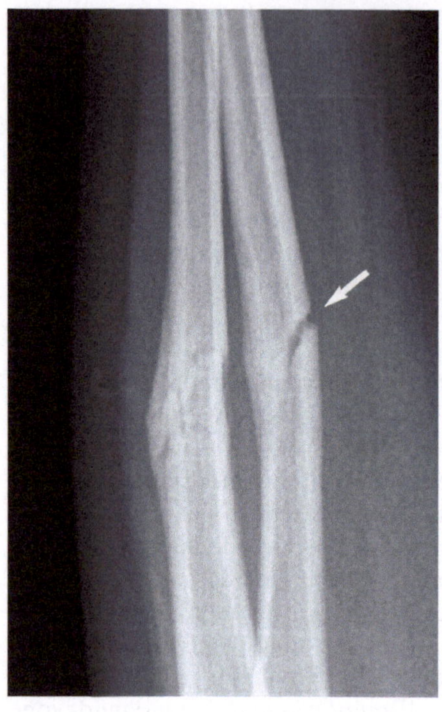

Fig. 1.5. Ritardo di consolidazione di frattura "a legno verde" del terzo medio diafisario del radio (*freccia*)

Da quanto detto si evince chiaramente come il trattamento delle fratture dell'osso immaturo, il cui obiettivo è ovviamente quello di conseguire e di mantenere una riduzione soddisfacente evitando complicanze ed in particolare l'arresto dell'accrescimento, sia essenzialmente conservativo, dal momento che l'osso giovane guarisce rapidamente e la crescita rimodella la gran parte dei vizi di riduzione.

Lesioni osteo-traumatiche tipiche dello scheletro immaturo

Le peculiarità anatomiche dello scheletro immaturo, che lo differenziano da quello dell'adulto, sono tanto più pronunciate quanto minore è l'età del piccolo paziente e diventano progressivamente meno evidenti con il progredire della maturazione scheletrica.

La maggiore plasticità (ed elasticità) dell'osso, cui consegue un maggior assorbimento delle forze vulneranti responsabili dell'evento traumatico, fanno si che la rottura completa della matrice ossea nei bambini sia più rara che negli adulti, per cui più comunemente sono apprezzabili diversi tipi di fratture incomplete, tipiche dell'età evolutiva e non altrettanto riscontrabili negli adulti. Inoltre, poiché i legamenti sono in genere più robusti rispetto alle fisi aperte, un trauma a bassa energia, come ad esempio una distorsione che nell'adulto è in grado di provocare una lesione legamentosa, in un individuo scheletricamente immaturo porta più frequentemente ad una frattura fisaria. Infine, sino a quando le fisi sono aperte, la presenza di una zona di minore resistenza relativa contribuisce a giustificare il fatto che le lussazioni siano estremamente rare in età pediatrica, in particolare nella pre-adolescenza.

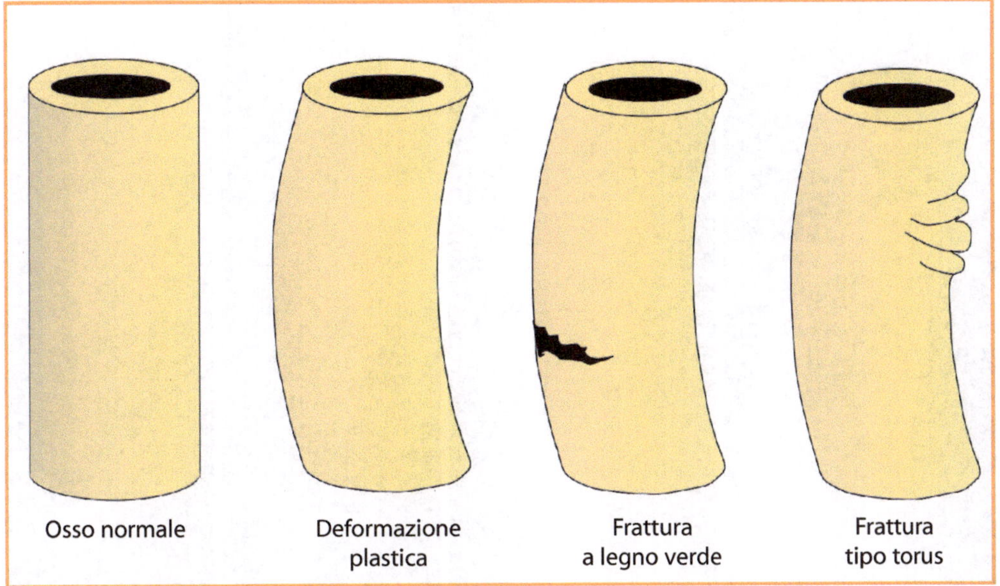

Fig. 1.6. Diversi tipi di frattura incompleta delle ossa lunghe, caratteristici dello scheletro immaturo

I bambini, pertanto, presentano un'ampia varietà di fratture, che nessuna classificazione universalmente riconosciuta comprende interamente. Accanto alle fratture complete, riscontrabili anche nell'adulto, possono verificarsi anche altri tipi di frattura, esclusivi e caratteristici dell'infanzia, quali (Fig. 1.6): deformità plastica, frattura da compressione tipo "torus", frattura "a legno verde", fratture metafiso-epifisarie o apofisarie, con o senza distacco.

Fratture complete Nei bambini e negli adolescenti le fratture complete solitamente conseguono ad eventi traumatici ad alta energia, quali i traumi da caduta e quelli da investimento. Così come nell'adulto, nelle fratture complete dell'età pediatrica vanno descritte la sede, l'eventuale scomposizione dei monconi, il numero delle fratture, il decorso della rima di frattura che può essere trasversale, spiroide, obliqua, longitudinale o ramificata. L'orientamento ed il decorso della frattura possono suggerire il meccanismo con cui questa si è prodotta. Le fratture complete nei bambini interessano più frequentemente la diafisi delle ossa lunghe.

Nelle fratture trasverse la rima di frattura è perpendicolare all'asse maggiore dell'osso. Questo tipo di frattura è tipico dell'adolescenza e della II-III infanzia e può coinvolgere anche la metafisi. Le fratture trasverse, solitamente, sono la risultante di un impatto diretto o di forze tangenziali (Fig. 1.7).

Nelle fratture oblique la rima di frattura è variamente angolata (usualmente di circa 30°-45°) rispetto all'asse longitudinale dell'osso. La frattura solitamente è causata da forze di sovraccarico assiale o da forze tangenziali simili a quelle che determinano una frattura trasversa (Fig. 1.8).

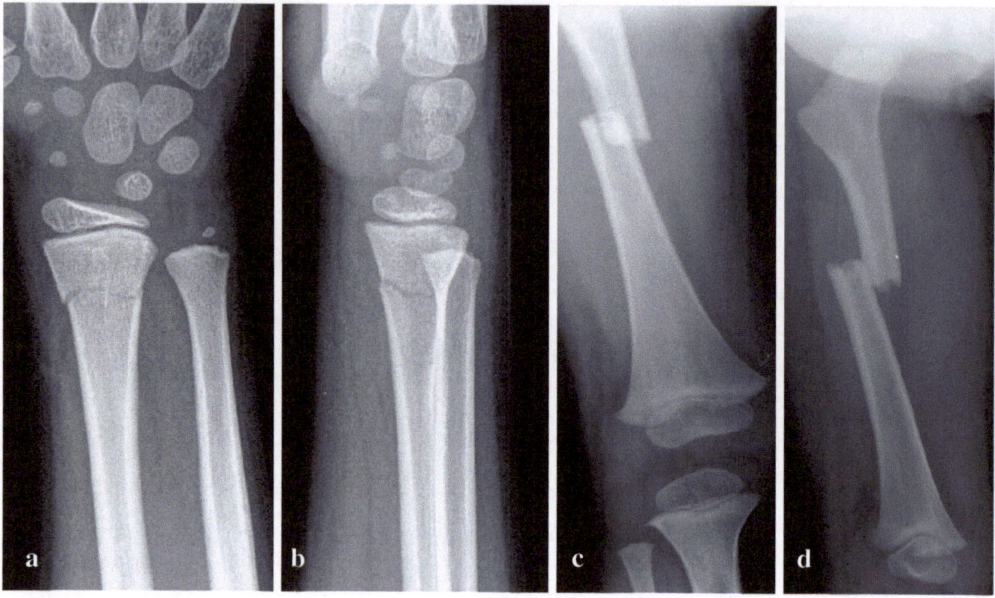

Fig. 1.7a-d. Frattura trasversa completa metafisaria distale del radio, in proiezione frontale (**a**) e laterale (**b**); frattura trasversa completa del terzo prossimale diafisario del femore, in proiezione frontale (**c**) e laterale (**d**)

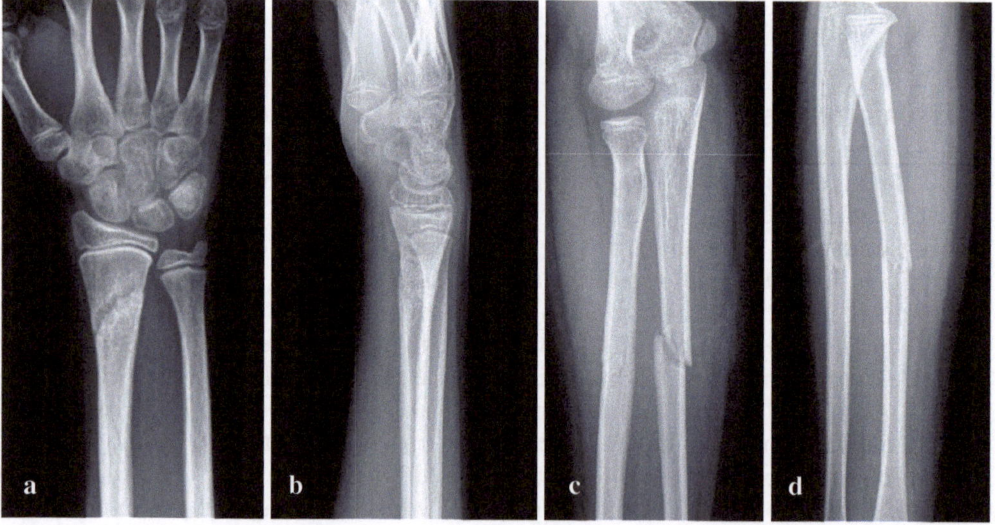

Fig. 1.8a-d. Frattura obliqua meta-diafisaria distale del radio, in proiezione frontale (**a**) e laterale (**b**); frattura obliqua del terzo medio diafisario dell'ulna, in proiezione frontale (**c**) e laterale (**d**), con frattura traversa composta medio-diafisaria del radio

Nelle fratture spiroidi la rima di frattura "a spirale" si realizza più frequentemente a livello della diafisi dell'osso lungo ed è causata da forze in torsione piuttosto che da forze dirette. Tali fratture, anche se spesso dovute a maltrattamenti, non sono inconsuete nei traumi da caduta accidentale ad arto bloccato, come accade ad esempio nei casi di frattura spiroide della tibia nei bambini che hanno imparato a camminare da poco (*toddler*). D'altro canto le fratture spiroidi dell'omero sono fortemente sospette per trauma non accidentale da maltrattamento a seguito dell'applicazione di forze in torsione come quelle che si producono quando un arto viene girato su se stesso. Sui radiogrammi non è sempre possibile distinguere una frattura obliqua da una spiroide e il tipo di frattura che si rileva può richiedere il ricorso a proiezioni supplementari (Fig. 1.9).

Nelle fratture longitudinali il decorso della rima di frattura segue l'asse lungo dell'osso. Questo tipo di frattura, che può anche propagarsi in direzione obliqua o spiroide, si manifesta più frequentemente nell'adolescenza e nella III infanzia, quando la diafisi dell'osso va incontro ad una progressiva maturazione della componente ossea.

Nelle fratture comminute la linea di frattura si propaga in diverse direzioni, ramificandosi e determinando multipli frammenti di dimensioni variabili. Sono fratture rare nei bambini, ma possono presentarsi nel corso dell'adolescenza, particolarmente a livello della tibia.

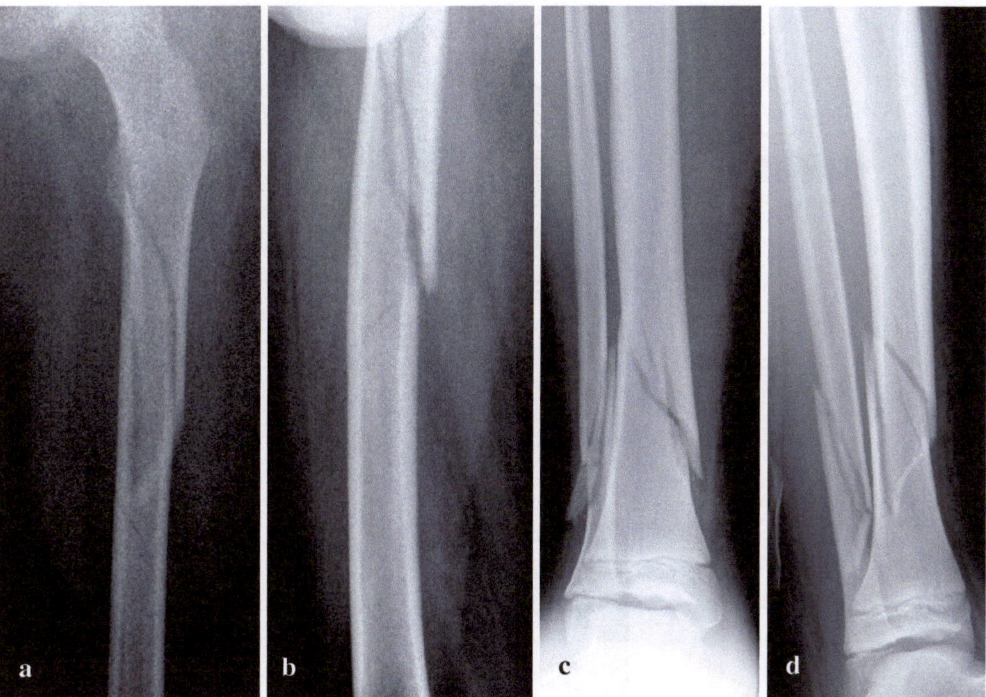

Fig. 1.9a-d. Frattura spiroide del terzo superiore diafisario del femore, in proiezione frontale (**a**) e laterale (**b**); frattura spiroide biossea meta-diafisaria distale di tibia e perone, in proiezione frontale (**c**) e laterale (**d**)

Deformazione plastica La deformazione plastica consiste in uno stabile incurvamento dell'osso senza evidente frattura, che si manifesta quando sulla diafisi di un osso immaturo viene a realizzarsi uno stress flettente da compressione longitudinale, di intensità e durata tali da superare i limiti dell'elasticità, ma non sufficiente a determinare una frattura franca. In realtà questo stabile incurvamento è causato da microfratture radiologicamente occulte che vengono a realizzarsi sul lato concavo dell'osso coinvolto. La deformazione plastica è più frequente a livello dell'avambraccio (radio ed ulna) dove limita, o addirittura impedisce, i movimenti di pronosupinazione; può apprezzarsi, anche se in minor misura, anche a livello del femore (nei neonati) o del perone. Di solito si accompagna a fratture dell'osso adiacente dell'arto interessato ed occasionalmente è associata a sublussazione (dislocazione) delle articolazioni corrispondenti. Talora interessa entrambe le ossa del segmento scheletrico interessato. In alcuni casi coesiste uno scollamento del periostio con formazione di un ematoma sottoperiosteo. Se si verifica in un bambino di età inferiore a 4 anni, o se l'angolazione è inferiore a 20°, la deformità solitamente si corregge con la crescita. Negli altri casi, ed in particolare quando è accoppiata ad una frattura o ad una dislocazione dell'osso adiacente, la riduzione può risultare particolarmente complicata o addirittura impossibile (Fig. 1.10).

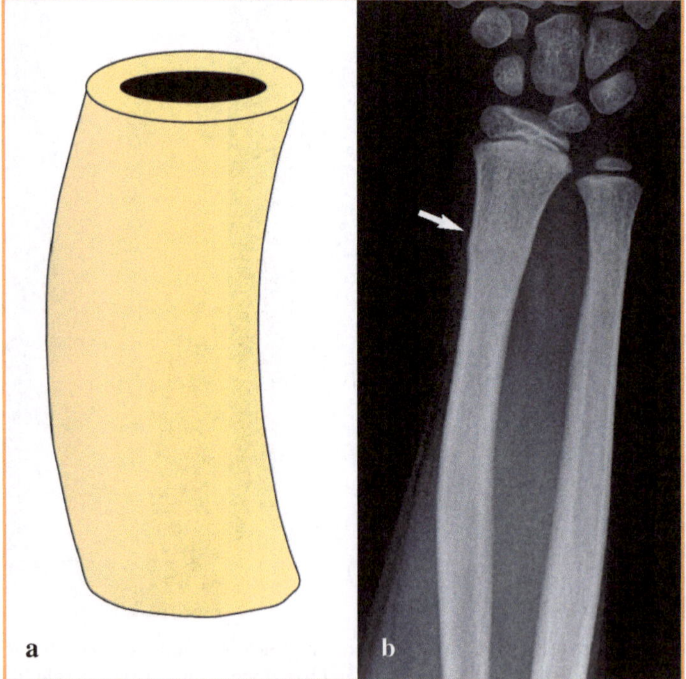

Fig. 1.10a, b. Deformazione plastica. **a** Esempio schematico. **b** Deformazione plastica del radio con frattura tipo torus (*freccia*)

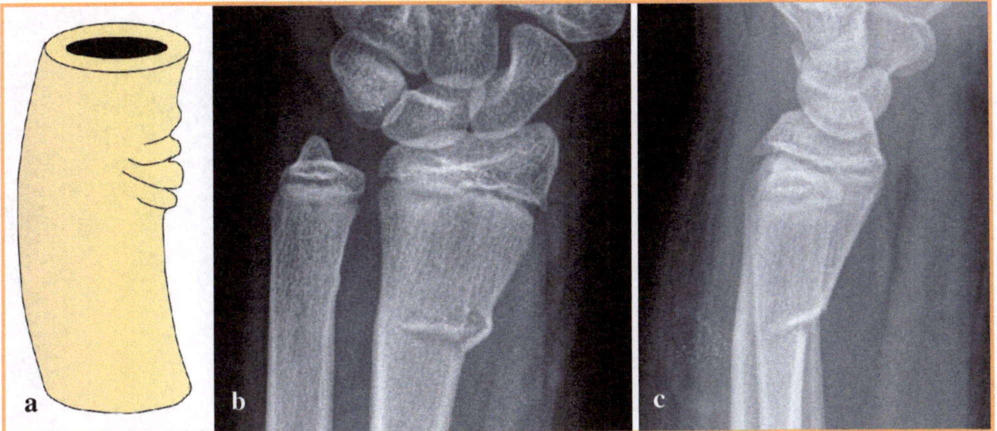

Fig. 1.11a-c. Frattura tipo "torus". **a** Esempio schematico. Frattura metafisaria distale del radio, in proiezione frontale (**b**) e laterale (**c**)

Frattura tipo "torus" Le fratture tipo "torus" sono dovute ad un eccesso di incurvamento dell'osso immaturo che produce una frattura da compressione sul lato della concavità. Conseguono solitamente ad una caduta su di un arto in iperestensione. Si determinano più spesso a livello delle metafisi, nella regione di transizione dal tessuto osseo metafisario all'osso lamellare diafisario, dove la compatta è più sottile e l'osso spugnoso è maggiormente rappresentato. Tipicamente si manifestano come rigonfiamento di uno o di ambedue i versanti della corticale, da cui il paragone architettonico con il "torus" e cioè con il rigonfiamento che separa una colonna dal relativo capitello. Tali lesioni interessano più frequentemente le metafisi di polso e tibia (Fig. 1.11).

Frattura "a legno verde" La fratture "a legno verde", il cui aspetto radiografico ricorda quello di un ramo verde spezzato in modo incompleto, si determinano nei casi in cui la flessione dell'osso superi i propri limiti di resistenza all'incurvamento sul lato della tensione, ossia sul lato convesso. Sono tipicamente conseguenti a traumi indiretti come le cadute a mano tesa (su braccio esteso). Si tratta di fratture incomplete, con rima di frattura che dal lato della convessità si ramifica all'interno del midollo senza però raggiungere la corticale ed il periostio del lato concavo che, quindi, rimane intatto, anche se può subire una deformazione plastica. Si realizzano preferenzialmente a livello del tratto diafiso-metafisario dell'avambraccio, anche se possono riscontrarsi a livello della clavicola, della gamba e delle altre ossa lunghe. Non è raro riscontrare una frattura "a legno verde" di una delle ossa dell'avambraccio ed una completa (o una frattura incompleta tipo "torus") a carico dell'altro (Fig. 1.12).

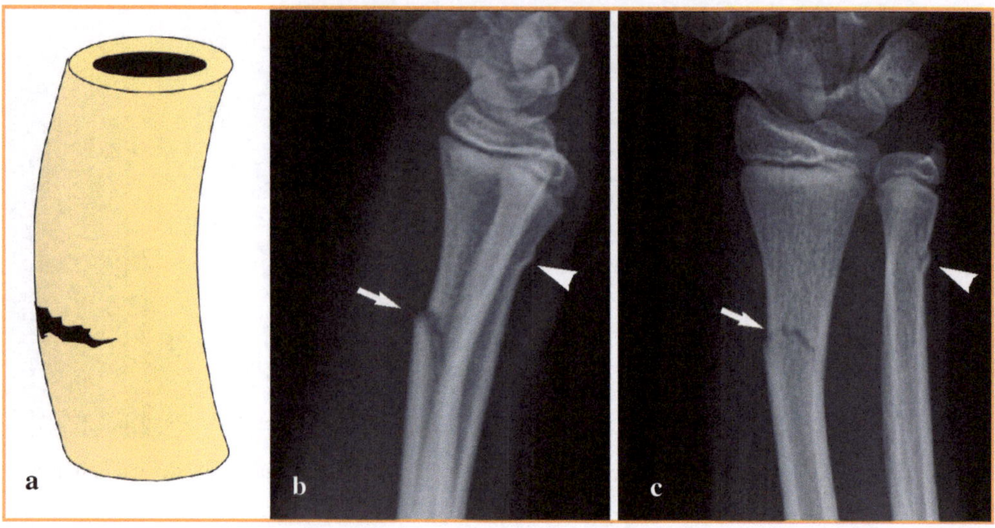

Fig. 1.12a-c. Frattura a "legno verde". **a** Esempio schematico. Frattura a "legno verde" metafisaria distale del radio (*freccia*) e "torus" dell'ulna (*punta di freccia*), in proiezione frontale (**b**) e laterale (**c**)

FRATTURE METAFISO-EPIFISARIE (DELLA PIASTRA FISARIA) Le fratture del complesso metafiso-epifisario (che consta dell'epifisi, della piastra cartilaginea di accrescimento, circondata dalla zona osteo-fibrosa di Ranvier, e della metafisi) sono tipiche nell'età pediatrica e costituiscono il corrispettivo delle lesioni legamentose e/o delle fratture (complesse) metafiso-epifisarie nell'adulto. Nell'età dell'accrescimento scheletrico, ed in particolare nell'adolescenza, all'incirca il 35% delle fratture coinvolge più o meno estesamente la fisi. In queste lesioni si osserva appunto il coinvolgimento della piastra cartilaginea di accrescimento, la quale dal punto di vista istologico può essere suddivisa in 4 zone (Fig. 1.13), che a partire dall'epifisi distinguiamo in:

1) zona germinale della cartilagine di riserva;
2) zona della cartilagine di proliferazione;
3) zona della cartilagine ipertrofica;
4) zona di calcificazione provvisoria.

La zona 1 e la zona 2, con la caratteristica disposizione a colonne dei condrociti, corrispondono alla parte germinativa della fisi, che induce la proliferazione cartilaginea e garantisce l'allungamento dell'osso. La zona 3, con voluminosi condrociti rigonfi, corrisponde alla parte in cui i condrociti degenerano e vanno incontro alla calcificazione (zona 4) ed all'ossificazione (frontiera metafisaria). Le prime due zone, più vicine all'epifisi, hanno maggiore abbondanza di matrice cartilaginea e sono pertanto più resistenti alle sollecitazioni meccaniche. La terza zona, caratterizzata dalla presenza dei condrociti ipertrofici, presenta minore resistenza sia alle forze di taglio, sia alla flessione ed alla trazione. La quarta zona, più vicina alla metafisi e resa più resistente dalla calcificazione, è la sede a maggiore gradiente di resistenza tra la cartilagine da un lato e l'osso dall'altro, ma è comunque più debole delle prime due zone. Pertanto i distacchi epifisari interessano soprattutto zona 3 e 4 della cartilagine di accrescimento.

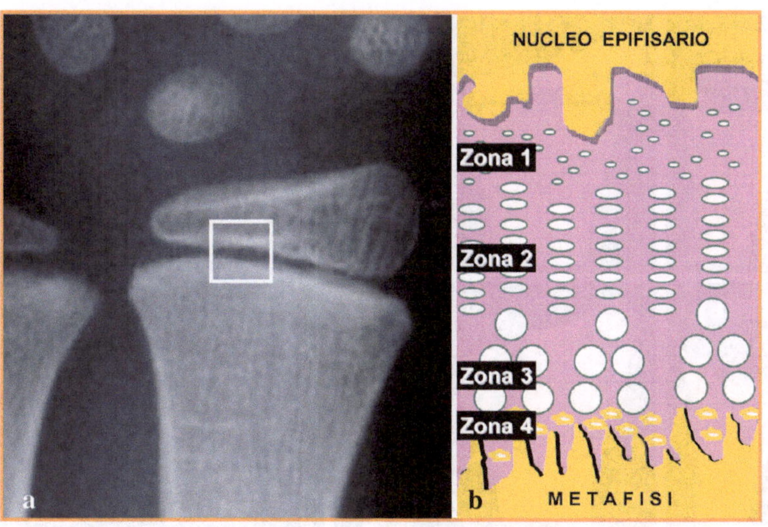

Fig. 1.13a, b. **a** Radiogramma A-P del polso in cui si evidenzia l'aspetto di banda di radiotrasparenza corrispondente alla fisi del radio (*riquadro*). **b** Schema anatomico della piastra cartilaginea di accrescimento

Il meccanismo traumatico di questo tipo di fratture dipende, inoltre, anche dall'età del bambino. Infatti, finché l'epifisi è cartilaginea, questa funziona come una sorta di ammortizzatore di carichi, che trasmette le forze direttamente alla metafisi, coinvolgendo solo parzialmente la fisi. Con l'avanzare dell'ossificazione, l'epifisi perde progressivamente la sua capacità di ammortizzatore e, pertanto, le forze vengono trasmesse in modo concentrato sulla fisi che, come già detto, risulta coinvolta in quasi il 35% dei traumi dello scheletro immaturo, con un'incidenza che aumenta con l'età, passando dal 10% nell'infanzia al 35% nell'adolescenza. Più del 75% delle fratture metafiso-epifisarie si realizza tra i 10 ed i 16 anni, con l'eccezione delle fratture del gomito, che sono invece più frequenti nell'età compresa tra i 3 ed i 6 anni.

I tipi di forze che in maggior misura provocano fratture della fisi (oltre l'80% dei casi) sono le forze di taglio (tangenziali) e quelle avulsive. Le lesioni della fisi da forze compressive sono meno frequenti (meno del 20%), in quanto la struttura porosa dell'osso rende la metafisi poco resistente a questo tipo di forza.

Riassumendo, nell'infanzia, quando la fisi è più spessa, le forze di taglio e di avulsione determinano più frequentemente i distacchi epifisari, che nei bambini più grandi e negli adolescenti sono più spesso determinati da una combinazione di forze di taglio ed angolari (torsione-distrazione). In prossimità del termine dell'accrescimento, quando parte della fisi è più sottile o parzialmente chiusa, le forze di taglio intra-articolari, con o senza forze angolari, causano più frequentemente fratture articolari metafiso-epifisarie. Quando ad agire è invece una forza in compressione, si determina dapprima una frattura della regione metafisaria, che successivamente si propaga alla fisi, danneggiandone tutti gli strati. Anche se, come già sottolineato, la cartilagine di accrescimento è più debole dell'osso adiacente, nei bambini e negli adolescenti le fratture delle strutture ossee sono comunque sempre più frequenti delle fratture della fisi, a causa dell'entità e del tipo di forze richieste per lesionare la piastra fisaria.

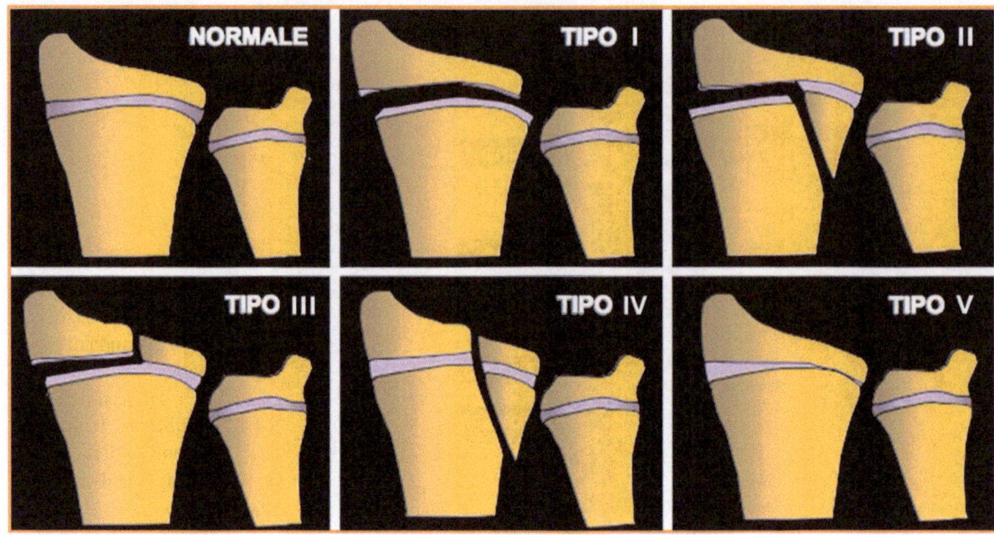

Fig. 1.14. Rappresentazione schematica della classificazione di Salter-Harris

Allo stesso modo, poiché i tendini ed i legamenti del bambino sono più resistenti della piastra fisaria, è più probabile che un trauma determini una frattura da avulsione dell'epifisi (o dell'apofisi) piuttosto che una rottura del legamento (o del tendine). Le fisi maggiormente vulnerabili e più frequentemente coinvolte, nel caso di un evento traumatico, sono quelle di polso e caviglia. Le complicanze maggiori di questo tipo di fratture sono date da arresto di sviluppo ed alterazione della congruenza articolare.

Se non vi è stato un danno allo strato germinale delle cellule cartilaginee o alla vascolarizzazione loco-regionale, il consolidamento di una frattura della piastra di accrescimento è molto veloce. Una riparazione completa della piastra di accrescimento avviene in circa 3-4 settimane.

La classificazione più comunemente utilizzata per codificare le fratture metafiso-epifisarie è quella descritta da Salter ed Harris (Fig. 1.14), che le suddivide in 5 tipi e mette in relazione tra loro le manifestazioni radiologiche, la sede, l'incidenza e la morbosità.

Il *tipo I* consegue ad una lesione da impatto della piastra fisaria e prevede la lacerazione della cartilagine di accrescimento lungo il piano orizzontale, in corrispondenza dello strato delle cellule ipertrofiche o degenerate, mentre il resto della cartilagine rimane solidale all'epifisi, con scivolamento trasversale del nucleo epifisario. In tali fratture il periostio rimane solitamente attaccato alla cartilagine di accrescimento prevenendo, così, gravi scomposizioni della frattura. Se vi è una lesione periostale minima, l'unico segno radiografico evidente è costituito da una leggera diastasi della fisi (Fig. 1.15). Sono più frequenti nei bambini di età inferiore ai 5 anni quando la fisi è relativamente spessa, con l'eccezione delle fratture dell'omero prossimale in cui il picco di incidenza è compreso tra i 10 ed i 12 anni. La diagnosi è essenzialmente basata sul sospetto clinico, eventualmente

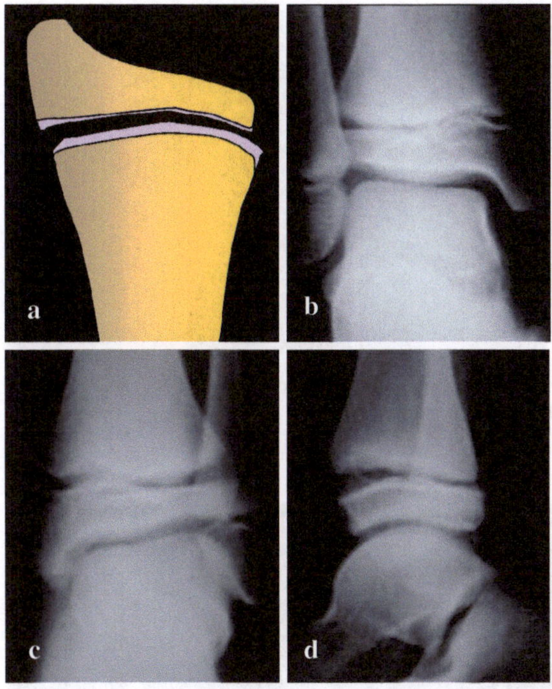

Fig. 1.15a-d. Frattura di Salter-Harris di tipo I dell'estremo distale della tibia. **a** Esempio schematico. **b** Tibia sana controlaterale. **c-d** Frattura della fisi, con modesto distacco epifisario, in proiezione frontale (**c**) e laterale (**d**)

convalidato dalla dimostrazione radiografica di una dislocazione della epifisi (il più delle volte per scivolamento, con o senza diastasi della fisi). Nei casi dubbi, la conferma diagnostica può essere agevolmente raggiunta tramite l'esecuzione di un esame RM. La lesione di Salter-Harris di tipo I può anche essere minima e realizzarsi senza una riconoscibile dislocazione epifisaria, tanto da far risultare negativa la corrispondente indagine radiografica. In tali casi, un'indagine radiografica di controllo, eseguita a distanza di 8-10 giorni dal trauma, potrebbe positivizzarsi e mostrare la presenza di una sottile banda di spongiosclerosi a ridosso della fisi, con un aspetto irregolarmente sfrangiato delle limitanti fisarie (versante di riparazione), orientando la diagnosi verso questo tipo di frattura. La prognosi di tali fratture è favorevole anche se scomposte, a condizione di una pronta riduzione. Sebbene questo tipo di lesione solitamente non sia associato a disturbi vascolari, un distacco completo dell'epifisi a livello dell'estremo prossimale del femore può causarne necrosi ischemica ed arresto dell'accrescimento.

Il *tipo II* è caratterizzato dalla coesistenza di una frattura incompleta della fisi e della frattura di uno spigolo metafisario (Fig. 1.16). Il meccanismo di lesione è tale da imprimere al segmento metafiso-epifisario una violenta sollecitazione in flessione, cui consegue la lesione del periostio sul versante sottoposto alle forze di trazione, con lacerazione della cartilagine di accrescimento lungo il piano trasverso; la contestuale dislocazione angolare dell'epifisi, con rotazione sul punto di flessione, induce una deviazione obliqua del piano di frattura in direzione della metafisi, dove provoca un distacco angolare del bordo metafisario (segno di Thurston-Holland). Il periostio è di regola danneggiato sul lato che è stato solle-

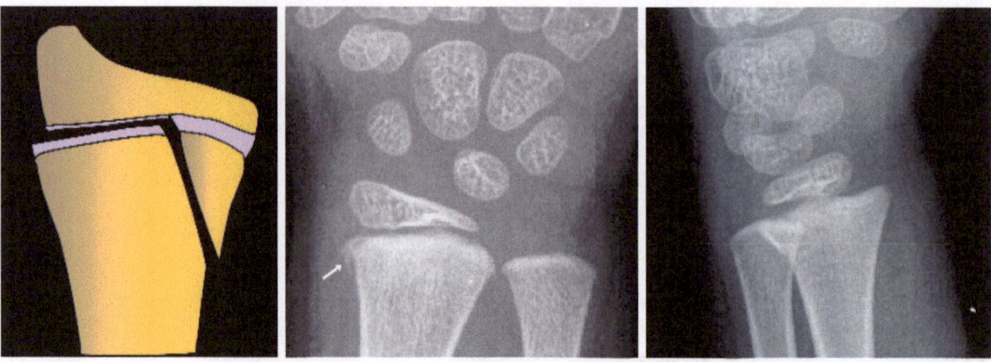

Fig. 1.16a-c. Frattura composta di Salter-Harris tipo II. **a** Esempio schematico. Frattura del radio (*freccia*) senza dislocazione dei monconi, in proiezione frontale (**b**) e laterale (**c**)

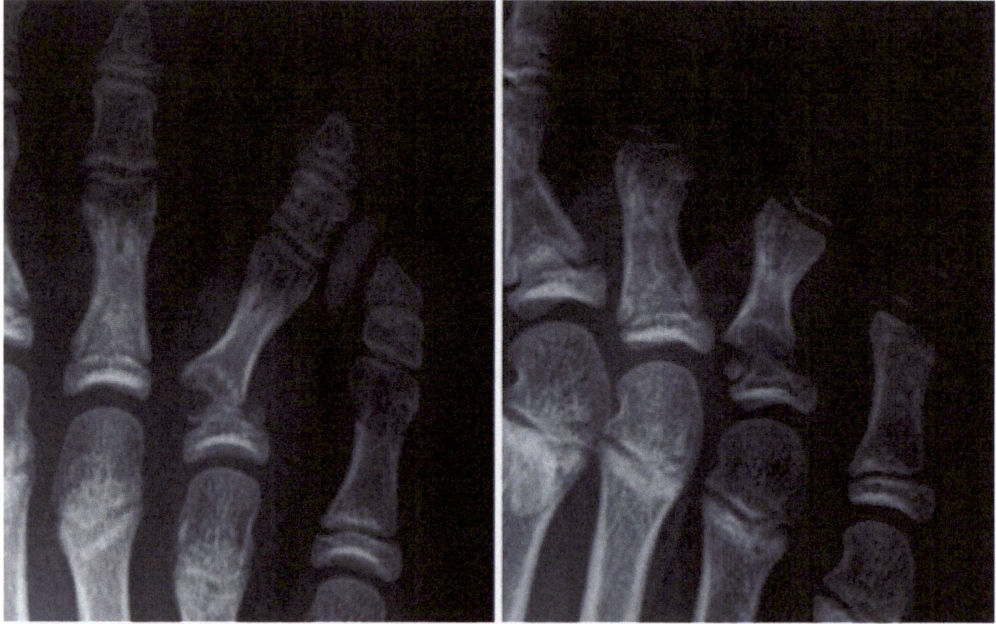

Fig. 1.17a, b. Frattura scomposta di Salter-Harris tipo II. Frattura con dislocazione dei monconi della base della falange prossimale del 4° dito del piede, in proiezione frontale (**a**) e obliqua (**b**)

citato in trazione (sede di lacerazione e divaricamento della fisi), ma è intatto sul lato della compressione, sede del frammento metafisario (dove la cartilagine di accrescimento è invece integra). Questo genere di frattura è più frequente a livello del radio distale e delle falangi, nei bambini di età superiore ai 10 anni (Fig. 1.17). Nella maggioranza dei casi la riduzione non è particolarmente complicata e la prognosi è favorevole.

Nel *tipo III* è presente la lesione incompleta della piastra cartilaginea di accrescimento abbinata ad una frattura verticale e/o obliqua del nucleo epifisario, con coinvolgimento del rivestimento cartilagineo della superficie articolare (Fig. 1.18). Si osserva diastasi metafiso-epifisaria sul versante di lacerazione della cartilagine di accrescimento e dislocazione (generalmente modesta) del frammento epifisario, distaccatosi e mobilizzato rispetto alla superficie metafisaria per effetto della frattura. Queste lesioni, abbastanza rare, sono causate da forze di taglio intra-articolari, senza o con l'associazione di forze angolari, e solitamente si riscontrano a livello delle epifisi tibiali prossimale e distale. Arresto di crescita e deformità ossee residue sono eventi rari, salvo nel caso di scomposizioni non ridotte.

Nelle lesioni di *tipo IV* la rima di frattura epifisaria si prolunga obliquamente in direzione prossimale, con lesione a tutto spessore della cartilagine di accrescimento, sino alla metafisi, dove produce il distacco osseo di uno spigolo. Si tratta sempre di fratture instabili, che necessitano di idoneo trattamento. Sono più comuni a livello dell'omero distale e della tibia distale. Tali lesioni sono quelle a prognosi peggiore, in quanto il coinvolgimento dello strato germinale della cartilagine di accrescimento, disposto a ridosso della metafisi, può compromettere il regolare accrescimento della lunghezza dell'osso.

Le lesioni di *tipo V* sono il risultato di forze di compressione che impattano, più o meno ortogonalmente, la superficie della cartilagine di accrescimento, provocandone la settoriale distruzione per schiacciamento e/o arrecando un grave danno alla vascolarizzazione loco-regionale, senza tuttavia il coinvolgimento del nucleo epifisario. Tali lesioni, relativamente rare, spesso si localizzano a livello di femore, ginocchio e caviglia. Al pari delle lesioni di tipo IV, anche le lesioni da impatto della fisi possiedono un elevato rischio di arresto focale della crescita longitudinale dell'osso con secondarie deformità. L'arresto completo può determinare una significativa eterometria degli arti con limitazione funzionale. L'arresto parziale può causare una deformità angolare (Fig. 1.19) o un progressi-

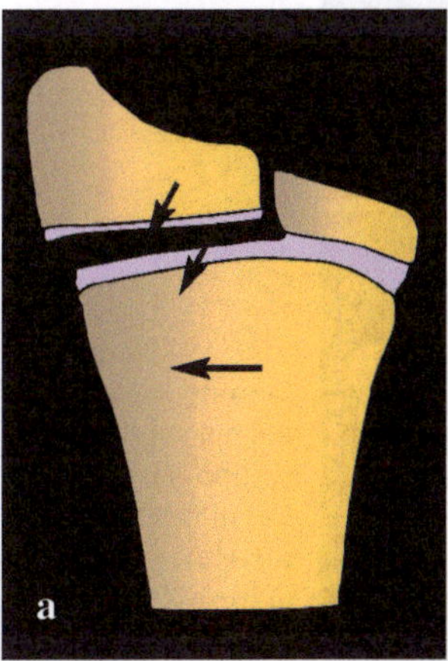

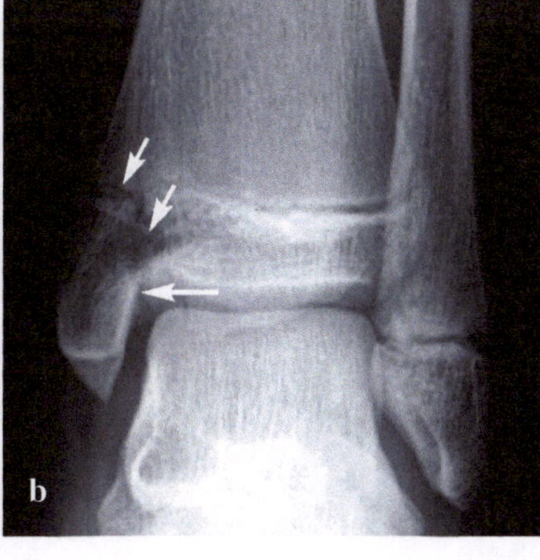

Fig. 1.18a, b. Frattura di Salter-Harris tipo III. **a** Esempio schematico. **b** Frattura dell'epifisi distale della tibia (*frecce*)

vo accorciamento. In questi casi, così come nelle lesioni di tipo I, le radiografie possono non essere diagnostiche, quindi nel fondato sospetto clinico di una lesione di tipo V l'esecuzione di una indagine RM si rivela di grande utilità sia per la diagnosi che nei controlli successivi.

La classificazione di Salter-Harris è stata successivamente ampliata da Ozonoff, Rang ed Ogden, grazie alla possibilità di uno studio più accurato delle lesioni mediante RM, con l'aggiunta di altri 4 tipi supplementari (Fig. 1.20):

- il *tipo VI* interessa il pericondrio e la periferia della fisi, con periostite reattiva localizzata esternamente alla piastra fisaria. La secondaria formazione di un

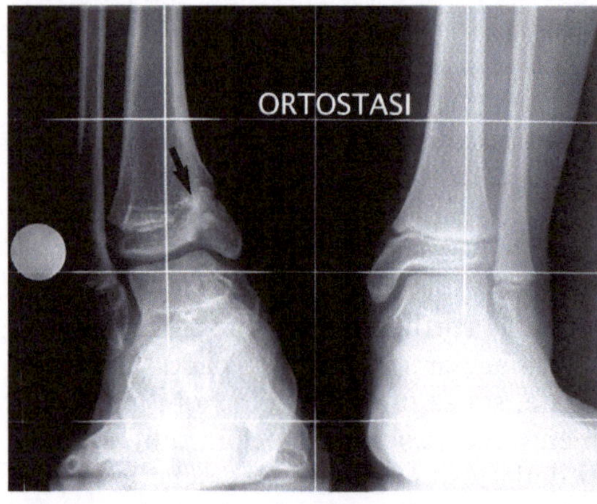

Fig. 1.19. Paziente di 10 anni con deformità angolare in varismo del terzo distale dell'arto inferiore di destra, con accorciamento della tibia, conseguente a formazione di ponte osseo transfisario (*freccia*) ed arresto focale di crescita, da esiti di frattura misconosciuta di Salter-Harris tipo V

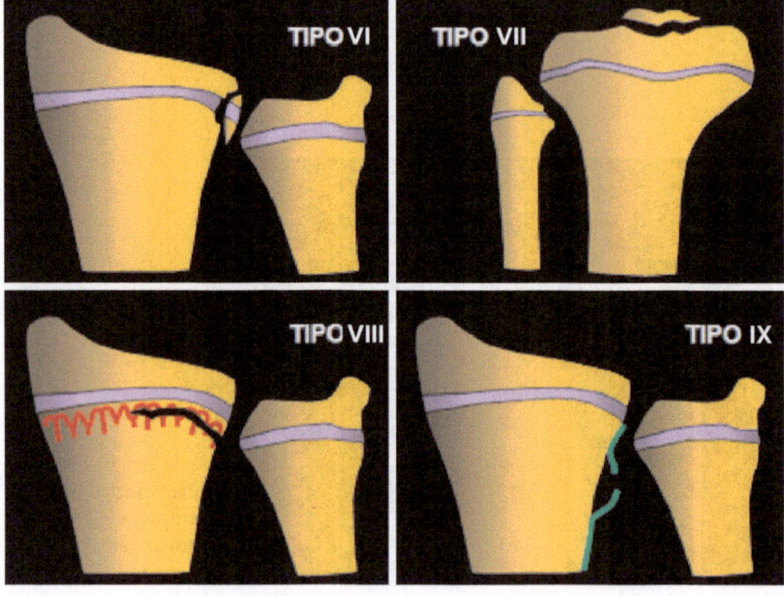

Fig. 1.20. Rappresentazione schematica dei tipi supplementari (tipo VI, VII, VIII, IX) di frattura di Salter-Harris secondo Ozonoff, Rang ed Ogden

ponte osseo limita e/o arresta l'accrescimento della piastra fisaria, causando angolazione metafiso-epifisaria. Queste fratture sono rare e solitamente dovute ad un colpo secco (trauma diretto);
- il *tipo VII* interessa esclusivamente l'epifisi, senza coinvolgimento della fisi. È una frattura relativamente frequente ed importante che, come frattura transcondrale, può interessare il gomito, l'anca, il ginocchio, o la caviglia;
- il *tipo VIII* è una frattura isolata della metafisi che compromette la vascolarizzazione metafisaria ed interferisce con l'ossificazione encondrale;
- il *tipo IX* interessa il periostio e l'osso membranoso in formazione.

Distacchi apofisari

Le apofisi sono escrescenze ossee sulle quali prendono inserzione tendini o legamenti. Nel bambino e nell'adolescente esse hanno una costituzione inizialmente cartilaginea, che in seguito diviene sede di ossificazione secondaria, sino al suo completo sviluppo e fusione con l'osso metafiso-epifisario adiacente. Il versante della cartilagine apofisaria rivolto verso l'inserzione teno-condrale è costituito da cartilagine di accrescimento, la cosiddetta fisi apofisaria (con tipica disposizione a colonne dei condrociti), sulla quale tendini e legamenti si inseriscono tramite fibre di Sharpey, che in parte si continuano nel pericondrio ed in parte si ancorano direttamente su di essa (Fig. 1.21).

Anche la cartilagine ialina apofisaria rappresenta una sede di debolezza relativa all'insulto traumatico, per cui brusche ipersollecitazioni avulsive, che solita-

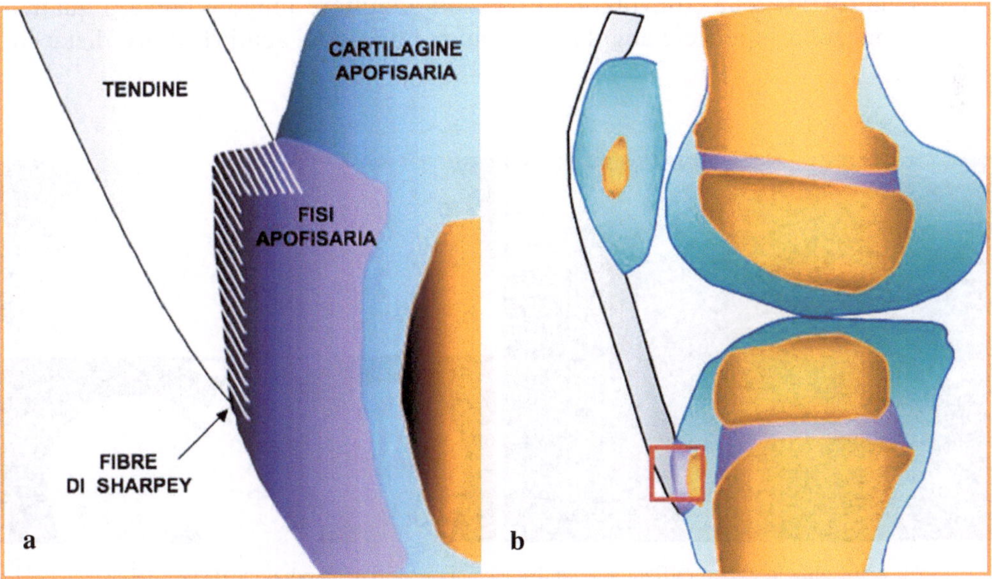

Fig. 1.21a, b. Rappresentazione schematica dell'inserzione tendinea apofisaria nello scheletro in accrescimento

mente risparmiano tendini, legamenti ed osso, possono determinare fratture della cartilagine (area con particolare fragilità relativa è quella compresa tra nucleo di accrescimento ed osso metafisario), procurandone il distacco. I distacchi apofisari sono più frequenti negli adolescenti impegnati in attività sportive (o in attività ludiche con intensa sollecitazione fisica, come la danza) ed interessano preferenzialmente il bacino ed il ginocchio, sia perché maggiormente sollecitati nelle attività sportive più diffuse (calcio, tennis, etc.), sia perché rappresentano le sedi con il maggior numero di nuclei di accrescimento apofisario rispetto ad altri distretti scheletrici (Fig. 1.22). Nei distacchi apofisari la documentazione strumentale si avvale in modo esaustivo dell'abbinamento dell'ecografia all'esame radiologico convenzionale; nei casi dubbi, la RM svolge un ruolo diagnostico dirimente.

Come già detto, il bacino ed il ginocchio sono le sedi scheletriche più comunemente implicate nei distacchi apofisari che, in ordine di frequenza, interessano a livello del bacino: la tuberosità ischiatica, la spina iliaca antero-superiore (SIAS), la spina iliaca antero-inferiore (SIAI) e la sinfisi pubica; a livello del ginocchio: la tuberosità tibiale anteriore e la spina tibiale.

Il distacco della tuberosità ischiatica è causato da una contrattura forzata (ginnastica, calcio, scherma, atletica, etc.) o da distensioni passive (danza) dei muscoli ischio-tibiali. Il distacco della SIAS, sulla quale si inseriscono i muscoli sartorio e tensore della fascia lata, è causato da un'estensione forzata dell'anca, in particolare nei calciatori, negli sprinters e nei saltatori in lungo. Il distacco della SIAI è secondario ad un'iperestensione forzata del tendine diretto del muscolo retto del femore, come ad esempio accade nel caso di un "calcio a vuoto" con atteggiamento in flessione massima dell'anca ed estensione del ginocchio (Fig. 1.23).

I distacchi della sinfisi pubica sono causati da bruschi o ripetuti movimenti di adduzione forzata, che coinvolgono i muscoli adduttore lungo e breve, i quali si inseriscono sulla superficie angolare del pube. I distacchi acuti (fratture-distacchi

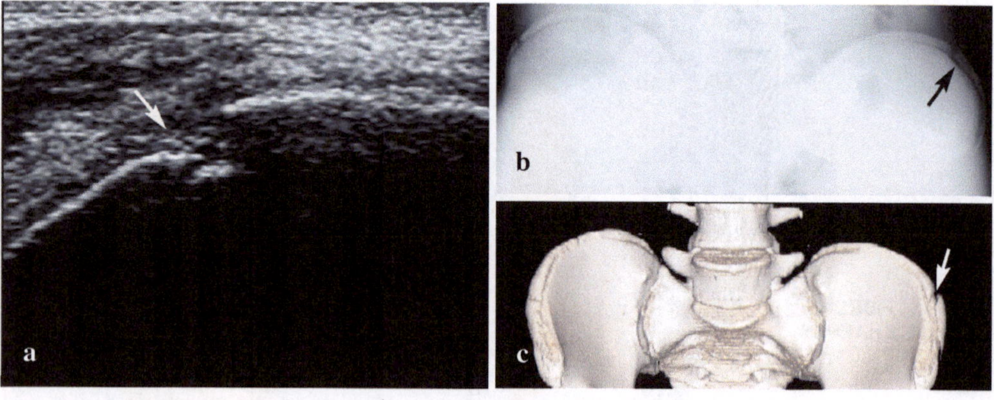

Fig. 1.22a-c. Imaging integrato raffigurante un distacco apofisario della porzione distale del nucleo di accrescimento della cresta iliaca sinistra (*frecce*) in calciatore agonista di 16 anni. **a** Ecografia. **b** Radiografia convenzionale. **c** TC

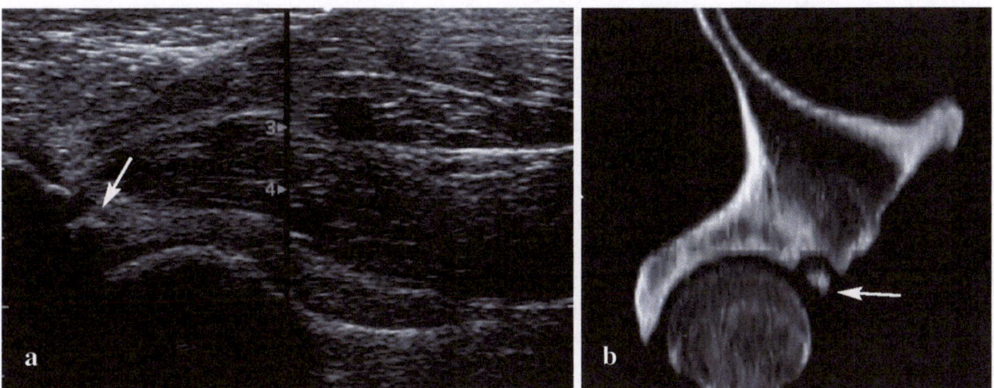

Fig. 1.23a, b. Immagini in sezione sagittale ecografica (**a**) e TC (**b**) di distacco della SIAI (*frecce*) in atleta agonista adolescente

apofisari) della tuberosità tibiale anteriore sono avulsioni dell'apofisi tibiale anteriore, in cui l'evento vulnerante è rappresentato da una violenta estensione attiva del ginocchio (calcio, rugby) oppure da una brusca flessione passiva dello stesso, contrastato da contrazione del muscolo quadricipite (basket, pallavolo, ginnastica agli attrezzi). Essi corrispondono agli stadi 1 o 3 della classificazione di Salter-Harris e sono stati oggetto di una specifica classificazione in tre tipi da parte di Watson-Jones, modificata da Ogden.

I distacchi della spina tibiale si verificano più frequentemente nel bambino tra gli 8 ed i 14 anni e conseguono ad un trauma in iperestensione ed extrarotazione del ginocchio, evento traumatico che nell'adulto può invece essere causa di rottura del legamento crociato anteriore. Il distacco osseo è sempre a carico della porzione anteriore dell'eminenza intercondilica. Le attività fisiche più spesso chiamate in causa in questa lesione sono il ciclismo e lo sci. Meyers e McKeever hanno descritto nei bambini tre principali tipi di frattura dell'eminenza intercondiloidea.

Anche il rachide può essere sede di lesione dello stesso tipo, quando si considera la giunzione disco-vertebrale come entesi, a causa dell'inserimento delle fibre periferiche dell'anulus (fibre di Sharpey) nel punto di ossificazione secondaria apofisaria del soma vertebrale.

L'imaging nel follow-up

La finalità che l'accertamento di diagnostica per immagini si prefigge nel follow-up è rappresentata, nell'immediato post-trattamento, dalla verifica della corretta riduzione della frattura e/o della lussazione, nonché del corretto posizionamento dei presidi terapeutici impiegati. Gli obiettivi dei controlli successivi sono costituiti dal riscontro dell'avvenuta consolidazione e dalla verifica dell'assenza di evoluzioni sfavorevoli collaterali, i più importanti dei quali sono il disturbo focale di crescita, secondario a insulto circoscritto a danno della cartilagine di accrescimento, la necrosi avascolare e le complicanze settiche.

RIDUZIONE DELLA FRATTURA E/O DELLA LUSSAZIONE - SINTESI - CONSOLIDAZIONE La riduzione e la sintesi di una frattura o di una lussazione di norma necessitano del controllo radioscopico, allo scopo di guidare il gesto chirurgico nel corso dell'intervento, e di un accertamento radiografico nell'immediato post-operatorio, per verificare che il progetto terapeutico abbia avuto buon fine o, piuttosto, necessiti di un'ulteriore correzione. Dopo la riduzione, la stabilizzazione della frattura viene ottenuta per via chirurgica, tramite mezzi di sintesi, ovvero in modalità incruenta con ortesi, a seconda della suscettibilità o meno ad una dislocazione dei monconi di frattura (Figg. 1.24, 1.25).

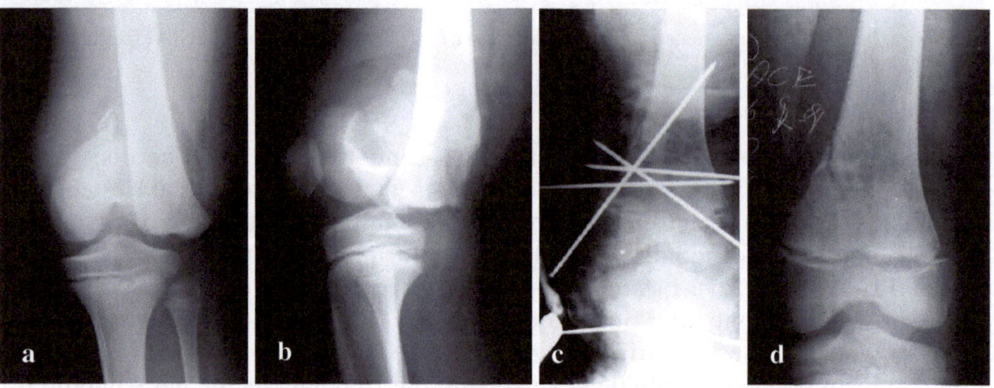

Fig. 1.24a-d. Frattura scomposta diafiso-metafisaria distale di Salter-Harris tipo II del femore, in proiezione frontale (**a**) e laterale (**b**). **c** Controllo radiografico post-operatorio dopo riduzione del focolaio di frattura e sintesi con fili di Kirschner. **d** Controllo dopo rimozione dei mezzi di sintesi, che consente di apprezzare la buona riduzione della frattura in via di consolidazione

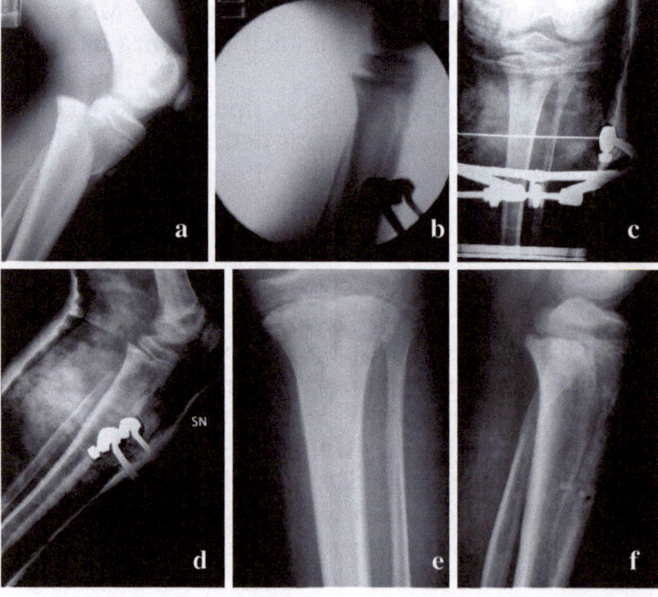

Fig. 1.25a-f. **a** Radiogramma in proiezione laterale del ginocchio, raffigurante una frattura scomposta metafisaria prossimale della tibia di Salter Harris tipo II. **b** Controllo scopico intra-operatorio dopo riduzione, con applicazione di trazione transcheletrica. Controllo radiografico in proiezione A-P (**c**) e L-L (**d**), in gesso con filo di trazione inglobato. Controllo radiografico in proiezione A-P (**e**) e L-L (**f**), eseguito dopo rimozione dell'apparecchio gessato e del filo di trazione, che consente di apprezzare la buona riduzione del focolaio di frattura in via di consolidamento

Il processo di consolidamento e di stabilizzazione della frattura si realizza con la formazione del callo osseo. Inizialmente, il callo fibroso sottoperiosteo avvolge la frattura, congiungendo a ponte i frammenti e costituendo in tal modo la migliore garanzia della loro immobilità e stabilizzazione. L'estensione del callo dipende dal grado di dislocazione subita dai monconi nel corso del trauma, poiché quanto maggiore è stata la dislocazione tanto più esteso sarà stato lo scollamento periosteo e l'ematoma conseguente. In età evolutiva il periostio è particolarmente robusto e di rado va incontro a rottura; in ogni caso, sul versante concavo della dislocazione dei monconi il periostio è pressoché costantemente integro (ciò è utile per le manovre riduttive), anche se è su tale lato che si realizza il maggiore scollamento. Il segno radiologico di una consolidazione stabile è dato dalla presenza di un callo calcifico sottoperiosteo, il quale abbia approssimativamente la medesima densità della corticale ossea adiacente (Fig. 1.26) e sia riconoscibile in almeno tre dei quattro profili ossei corticali rappresentati nelle proiezioni ortogonali A-P e L-L. Un tale quadro radiografico, abbinato all'assenza di dolore alla palpazione, consente di stabilire l'avvenuta stabilizzazione di una frattura. La comparsa del callo infralesionale avviene in seguito e si manifesta con l'obliterazione della rima di frattura; quella "a legno verde" è il tipo di frattura che impiega maggior tempo a riparare. La successiva riparazione si svolge tramite l'ossificazione del callo calcifico, che richiede qualche mese dopo la ripresa funzionale, ed in seguito tramite il rimodellamento, che richiede qualche anno. Nel corso dell'accrescimento, poi, le deformità residue (tollerata angolazione dei monconi o esuberanza del callo) vengono rimaneggiate e rimodellate per riavvicinarsi alla morfostruttura originaria, sollecitate da una riconquistata funzione fisiologica.

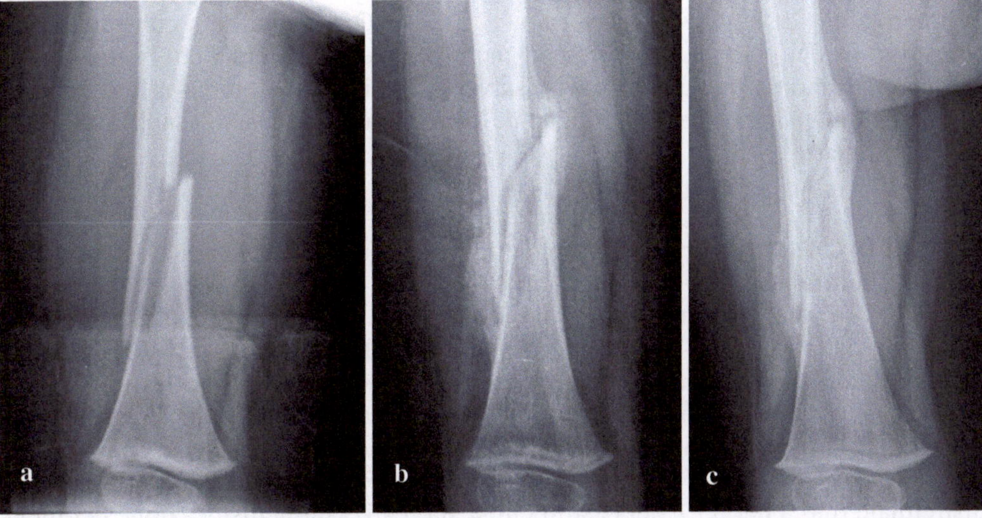

Fig. 1.26a-c. Varie fasi del processo consolidativo di una frattura spiroide del terzo medio-diafisario del femore in un piccolo paziente di 2 anni di età. **a** Esame radiografico nel giorno del trauma. **b** Il controllo eseguito dopo 18 giorni dimostra l'iniziata calcificazione del callo sottoperiosteo. **c** Il controllo radiografico a 40 giorni dal trauma evidenzia l'iniziata ossificazione del callo perilesionale

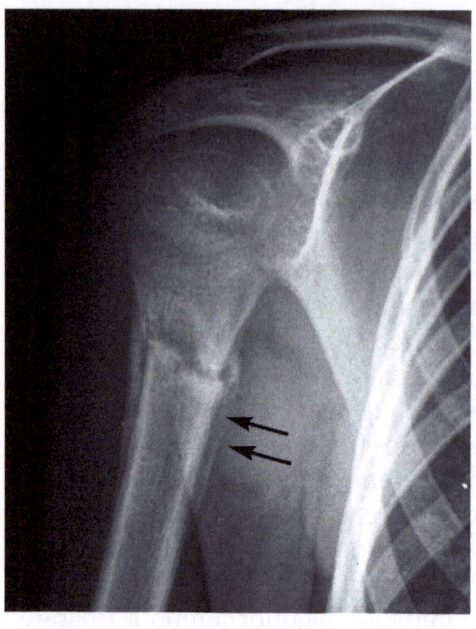

Fig. 1.27. Ritardo di consolidazione di frattura metafiso-diafisaria prossimale dell'omero con lieve deviazione in valgo e discontinuità del callo sottoperiosteo sul versante mediale (*frecce*)

Un ritardo di consolidazione non è frequente ed in genere si realizza nei casi in cui vi sia una scarsa compressione interframmentaria, come può avvenire nelle fratture "a legno verde" insufficientemente ridotte o nelle fratture con angolazione dei monconi con orientamento meno favorevole (una deviazione angolare sul piano sagittale è meglio recuperabile di una sul piano coronale e, in linea di massima, una deviazione in varo è più favorevole di una in valgo). Il controllo radiografico mostra la persistenza della rima di frattura, a livello della quale si osserva la presenza di un'interruzione del callo sottoperiosteo (Fig. 1.27). Questi ritardi di consolidazione costituiscono dei punti di debolezza ed espongono ad una recidiva di frattura entro un anno dal trauma iniziale. Tuttavia, salvo che a livello del gomito, le pseudoartrosi post-traumatiche hanno solitamente una prognosi favorevole nell'infanzia e nell'adolescenza.

Arresto di crescita La chiusura prematura della fisi, con arresto di crescita e conseguente deformità scheletrica, può rappresentare il temibile e sfavorevole esito di un trauma. Fortunatamente si tratta di un'evenienza non frequente, che nella maggior parte dei casi interessa il ginocchio e la caviglia. Eccezionale è il coinvolgimento della fisi per tutta la sua estensione, trattandosi il più delle volte di una lesione che interessa parzialmente la piastra cartilaginea di accrescimento. La lesione della cartilagine può realizzarsi a seguito di distruzione da schiacciamento (Salter-Harris tipo V) ovvero per lacerazione con grave ed irreparabile danno vascolare distrettuale (circa nel 35% dei casi in cui si sia realizzata la dislocazione dei monconi). La cartilagine gravemente danneggiata dal trauma va incontro ad ossificazione, con formazione di un ponte osseo tra epifisi e metafisi. Nella sede di lesione, quindi, l'osso presenta un focale arresto di crescita lì dove si è verificato il danno

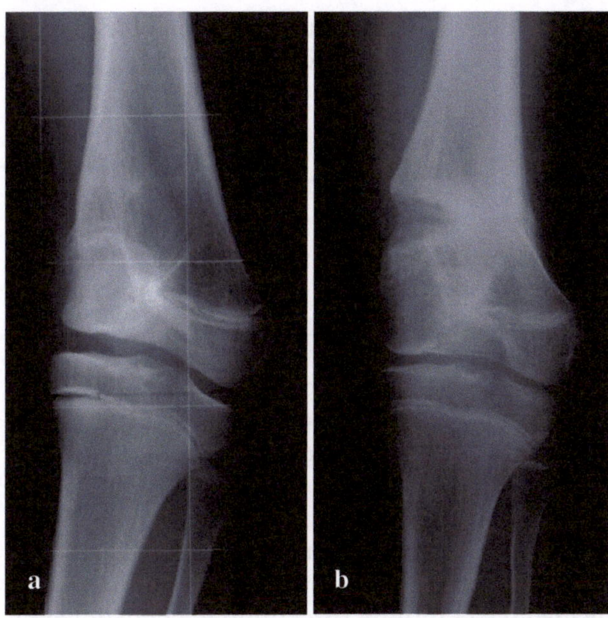

Fig. 1.28a, b. **a** Deformità angolare in varismo da arresto di crescita del terzo distale del femore sinistro conseguente ad esiti fratturativi, successivamente sottoposta a trattamento chirurgico correttivo di osteotomia valgizzante diafiso-metafisaria (**b**)

cartilagineo, mentre il regolare accrescimento si svolge come di norma nell'illeso osso circostante. La conseguenza è costituita dall'anomalo modellamento del segmento scheletrico, che conduce ad una deformità angolare nei casi in cui la lesione sia situata in sede periferica. Nella maggioranza dei casi, il radiogramma convenzionale non è in grado di rilevare la presenza del ponte osseo transfisario e, pertanto, nel caso in cui sia presente questo sospetto diagnostico è necessario completare la valutazione per mezzo di un esame TC o, meglio, di un esame RM condotto con le sequenze idonee allo studio della cartilagine. Una volta che la lesione sia stata diagnosticata, il trattamento può consistere nella resezione del ponte osseo transfisario, con buona prognosi nel caso in cui il danno interessi meno del 50% della fisi e vi sia ancora un'aspettativa di crescita di almeno due anni. Diversamente, la deformità angolare può essere corretta tramite osteotomia di riallineamento (Fig. 1.28).

Ruolo della diagnostica per immagini

Nel percorso diagnostico dei traumi dello scheletro pediatrico, l'imaging occupa un ruolo fondamentale, grazie alla molteplicità degli strumenti oggi a disposizione, benché l'indagine radiografica convenzionale rappresenti spesso l'approccio sufficiente e dirimente. Nel rispetto della radioprotezione dei piccoli pazienti, va premesso che qualsiasi esame radiografico deve essere riservato esclusivamente ai casi in cui questo sia indispensabile per la corretta diagnosi e/o sia in grado di influenzare la strategia terapeutica o, ancora, sia un fondamentale riferimento nel follow-up in corso di trattamento. Ciò presuppone ovviamente una profonda conoscenza da parte del radiologo non solo dell'utilizzo delle varie metodiche, ma anche dei meccanismi patogenetici e degli aspetti clinici dei differenti quadri patologici della traumatologia pediatrica, con le eventuali interrelazioni con altre patologie coesistenti e predisponenti.

Radiologia convenzionale Costituisce tuttora l'indagine strumentale di primo livello per lo studio della componente ossea del sistema muscolo-scheletrico, anche se è scarsamente informativa sui tessuti molli perischeletrici, soprattutto se raffrontata ad ecografia e RM che hanno completamente soppiantato la radiologia convenzionale con tecnica a raggi molli. Un'indagine radiologica eseguita correttamente consente tuttavia un sommario studio dei tessuti molli perischeletrici, e spesso può mostrare segni indiretti di un idrartro o di un emartro (ad esempio il "segno della vela", determinato dal sollevamento del cuscinetto adiposo sovracondiloideo omerale ad opera di un emartro, segno indiretto, quest'ultimo, di una frattura a livello del gomito anche in assenza di una chiara evidenza radiologica della rima di frattura).

Il riconoscimento di fratture nell'infanzia, più che negli adulti, necessita di almeno due proiezioni, in genere nei piani ortogonali, che consentono di stabilire con accuratezza eventuali disallineamenti e deformità suscettibili di condizionare il trattamento terapeutico. Va ricordato che, a volte, le proiezioni standard non sono in grado di evidenziare piccole rime di frattura o fratture localizzate in sedi anatomiche particolari; pertanto, qualora l'esame radiologico in doppia proiezione A-P e L-L risulti negativo, ma alla valutazione clinica del paziente persista il sospetto di una lesione, è importante eseguire proiezioni aggiuntive, differenti a seconda del distretto anatomico in esame. È inoltre raccomandabile che sul radiogramma venga rappresentata almeno una delle due articolazioni corrispondenti al segmento osseo traumatizzato (preferibilmente quella più vicina e/o quella maggiormente dolente). In ambito traumatologico, quindi, l'impiego della radiologia convenzionale sarà prevalentemente indirizzato alla valutazione delle lesioni traumatiche maggiori (fratture, distacchi epifisari ed apofisari, lussazioni) ed ai loro esiti (patologia del callo osseo, miosite calcifica, ecc.).

Ecografia (ETG) In posizione strettamente complementare rispetto alla radiologia convenzionale, in quanto facilmente disponibile, dai bassi costi e scevra da radiazioni ionizzanti, offre un'ottima rappresentazione dei tessuti molli perischeletrici, consentendo di chiarire e/o confermare il sospetto di fratture radiologicamente occulte (Fig. 1.29), i distacchi apofisari e le apofisiti (paradigma di queste ultime è il morbo di Osgood-Schlatter) che in età evolutiva sono molto più frequenti rispetto alle lesioni tendinee o legamentose.

Inoltre, soprattutto nei neonati nei quali i nuclei epifisari non sono ancora calcificati, l'ecografia consente di studiare in maniera immediata ed accurata il nucleo cartilagineo e di valutarne eventuali dislocazioni post-traumatiche (ad esempio, l'avulsione del nucleo epifisario) che l'indagine radiografica convenzionale può non essere in grado di evidenziare. Ematomi superficiali e versamento endoarticolare sono altre condizioni patologiche facilmente diagnosticabili per

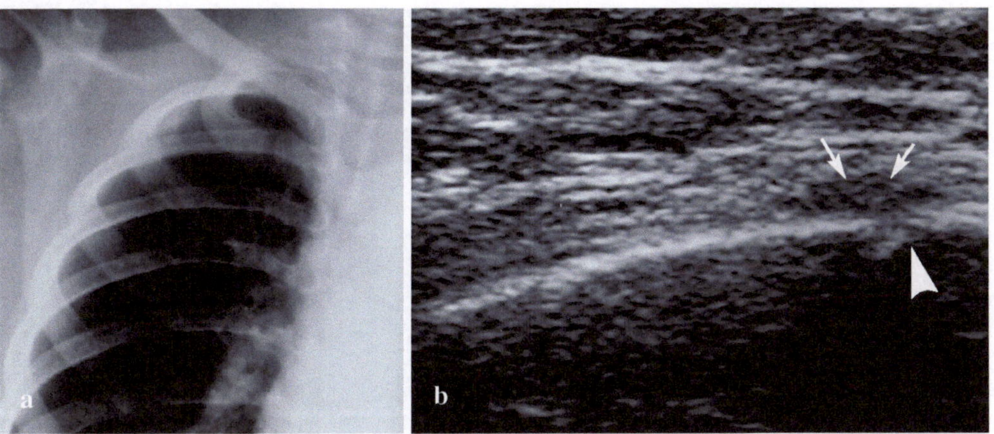

Fig. 1.29a, b. **a** Riscontro negativo del controllo radiografico eseguito a seguito di trauma contusivo a carico dello scheletro costale. **b** Sulla scorta della sintomatologia, viene eseguito un controllo ecografico mirato della sede del dolore, il quale documenta la frattura costale (*punta di freccia*), sfuggita all'evidenza radiologica, ed il corrispondente ematoma parostale (*frecce*)

mezzo dell'ecografia che, oltretutto, grazie all'utilizzo del modulo colore ed in particolare del power-doppler, può risultare vantaggiosa per meglio definire gli eventi riparativi delle lesioni scheletriche e muscolari.

Tomografia Computerizzata (TC) A causa della notevole dose di radiazioni impiegata, viene raramente utilizzata nella valutazione dei traumi dei piccoli pazienti, ad eccezione dei casi in cui le indagini di primo livello non abbiano fornito informazioni complete e dettagliate sull'estensione e sulla severità della lesione (con esatta definizione del numero, delle dimensioni e dei rapporti tra i frammenti ossei e dell'eventuale presenza di corpi liberi intra-articolari), al fine di intraprendere una terapia corretta, come ad esempio in occasione di traumi della colonna vertebrale, di fratture complesse del bacino e del ginocchio o di circostanziate problematiche osteo-articolari (Fig. 1.30). L'avvento della TC multidetettore, grazie alla possibilità di ricostruzioni multiplanari e 3D, ha offerto una prospettiva supplementare, di grande ausilio per il chirurgo nello studio di estensione e nel follow-up delle lesioni traumatiche complesse, in quanto consente di pianificare al meglio la modalità di intervento terapeutico nonché di riconoscere tempestivamente l'eventuale sviluppo di deformità o, nel caso di fratture estese alla cartilagine di accrescimento, la prematura chiusura della fisi con conseguente arresto della crescita.

Non va dimenticata l'imprescindibilità della TC nei piccoli pazienti politraumatizzati, dove l'esecuzione di singolo esame senza la necessità di esami radiografici aggiuntivi, oltre ad essere meno stressante perché il paziente non deve cambiare posizione durante l'acquisizione delle immagini, consente una completa valutazione sia della componente parenchimatosa cranica e viscerale toraco-addominale, sia della componente scheletrica. Infatti uno dei vantaggi, in particolare della TC multidetettore, è la possibilità di ricostruzioni retrospettive dei dati acquisiti (solita-

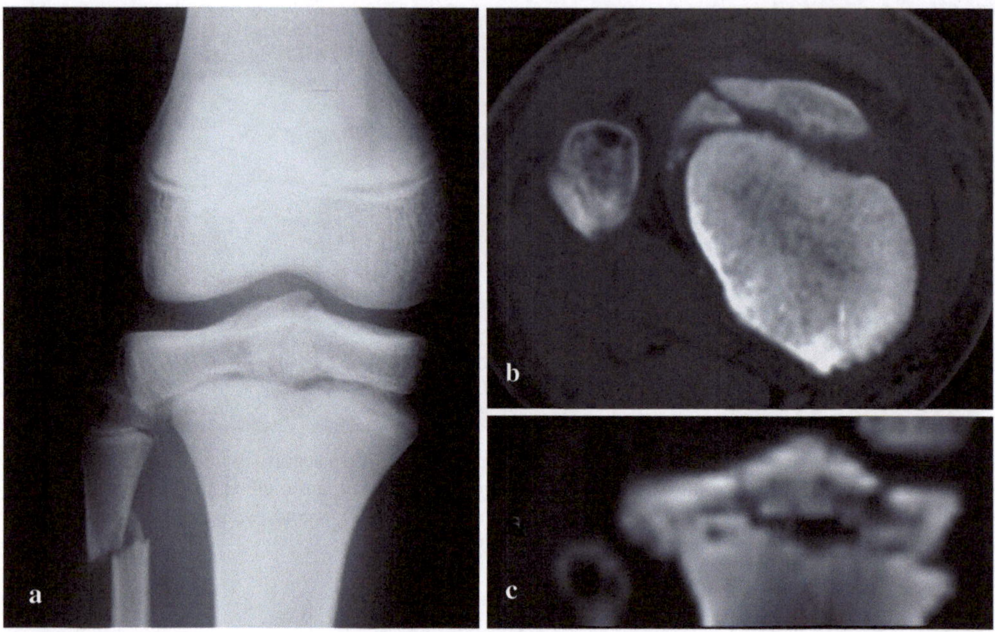

Fig. 1.30a-c. Frattura metafiso-epifisaria prossimale della tibia di Salter Harris tipo III e diafisaria prossimale, obliqua e scomposta del perone. Controllo radiografico (**a**), TC in sezione assiale (**b**) ed in ricostruzione sul piano coronale (**c**)

mente con spessori di strato di 5 mm) secondo differenti algoritmi, utilizzando spessori di strato più sottili e più piccoli intervalli di scansione.

Risonanza Magnetica (RM) Così come la TC, costituisce un'indagine di secondo livello alla quale sono riservati i casi non completamente risolti con le metodiche di prima istanza. Il fatto di essere un'indagine costosa, non ubiquitaria, con un tempo d'esame mediamente più lungo, ne ha sinora condizionato l'impiego, anche se le sue intrinseche caratteristiche di multiplanarietà e la multiparametricità consentono di studiare la struttura in esame in acquisizione diretta secondo i diversi piani dello spazio e di offrire diverse rappresentazioni (pesature) di tipo tissutale della medesima struttura, esaltando l'evidenza della componente tessutale in rapporto al quesito diagnostico al quale si deve rispondere.

In particolare, le sequenze pesate in T1 forniscono un elevato dettaglio anatomico, evidenziando bene il grasso ed essendo particolarmente indicate negli studi con iniezione e.v. di mdc, mentre le sequenze pesate in T2 consentono una valutazione accurata delle lesioni edemigene e dei versamenti; in associazione ad algoritmi di soppressione del segnale proveniente dal grasso ed esaltazione del segnale proveniente dai liquidi sono utili nella valutazione delle lesioni ossee da impatto, nelle fratture da stress, nelle osteocondrosi dissecanti, nelle lesioni edemigene e nei versamenti. Lesioni di legamenti, tendini, cartilagine articolare menischi, labrum ed emorragie si avvalgono inoltre di sequenze Gradient Echo (GE), che ne consentono uno studio accurato.

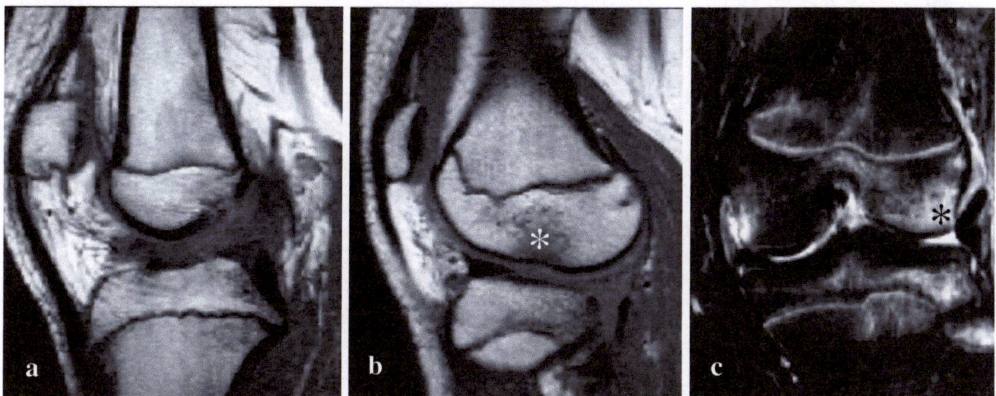

Fig. 1.31a-c. Immagini RM sagittali e coronale del ginocchio sinistro. L'indagine documenta la lesione del LCA (**a**) con evidenza di versamento articolare ed area focale ipointensa in T1 (**b**) ed iperintensa nelle sequenze T2 con soppressione del segnale del grasso (**c**), in corrispondenza del condilo laterale, riferibile a lesione ossea da impatto (*asterisco*)

La RM fornisce utili informazioni ed apprezzabili vantaggi nella dimostrazione di alcune fratture radiograficamente occulte, nella valutazione delle lesioni ossee da impatto, nel bilancio dell'entità della dislocazione dei nuclei di ossificazione (al fine di indirizzare un approccio terapeutico conservativo o chirurgico), nelle lesioni epifisarie ed apofisarie complesse e nella successiva determinazione di un eventuale arresto di crescita derivante da prematura chiusura della fisi (parziale o completa), nelle fratture da stress (tibia, calcagno e cuboide), nelle osteocondrosi dissecanti (ginocchio, condilo omerale del gomito, astragalo), oltre che nella dimostrazione di lesioni meniscali, legamentose, cartilaginee e tendinee intra ed extra-articolari (Fig. 1.31).

Nel monitoraggio dei traumi della fisi la RM, visualizzando l'estensione ed il decorso (trasversale o longitudinale) della lesione, è in grado anche di riconoscere l'eventuale presenza di vascolarizzazione transfiseale post-traumatica che predispone alla formazione di ponti osteo-fibrosi prodromici ai disturbi di crescita (arresto di crescita, deformità angolari, accorciamenti) se non tempestivamente trattati (resezione in caso di ponti ossei che interessano meno del 50% dell'area della fisi o epifisiolisi in caso di ponti ossei più estesi). A tale proposito è entrata nell'uso corrente la classificazione fisiopatologica di Shapiro delle fratture che coinvolgono la fisi, di cui ne riconosce tre tipi:

- *tipo A*, in cui la cartilagine fisaria avascolare costituisce una barriera tra la vascolarizzazione dell'epifisi e quella della metafisi, impedendo la formazione di ponti fibrosi o ossei transfisari;
- *tipo B*, in cui la fisi fratturata favorisce una comunicazione vascolare transfisaria tra epifisi e metafisi (spesso ciò si realizza nelle fratture di Salter-Harris di tipo IV e V);
- *tipo C*, in cui la frattura determina un'interruzione della vascolarizzazione dell'epifisi.

2 LESIONI MICROTRAUMATICHE DA OVERUSE: GENERALITÀ

CLAUDIO DEFILIPPI, PATRICK PAUTASSO, CARLO FALETTI

INTRODUZIONE

Negli ultimi anni l'incidenza delle lesioni traumatiche muscolo-scheletriche occorse ad individui in età pediatrica è costantemente aumentata; in tale ambito la maggior parte dei traumi risulta legata allo svolgimento di attività sportive. Si stima che negli USA più di un terzo dei traumatismi totali, nella fascia di età 5-17 anni, siano correlate all'attività sportiva, soprattutto di tipo agonistico; in Italia, pur mancando precisi dati epidemiologici al riguardo, i più recenti studi indicano un'incidenza sostanzialmente sovrapponibile. Le ragioni di questo fenomeno sono diverse:

- aumento del numero di praticanti, anche in relazione alla maggiore disponibilità di strutture presenti ed all'estensione dell'offerta verso nuovi sport;
- abbassamento dell'età di inizio della pratica di tipo agonistico;
- maggior pressione sociale con presentazione, soprattutto mass-mediatica, del modello di "sportivo vincente" che, da una parte, spinge il giovane atleta ad andare oltre ai propri limiti fisiologici per desiderio di emulazione e, dall'altra, genitori e preparatori a richiedere tale resa prestazionale.

Indipendentemente da quali siano le cause, questo incremento nella traumatologia sportiva pediatrica comporta per il medico la necessità di una perfetta conoscenza delle numerose differenze che esistono rispetto a quella dell'adulto: in ambito muscolo-scheletrico assume ancora più valore il tipico assunto pediatrico secondo cui "il bambino non è un piccolo adulto". Nel soggetto in età pediatrica, infatti, i quadri patologici risentono in modo evidente delle particolarità anatomiche (Figg. 2.1, 2.2) dello scheletro in maturazione, quali le cartilagini di accrescimento (o fisi), i nuclei di ossificazione epifisari ed apofisari e le giunzioni osteotendinee. Nei giovani sportivi proprio queste strutture rappresentano le sedi di minor resistenza dell'apparato muscolo-scheletrico, siti più frequenti di lesioni da sport; negli adulti, in cui la maturazione ossea è completata, le strutture meno resistenti alle sollecitazioni meccaniche sono invece quelle capsulo-legamentose e mio-tendinee. In questo modo, sollecitazioni meccaniche simili possono essere causa di lesioni molto diverse, come ad esempio nel caso di trauma acuto del ginocchio che nell'adulto comporta preferibilmente la lesione dei legamenti, mentre nel bambino il medesimo meccanismo patogenetico, nella maggioranza dei

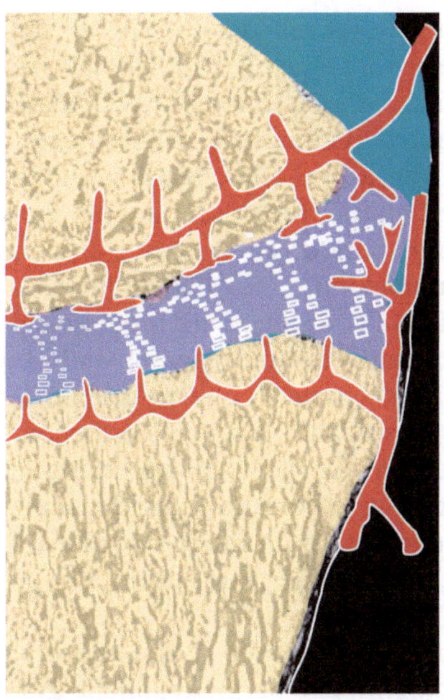

Fig. 2.1. Schema della cartilagine di accrescimento

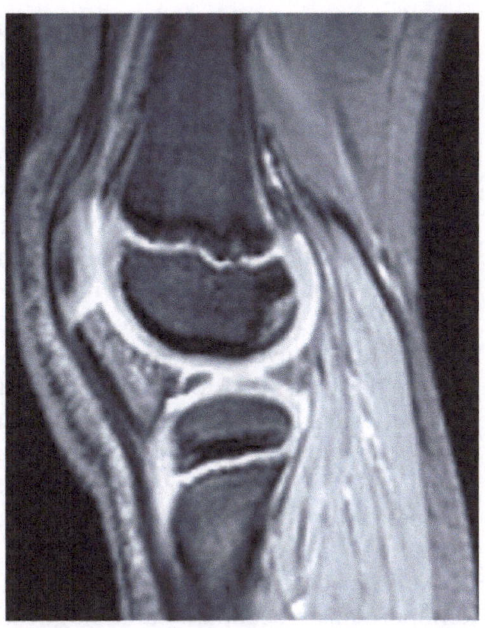

Fig. 2.2. Immagine RM della cartilagine di accrescimento

casi, provoca invece un distacco-avulsione apofisario a livello tibiale. Va comunque considerato come le lesioni delle restanti strutture menzionate, seppur meno comuni, siano possibili anche in età pediatrica, soprattutto per quanto riguarda i traumatismi acuti; il sopradescritto meccanismo patogenetico appare invece pressoché sempre presente in caso di lesioni croniche da sovraccarico funzionale (o da *overuse*). Esistono infatti due distinti gruppi di lesioni traumatiche legate all'attività sportiva: le lesioni acute e quelle da overuse.

Le *lesioni acute* sono causate da importanti sollecitazioni di tensione, carico o torsione, e caratterizzate da immediata realizzazione del danno e comparsa della sintomatologia, con forte dolore ed impotenza funzionale, e da evidenti quadri radiologici. A questo gruppo appartengono principalmente le fratture, le lussazioni articolari e, in tarda adolescenza, le lesioni distrattive delle giunzioni mio-tendinee e dei legamenti; nel bambino e nell'adolescente abbiamo inoltre le fratture "incomplete", le lesioni a livello dei nuclei di ossificazione e delle cartilagini metafisarie, le avulsioni apofisarie e le fratture osteocondrali. Questo tipo di lesioni, trattate più estesamente negli altri capitoli, sono solitamente riconducibili con facilità al meccanismo traumatico che le ha causate e, se trattate adeguatamente, presentano di regola una prognosi eccellente.

Le *lesioni da overuse* sono invece determinate da sollecitazioni microtraumatiche, sia di tipo endogeno, quali ad esempio movimenti violenti che tendono a far superare all'articolazione i limiti dell'escursione fisiologica o che ne sollecitano il movimento su piani diversi da quelli naturali, sia di tipo esogeno, quali le sollecitazioni con il suolo nella corsa oppure l'uso di particolari attrezzi. Questi microtraumi rappresentano un'azione meccanica che determina un danno, silente dal punto di vista clinico, che in condizioni normali viene rapidamente riparato dall'organismo; quando però la ripetizione del microtrauma avviene in tempi ravvicinati, come nella pratica sportiva continuativa, non si permette il completo recupero strutturale e le piccole lesioni si sommano, generando alterazioni anatomiche e quadri clinici particolari. Queste lesioni, meno comuni nell'adulto, rappresentano nel giovane atleta più della metà del totale dei traumatismi sportivi; ciò è dovuto principalmente al fatto che in fase di accrescimento i cambiamenti relativamente improvvisi delle dimensioni corporee rendono più difficile la coordinazione motoria nel gesto atletico, modificando la tipologia di sollecitazione e, quindi, aumentando la possibilità dell'evento microtraumatico. Fanno pertanto parte di questo gruppo le fratture da stress, le osteocondrosi, le osteocondrosi dissecanti, le diverse osteocondriti, le lesioni croniche della fisi e le tendiniti inserzionali. Va da sé, soprattutto in considerazione dell'età del paziente, come la tempestiva e corretta individuazione di tali lesioni sia indispensabile per un adeguato trattamento, in modo da ridurre i reliquati a lungo termine e permettere una rapida ed ottimale ripresa dell'attività fisica.

Nell'iter diagnostico di questo ambito traumatologico, un ruolo di fondamentale importanza è occupato dalla diagnostica per immagini, che permette, anche grazie agli strumenti oggi disponibili, una rapida individuazione dei particolari quadri radiologici correlati a queste patologie e, soprattutto, un monitoraggio nel tempo dell'evoluzione riparativa del trauma.

Si definiscono *fratture da stress* le lesioni ossee causate da ripetuti microtraumatismi che, determinando nell'ambito del fisiologico processo di rimodellamento del tessuto osseo una prevalenza dei fenomeni di riassorbimento osteoclastico, provocano un cedimento della corticale e di parte della relativa spongiosa ossea. L'arto inferiore è la sede più comune di questo tipo di lesioni, soprattutto a livello delle diafisi di tibia e perone, prevalentemente negli sport di corsa. Sono meno comuni a livello dell'arto superiore, dove si osservano soprattutto a livello delle diafisi di ulna e radio, prevalentemente nei tennisti, e dell'apofisi olecranica, in particolar modo nei ginnasti e nelle specialità di lancio. Si presentano tipicamente con tumefazione e dolore correlato all'attività fisica, in assenza di una precisa e affidabile positività anamnestica per traumatismo acuto diretto. Dal punto di vista dell'imaging sono di non facile riscontro all'esame radiografico convenzionale, in particolare nelle fasi precoci in cui non sono ancora visibili l'ispessimento corticale e l'addensamento spongioso reattivo, tipici dei postumi di tali lesioni (Fig. 2.3). In fase iniziale l'esame di scelta è la RM, particolarmente sensibile nell'individuare i cambiamenti fisiopatologici associati a tali fratture, rappresentati fondamentalmente dall'edema della spongiosa, facilmente individuabile nelle sequenze a soppressione del grasso (Fig. 2.4); la rappresentazione multiplanare garantisce l'ottimale dimostrazione della rima di frattura. Non risultano risolutive nella diagnosi né l'ecografia, molto sensibile già precocemente, ma assolutamente non specifica, né la TC, discretamente specifica, ma non sufficientemente sensibile.

La comparsa di lombalgia nell'atleta adolescente non rappresenta una evenienza rara e, in una percentuale che supera il 40% dei casi, essa sarà stata determinata dalla presenza di una spondilolisi lombare, con spondilolistesi o meno. Pertanto,

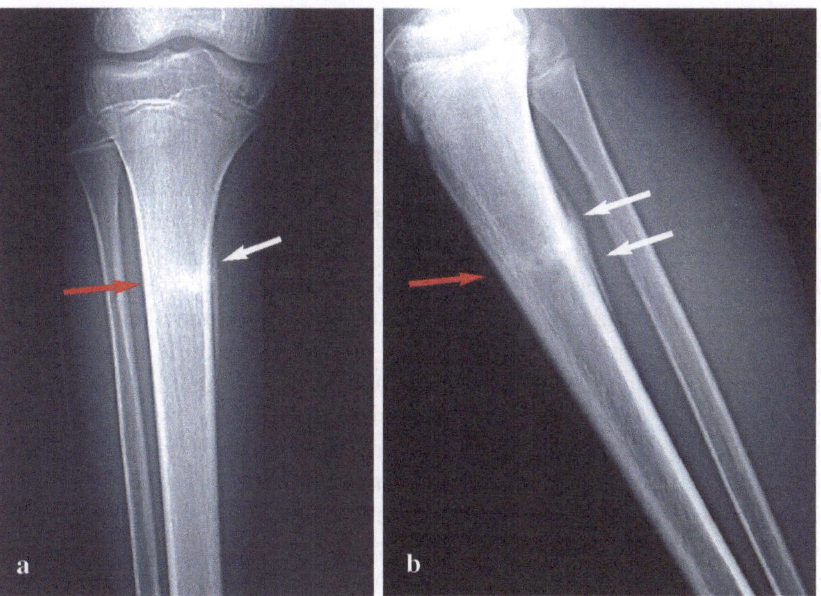

Fig. 2.3a, b. Radiografia convenzionale in proiezione A-P (**a**) e L-L (**b**) di frattura da stress del III prossimale di tibia in via di riparazione. Si apprezzano l'addensamento spongioso reattivo (*frecce rosse*) e l'ispessimento corticale (*frecce bianche*)

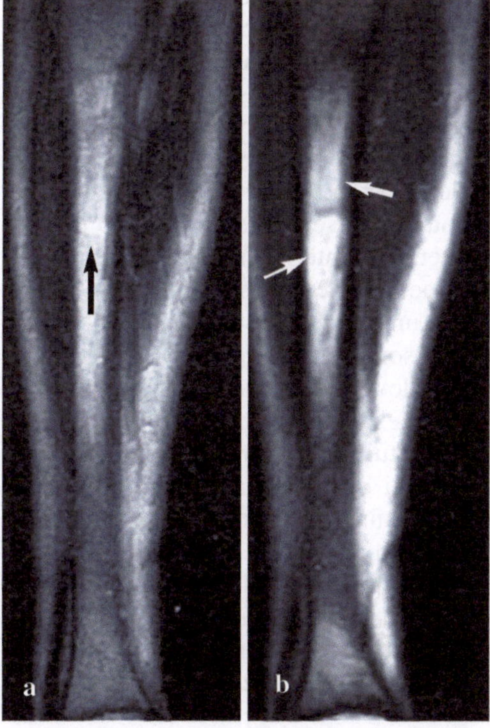

Fig. 2.4a, b. Immagine RM di frattura da stress del III prossimale di tibia. Già in fase precoce è facile individuare la rima di frattura (*freccia nera*) e l'edema della spongiosa (*frecce bianche*)

di fronte a tale sintomatologia in un giovane atleta, questa dovrà essere la prima ipotesi da confermare, o da escludere, per mezzo della diagnostica per immagini. La spondilolisi può rappresentare l'esito di una frattura da stress del tratto interpeduncolare dell'arco vertebrale e la sua incidenza può essere significativamente più elevata in alcune specialità sportive, quali la ginnastica a corpo libero, il nuoto nello stile delfino ed i tuffi. L'indagine radiologica convenzionale dovrà ricercare il *segno del cagnolino* nelle proiezioni oblique in radiologia convenzionale. La TC o la RM potranno essere impiegate nei casi dubbi.

Una considerazione a parte merita l'evenienza di una frattura da stress da insufficienza, ossia la frattura che si realizza in un osso reso meno resistente al carico da un deficit della massa ossea minerale. Tale evenienza è più frequente nelle femmine che svolgono attività intensa sportiva (spesso, ginnastica e corsa su lunga distanza) e che rientrano nella *female athlete triad sindrome*, caratterizzata dalla coesistenza di ridotta alimentazione, oligo-amenorrea ed osteoporosi, frequentemente innescata da diete molto rigide abbinate ad intensa attività fisica. Si tratta di una sindrome ad esordio subdolo, nella quale una frattura da stress potrebbe rappresentare il primo sintomo, e che può risultare molto pericolosa per la salute delle giovani atlete.

Le *osteocondrosi* e le *osteocondrosi dissecanti* individuano una patologia di tipo necrotico-degenerativo, relativamente comune negli adolescenti, possono interessare i nuclei di accrescimento epifisari e sono generalmente secondarie ad insulto meccanico iterativo di tipo compressivo. Sono caratterizzate da microlesioni vascolari nell'area sottoposta al sovraccarico meccanico, che esitano in un distrettuale deficit della vascolarizzazione, cui fanno seguito circoscritti fenomeni necrotico-degenerativi, la cosiddetta osteocondrosi. Nei soggetti più giovani (<11-13 anni), nei quali il nucleo è ancora in formazione, la regolare ossificazione encondrale è compromessa, per cui il nucleo diviene irregolare, fragile e può andare incontro a collasso. Nei soggetti più adulti (>13-14 anni), nei quali le fisi sono saldate e lo sviluppo del nucleo epifisario è già concluso, la sofferenza avascolare può invece produrre una necrosi ossea circoscritta, la cui ulteriore evoluzione può condurre ad un distacco del frammento necrotico, la cosiddetta osteocondrosi dissecante. Tutti i casi non evoluti di osteocondrosi ed osteocondrosi dissecante, se vengono prontamente sottratti al carico, possono evitare, rispettivamente, la frammentazione ed il distacco osteocondrale ed evolvere verso il recupero con restitutio ad integrum. Ogni nucleo di ossificazione può essere sede di un processo osteocondrosico, spesso con iniziale decorso clinico asintomatico; vi sono tuttavia alcune sedi dove tale processo assume peculiare importanza clinica e dove si riscontra con maggiore frequenza, legato alla ripetitività di un determinato gesto atletico. In alcuni casi la correlazione dell'osteocondrosi con l'*overuse* è intuitiva ed ormai universalmente accettata, con i microtraumatismi sportivi ripetuti nei quali la compressione è di tipo dinamico; questo è il caso della malattia di Panner, nella quale la correlazione con la lesione del condilo omerale è legata al gesto atletico del lancio. In altri casi (ad esempio il morbo di Legg-Calvé-Perthes dell'epifisi prossimale del femore o il morbo di Scheuermann della colonna vertebrale) il meccanismo patogenetico è riferibile al fisiologico carico gravitazionale, talvolta con influenze endocrino-metaboliche, a cui talvolta si aggiunge il sovraccarico da *overuse* in compressione, legato alla pratica sportiva.

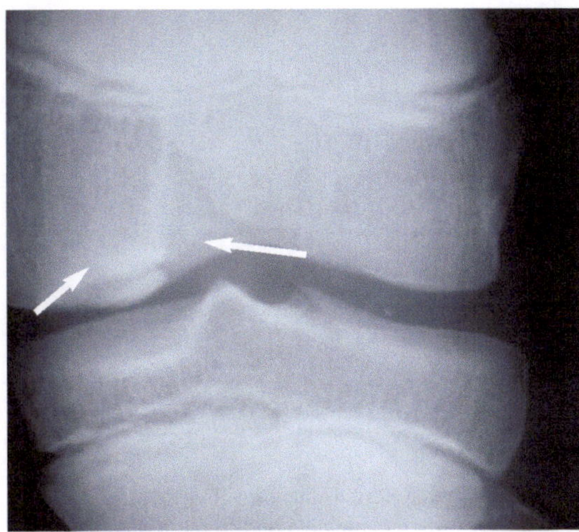

Fig. 2.5. Radiogramma convenzionale di osteocondrosi dissecante del condilo femorale mediale. Particolare del frammento dissecato *(frecce)*

Il processo dell'osteocondrosi dissecante inizia con la dissecazione di un frammento osteocondrale, tipicamente a livello di una superficie articolare convessa; in seguito si osserva la comparsa di necrosi subcondrale con successiva formazione di un sequestro osteocondrale costituito dall'osso necrotico e dalla cartilagine sovrastante. All'esame radiologico convenzionale risulta talvolta visibile, nelle fasi più avanzate, il frammento distaccato (Fig. 2.5), meglio documentabile e localizzabile alla TC. Anche in questo caso la metodica più accurata rimane la RM, che evidenzia già precocemente la lesione come difetto della superficie corticale, che appare come area di depressione; successivamente si osserva l'evidenza del frammento osteocondrale come area ad intensità intermedia, sia nelle sequenze T1 che T2 pesate. Negli stadi intermedi, in cui il distacco è ancora contiguo alla corticale, si osserva una stretta zona a bassa intensità in T2 che separa la lesione dall'osso vitale; viceversa, quando vi è distacco totale del frammento necrotico e dislocazione dello stesso, si osserva un margine di separazione ad alta densità in T2, che dimostra la presenza di liquido articolare (Fig. 2.6).

L'esecuzione di una artro-RM, per una più corretta e precisa valutazione della stabilità del frammento, può rendersi necessaria, ma solo nei casi in cui l'effetto artrografico indotto dal versamento fluido intra-articolare non risulti sufficiente.

Con il termine di *osteocondriti* viene indicato un gruppo di affezioni dei nuclei di ossificazione apofisari in accrescimento, di tipo flogistico-degenerativo e secondarie ad insulto meccanico iterativo di tipo avulsivo. Sono caratterizzate da microlesioni inserzionali condrali e tendinee, cui fanno seguito fenomeni flogistico-riparativi. Le microlesioni condrali e l'iperemia flogistica condizionano un'ossificazione encondrale apofisaria accelerata, disordinata e multicentrica. Pertanto i nuclei di accrescimento apofisari risultano più voluminosi, irregolari e multipli. Tuttavia, l'alterazione patologica maggiormente caratterizzante è la flogosi della cartilagine articolare, che appare ispessita ed iperemica. L'affezione possiede un decorso lento, ma benigno, nel quale il processo flogistico-degenera-

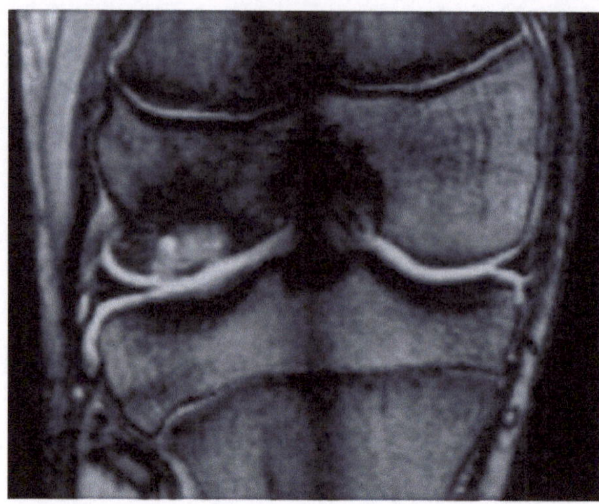

Fig. 2.6. Immagine RM di osteocondrosi dissecante del condilo femorale laterale

tivo regredisce spontaneamente per far posto ad una successiva riparazione ed alla definitiva ossificazione del nucleo; possono residuare alterazioni morfologiche, di tipo ipertrofico, dei nuclei apofisari interessati. Il bacino ed il ginocchio sono le sedi con il maggior numero di nuclei di accrescimento apofisario e, pertanto, sono anche le sedi più frequentemente interessate dai distacchi apofisari, nel caso di sollecitazioni avulsive violente ed acute, ovvero da osteocondriti (apofisiti), nei casi in cui la trazione iterativa agisca cronicamente. Dal punto di vista della diagnostica per immagini queste patologie presentano un quadro molto tipico, riscontrabile con le diverse metodiche.

All'esame radiografico convenzionale si osserva sclerosi e deformità a livello del nucleo di ossificazione, che spesso risulta frammentato e diastasato dalle strutture ossee adiacenti (Fig. 2.7); tali reperti sono visibili anche all'esame ecografico che, in più, dimostra la precoce tumefazione della cartilagine apofisaria, i segni di sofferenza tendinea (ispessimento ed ipoecogenicità) e l'eventuale borsite associata (Fig. 2.8).Tutti questi reperti risultano ancora meglio evidenziabili all'esame RM (Fig. 2.9) che, tuttavia, andrebbe riservata ai rari casi di negatività radiologica-ecografica negli esami di primo livello, in presenza di anamnesi e clinica suggestive per osteocondrite.

Le *lesioni croniche della fisi* rappresentano l'esito di un sovraccarico meccanico iterativo, a danno della piastra cartilaginea di accrescimento, che può essere esercitato con vettori di forza avulsivi, tangenziali e/o torsionali, e che determinano un danno anatomico distrattivo cronico, comparabile ad una lesione di Salter-Harris tipo I (ad esempio, *little league shoulder*), oppure l'insulto meccanico può essere espresso da vettori di forza in compressione, causanti lesioni croniche da schiacciamento di Salter-Harris tipo V (ad esempio, schiacciamento ed arresto di crescita della fisi distale del radio, nei ginnasti).

Di seguito passeremo in rassegna alcune tra le più comuni patologie osteo-articolari da *overuse*, e relative allo scheletro appendicolare, spesso correlate a specifiche specialità sportive.

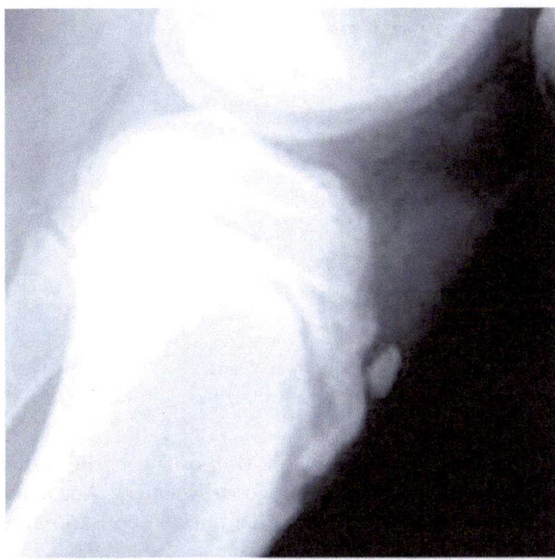

Fig. 2.7. Radiogramma convenzionale di osteocondrite apofisaria (Morbo di Osgood-Schlatter). Si osserva frammentazione, sclerosi e diastasi del nucleo apofisario

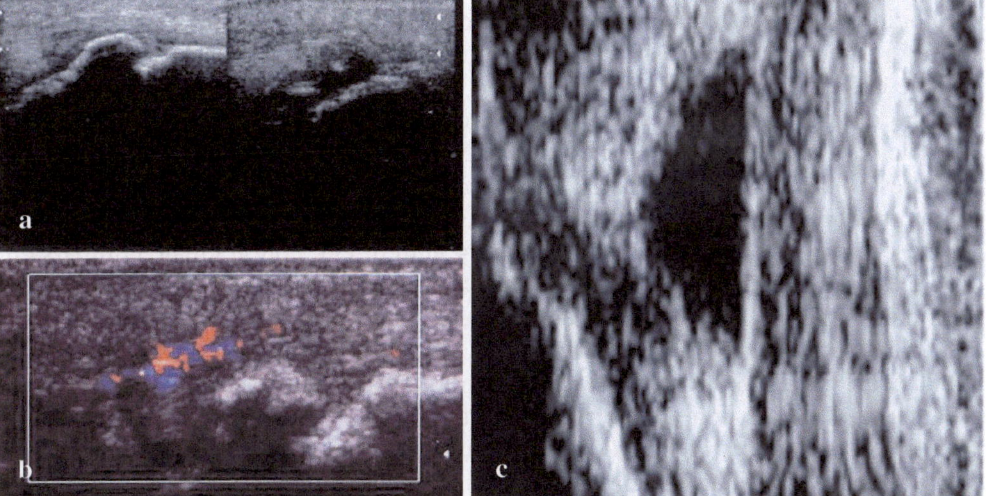

Fig. 2.8a-c. Immagini ecografiche di osteocondrite apofisaria (Morbo di Osgood-Schlatter). **a** Morfologia grossolana del nucleo apofisario tibiale. **b** PD focale iperemia condrale e tendinea. **c** Borsite infrarotulea profonda

Arto superiore

Little league shoulder Con questo termine si indica un tipo di lesione che interessa prevalentemente le categorie di atleti che praticano attività sportive in cui si esegue abitualmente il gesto atletico del lancio "oltre il capo", ovvero un movimento in cui l'arto si pone in elevazione anteriore di 90° ed in massima extrarotazione; rientrano in questa categoria principalmente i lanciatori del baseball e dell'atletica leggera e, secondariamente, i giocatori di pallavolo, tennis ed i nuotatori. Questa

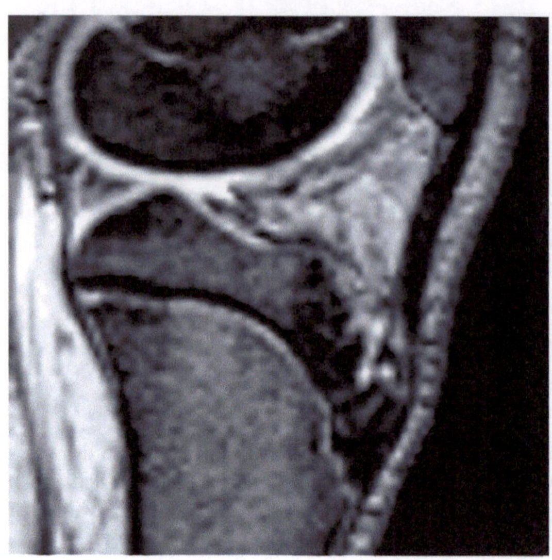

Fig. 2.9. Immagine RM di osteocondrite apofisaria (Morbo di Osgood-Schlatter). Appaiono visibili la deformità del nucleo apofisario ed i segni di sofferenza tendinea

patologia rappresenta un ottimo esempio di come stress ripetuti a livello di una struttura osteoarticolare possano dare quadri diversi, a seconda del grado di maturazione dell'apparato muscolo-scheletrico; infatti, se nell'adulto questi microtraumatismi cronici da trazione esplicano la propria azione lesiva sulle strutture stabilizzatrici capsulo-legamentose, nell'adolescente agiscono a livello della cartilagine di accrescimento prossimale dell'omero, ove determinano un'alterazione patologica comparabile con una lesione di Salter-Harris tipo I.

L'esordio è tipicamente tra gli 11 ed i 14 anni di età, con graduale comparsa di dolore laterale a livello dell'omero prossimale durante il gesto atletico, che aumenta fino ad impedirne la corretta esecuzione. Si tratta quindi di una lesione cronica della fisi, di tipo avulsivo, caratterizzata da un ampliamento della piastra cartilaginea di accrescimento, ben riconoscibile sul radiogramma dell'omero, soprattutto se eseguito in comparazione bilaterale, in particolar modo evidente sul margine laterale. Il microtraumatismo avulsivo responsabile della lesione cartilaginea si accompagna tipicamente ad una componente flogistica, che rende ragione dell'ipersegnale che la fisi affetta mostra in questo stadio evolutivo patologico nelle sequenze RM T2 pesate in soppressione del grasso.

Osteocondrosi del condilo omerale (Malattia di Panner) La malattia di Panner è un'osteocondrosi del condilo omerale che si manifesta caratteristicamente nei bambini che praticano il baseball ed altre discipline di lancio e, secondariamente, nei giovani ginnasti; è dovuta a ripetuti microtraumi da compressione laterale a livello dell'articolazione omero-radiale, che provocano alterazioni a livello della cartilagine del nucleo di accrescimento del condilo omerale. È caratterizzata clinicamente da dolore laterale al gomito con progressiva impotenza funzionale, che esordisce prima dei 10 anni; l'esordio precoce suggerisce la diagnosi differenziale rispetto all'osteocondrosi dissecante, confermabile anche con la diagnostica per immagini, ma che per definizione si realizza dopo la chiusura delle fisi, ossia dopo i 13-14 anni.

Osteocondrosi dissecante del condilo omerale L'omero distale, e particolarmente il condilo omerale, è una delle sedi dove più frequentemente è possibile osservare questo tipo di patologia. I giovani atleti più colpiti sono i praticanti attività che comportano un valgo-stress a livello dell'articolazione del gomito, sottoponendo la stessa a ripetuti traumatismi da compressione, a livello del comparto laterale, con impatto sul condilo omerale in particolare. La pronta diagnosi e la successiva sottrazione al carico consentono la guarigione, altrimenti l'evoluzione sfavorevole prevede la dissezione ed il distacco osteocondrale in articolazione. La diagnosi precoce può avvalersi dell'ecografia o, meglio, della RM.

Little league elbow syndrome Questa sindrome, che si osserva esclusivamente nei lanciatori (baseball ed altre specialità di lancio), si caratterizza per il coinvolgimento di diverse strutture che formano l'articolazione del gomito, rappresentando così un valido modello per lo studio delle lesioni da sovraccarico in età pediatrica, dovute a microtraumi sia da compressione che da trazione. Occorre tenere conto della complessa biomeccanica del gesto atletico, che comprende una torsione del tronco associata ad una intrarotazione della spalla ed una rapida estensione del gomito; ne consegue un violento stress in valgo-estensione a livello di tale articolazione, che produce traumatismi da compressione a carico del compartimento laterale e da trazione a livello di quello mediale e posteriore. Negli adulti questo quadro si traduce, solitamente, in patologie legamentose e tendinee, quali lesioni del legamento collaterale ulnare, dovute al valgo-stress, epicondilite mediale ed entesopatia inserzionale olecranica, dovute alle sollecitazioni in estensione. Nei giovani atleti, invece, la trazione si scarica a livello delle cartilagini di accrescimento corrispondenti, con conseguente osteocondrosi apofisaria dell'epicondilo mediale e dell'olecrano; si riscontra inoltre la presenza di osteocondrosi da compressione del condilo omerale (malattia di Panner, negli atleti più giovani, ed osteocondrosi dissecante in tarda adolescenza) associata ad analogo processo a livello del nucleo del capitello radiale. L'esordio della sintomatologia si ha tipicamente tra i 9 ed i 14 anni, dapprima con diminuzione della velocità e precisione del lancio, successivamente con comparsa di dolore diffuso a tutta l'articolazione, anche se più intenso a livello dell'epicondilo mediale.

Osteocondrite dell'apofisi olecranica Oltre che nel caso precedente, è possibile osservare questa lesione, isolata, nelle attività sportive in cui vi è una ripetuta e violenta contrazione del muscolo tricipite contro una resistenza; tipici esempi sono i lanci di potenza come quello del peso e la ginnastica. Il microtraumatismo agisce così sull'inserzione olecranica del tricipite, provocando la tipica lesione da osteocondrite apofisaria da trazione, caratterizzata sul piano clinico da dolore e limitazione funzionale.

Arto inferiore

Osteocondrosi del nucleo epifisario della testa femorale (Morbo di Legg-Perthes) Raramente tale osteocondrosi può trovare come cofattore patogenetico l'insulto meccanico da *overuse*, colpendo, infatti, soprattutto i bambini di età compresa tra i 5 e gli 8 anni, anche se non svolgono alcuna attività motoria gravosa. Può essere monolaterale, ma il più delle volte è bilaterale. Aspetti, questi, che lasciano all'*overuse* un eventuale ruolo patogenetico molto marginale.

Epifisiolisi del nucleo epifisario della testa femorale Questo tipo di lesione può rappresentare l'esito di un sovraccarico cronico combinato di forze in compressione e tangenziali che agiscono sulla piastra cartilaginea di accrescimento, determinandone una lesione incompleta o completa, come Salter-Harris di tipo I. Nel caso si realizzi una lesione completa della fisi, si verifica il distacco dell'epifisi ed il suo scivolamento. Si può trattare di una lesione da sovraccarico reale, nel caso in cui si verifichi in una fisi in precedenza normale, ovvero da sovraccarico relativo (o da insufficienza) qualora anche il carico normale possa risultare eccessivo per una piastra di accrescimento indebolita da sfavorevoli influenze ormonali pre-esistenti (spesso ipogonadismo).

Osteocondrosi dissecante del condilo femorale (Morbo di Koenig) La superficie articolare convessa del condilo femorale (soprattutto quello mediale) rappresenta la sede più frequente di osteocondrosi dissecante, evidentemente correlata a ripetuti microtraumatismi da compressione nella pratica di attività sportive, quali il calcio, che comportano energici stress in varo dell'articolazione di ginocchio.

Osteocondrite del polo inferiore rotuleo (Sindrome di Sinding-Larsen-Johansson) Rappresenta il corrispettivo della Malattia di Osgood-Schlatter a livello dell'apofisi di accrescimento patellare polare inferiore; molto meno frequente come lesione isolata, rispetto ad essa, coesistendo spesso le due patologie in presenza di tendinite del rotuleo (*Jumper's knee*).

Osteocondrite dell'apofisi tibiale anteriore (Malattia di Osgood-Schlatter) Rappresenta forse l'osteocondrite più conosciuta e studiata dell'intero apparato scheletrico. Si riscontra nei giovani atleti che partecipano a sports di corsa e salto, essendo causata dai microtraumatismi da trazione ripetuti che agiscono a livello dell'apofisi tibiale anteriore, sede di inserzione del tendine rotuleo. Si manifesta bilateralmente nel 20-30% dei casi, in bambini tra i 10 ed i 15 anni, con dolore al ginocchio esacerbato dall'attività ed associato a tumefazione a livello apofisario. Dal punto di vista della diagnostica per immagini, l'esame dirimente è l'ecografia che, oltre a dimostrare la frammentazione e l'irregolare ossificazione a livello del nucleo di ossificazione ipofisario, come l'esame radiografico, permette di evidenziare le alterazioni tipiche di questa patologia, quali la tendinite del rotuleo, la borsite infrarotulea profonda e, soprattutto, la tumefazione della cartilagine apofisaria.

Shin splints Viene così definita la periostite della corticale anteriore della tibia (più raramente posteriore) dovuta alle continue sollecitazioni da trazione che avvengono, nella corsa, a livello dell'inserzione del muscolo estensore lungo delle dita (o, se posteriore, del flessore lungo delle dita e del soleo); nel bambino, in cui l'attività periostale è più attiva, il quadro è di più comune riscontro. La sintomatologia clinica è data da dolore con arrossamento e tumefazione a livello della lesione. Il quadro patologico è caratterizzato da uno scollamento periosteo (*periosteal stripping*) di grado minimo e recidivante che, nel tempo, stimola l'attività osteogenetica periostale e determina la comparsa di una focale periostosi sul quadro radiografico o TC; l'esame RM, eseguito in fase acuta ed utilizzando sequenze ad elevato contrasto, può mettere in evidenza la caratteristica banda iperintensa parostale in sede di lesione.

Osteocondrosi dissecante dell'astragalo Il domo astragalico è sede relativamente frequente di patologia, a causa di microtraumatismi da compressione, soprattutto negli sports di corsa e salto (fase di atterraggio). L'evoluzione della patologia ed il relativo quadro imaging è quello consueto dell'osteocondrosi dissecante.

Osteocondrite dell'apofisi calcaneare (Malattia di Sever) Analogamente alle precedenti osteocondriti ipofisarie, si ammette oggi come causa, anche per questo tipo di lesione nota fin dai primi anni del secolo scorso, il sovraccarico da trazione sull'apofisi calcaneare da parte del tendine di Achille, nei giovani atleti praticanti sports di corsa. A livello clinico e di diagnostica per immagini i quadri sono simili a quelli descritti precedentemente, anche se il quadro radiografico può essere confuso dalla fisiologica densità del nucleo di ossificazione, che spesso si osserva a tale livello; in casi di dubbia interpretazione è quindi utile un approfondimento mediante RM.

Osteocondrite dell'apofisi della base del V metatarsale (Malattia di Iselin) È causata dalla trazione, sull'apofisi della base del V metatarsale, da parte del tendine del muscolo peroniero breve, e si riscontra soprattutto nei giovani saltatori.

Osteocondrosi della testa del II metatarsale (Malattia di Freiberg o Koehler II) Osteocondrosi che, preferibilmente, si localizza a livello del nucleo epifisario della testa del II metatarsale, ma che, meno di frequente, può essere riscontrato a livello del III metatarsale. Evoluzione e quadro imaging è quello consueto dell'osteocondrosi. È più frequente nei giovani atleti che praticano la specialità della corsa.

3 Lesioni traumatiche apofisarie maggiori e minori

Maura Valle, Alberto Tagliafico, Nicola Gandolfo, Paolo Tomà,
Carlo Martinoli

Introduzione

Da un punto di vista anatomico, le apofisi sono prominenze ossee (dal greco αποφγσις, composto di *apo*, fuori, e *physis*, crescita) che rappresentano strutture specializzate per l'ancoraggio di tendini e legamenti. In età pediatrica e adolescenziale la lesione delle apofisi è un riscontro molto frequente, per lo più associato a traumi relativi ad attività sportiva e ricreazionale. Questo è dovuto al fatto che le apofisi sono particolarmente vulnerabili nell'intervallo di età compreso tra i 12 e i 16 anni, quando il loro centro di ossificazione non ha ancora ultimato lo sviluppo e la cartilagine, sotto l'influsso ormonale, perde elasticità e non è in grado di conferire alla giunzione tendine-osso la necessaria stabilità. È così che la brusca applicazione di forze di trazione, esercitate dai tendini e dai legamenti, può oltrepassare la soglia di resistenza della cartilagine e dell'osso apofisario in via di maturazione, determinando la loro frammentazione o il loro distacco con conseguente deficit funzionale, più o meno pronunciato e invalidante.

Lo spettro delle lesioni apofisarie è estremamente ampio e dipende dal grado di maturazione ossea e cartilaginea (quindi dall'età del bambino e dell'adolescente al momento del trauma), dalla sede anatomica dell'apofisi, dalla geometria e dall'entità delle forze applicate dall'apparato muscolotendineo. Questa complessità fisiopatologica spiega la varia terminologia che è stata utilizzata nel tempo per definire questo tipo di lesioni, generando spesso confusione nella descrizione di un processo di per sé stesso unitario, spaziando da termini come "irritazione apofisaria" a "apofisite da trazione", "osteocondrosi", "apofisite cronica", o più comunemente "osteocondrite", sino al "distacco apofisario". La lesione apofisaria dello scheletro in fase di sviluppo trova ragione d'essere in un meccanismo da trazione che produce una lesione traumatica di varia entità sulla cartilagine e sull'osso e, quindi, nei successivi eventi riparativi che vanno a sovrapporsi. In queste circostanze, la diagnosi influenza sia l'impostazione del trattamento terapeutico che la ripresa dell'attività sportiva e trova nella diagnostica per immagini un importante elemento di correlazione e conferma dell'esame clinico. In questo capitolo considereremo separatamente le lesioni apofisarie da trazione tendinea e quelle da trazione legamentosa.

Tendini

Esistono diversità sostanziali per quanto riguarda la patologia tendinea che possiamo rilevare in età pediatrica rispetto all'adulto. Questo dipende dal fatto che, nel bambino e nell'adolescente, non è mai presente, se non eccezionalmente e in rapporto a malattie sistemiche o a dismorfismi osteoarticolari, un processo degenerativo della microstruttura tendinea. I tendini in età pediatrica sono, di fatto, strutture fibrillari, il cui aspetto alla diagnostica per immagini non varia rispetto a quanto osservabile nell'adulto, se non per le ridotte dimensioni e l'inserzione su un'apofisi parzialmente o totalmente cartilaginea.

Considerazioni di fisiopatologia Nel coinvolgimento selettivo dell'inserzione tendinea sull'osso a livello delle apofisi, possiamo considerare 2 classi principali di lesioni: croniche e acute. Le prime, di incidenza più frequente, sono dovute a ripetuti microtraumi da trazione, spesso in rapporto a sovraccarico funzionale (*overuse*) durante l'attività sportiva, e portano ad alterazioni dell'interfaccia tendine-osso, con frammentazione della cartilagine di accrescimento e della fibrocartilagine apofisaria o della componente ossea in fase di maturazione. Il grado di avulsione delle strutture apofisarie indotto dal trauma da trazione è minimo e non compromette di fatto la biomeccanica del distretto muscolo-tendineo coinvolto. Quando il distacco coinvolge frammenti cartilaginei di un'apofisi ancora immatura, questi possono andare incontro a successiva ossificazione, formando piccoli foci di ossificazione eterotopica nei tessuti molli, in genere bene identificabili radiograficamente, i quali risultano separati dall'apofisi stessa e localizzati in continuità con le fibre tendinee. Lo spazio compreso tra questi ossicoli e l'apofisi è minimo ed è occupato quasi sempre da un ponte fibrocartilagineo o fibroso. Se il grado di dislocazione degli ossicoli è scarso, e se essi si trovano in stretto rapporto con la cartilagine apofisaria, si può avere il loro completo riassorbimento durante il processo di maturazione ossea con l'apofisi che, accrescendosi, riesce ad inglobarli. Ne può derivare, in questi casi, una lieve prominenza (callo) o deformità con ingrandimento dell'apofisi, che può porre solo raramente problemi di diagnosi differenziale con lesioni aggressive. Quando il frammento è invece maggiormente dislocato, o esterno all'area di accrescimento apofisario, questo può trasformarsi in un ossicolo permanente, del tutto separato dall'osso principale, assumendo morfologia sferoidale o ovalare con un sottile rivestimento corticale. La localizzazione dell'ossicolo, lungo il decorso di un tendine o di un legamento e in prossimità della sua inserzione, consente in genere di distinguerlo da ossa sesamoidi a localizzazione intratendinea che hanno invece una genesi del tutto differente. Il fatto che queste lesioni conseguano a traumi reiterati nel tempo, se pur di minima entità, porta ad un andamento intermittente della sintomatologia con fasi di esacerbazione alternate a fasi asintomatiche.

Al contrario delle lesioni croniche, le lesioni apofisarie acute derivano da un trauma unico, indiretto, con il tendine che applica una forza di trazione sopramassimale rispetto alla resistenza offerta da un'apofisi che non ha ancora raggiunto un grado di maturazione e, quindi, di consolidamento biomeccanico sufficiente.

Il risultato è il distacco parziale o completo dell'apofisi sulla quale il tendine si inserisce o, più raramente, l'avulsione del tendine stesso all'inserzione ossea. Questi traumi apofisari acuti si possono suddividere in maggiori e minori a seconda del grado di dislocazione dell'apofisi indotto dal trauma. Le lesioni apofisarie maggiori portano ad una dislocazione del frammento apofisario avulso di entità tale da non essere più riassorbibile ad accrescimento ultimato e comportano, nei casi di avulsione completa, un certo deficit biomeccanico delle strutture musco-lo-tendinee che si inseriscono su di esso. In genere, e soprattutto a livello della tuberosità ischiatica, si considera una lesione maggiore quando la distanza tra frammento osseo e nido di avulsione sia >2cm o quando il frammento avulso sia di dimensioni particolarmente voluminose: in questi casi la terapia è chirurgica con reinserzione e fissazione interna dell'apofisi sull'osso tramite una vite. Quando la forza applicata è minore e non sufficiente a determinare un'avulsione completa dell'apofisi si hanno diversi aspetti di frammentazione, che possono coinvolgere a vario titolo aree cartilaginee e ossee, in rapporto alle modalità di applicazione della forza che ha determinato il trauma, alla conformazione dell'apofisi stessa, al grado di accrescimento ed al tipo di attività sportiva. In genere, queste lesioni minori possono essere agevolmente differenziate per sede e aspetto morfologico rispetto alle più comuni lesioni croniche, in quanto il distacco avviene con un meccanismo unico che mantiene la corrispondenza tra frammento avulso e nido di avulsione. Sia nelle avulsioni maggiori che nelle forme minori, il distacco si riferisce alla compromissione di una delle strutture istologiche dell'apofisi che sono coinvolte "in serie" a opporre resistenza alla trazione. Queste strutture sono:

- la cartilagine di accrescimento dell'apofisi;
- il nucleo di ossificazione secondario, se presente;
- il rivestimento fibrocartilagineo o (meno comunemente) periostale, sul quale si inseriscono direttamente le fibre tendinee.

In genere, la lesione interessa la cartilagine di accrescimento dell'apofisi a monte del nucleo di ossificazione secondario. In termini clinici, le lesioni apofisarie croniche e acute differiscono tra loro per molteplici aspetti. Le lesioni croniche si associano, in genere, ad un ricordo vago del giovane atleta sull'insorgenza dei sintomi, sono caratterizzate da sintomi più lievi e intermittenti, non ostacolano lo svolgimento delle attività sportive e ludiche, nonostante il dolore, e possono essere trattate conservativamente con riposo funzionale e terapia di supporto e sintomatica. Al contrario, nelle lesioni acute, l'impotenza funzionale ed il dolore sono riconducibili ad un trauma specifico recente, ben individuato dal pre-adolescente, o adolescente, anche nella descrizione del meccanismo che lo ha prodotto. Il dolore è ad insorgenza improvvisa, acuto e al momento invalidante, con difficoltà del paziente a mantenere la stazione eretta o a deambulare. La ripresa dell'attività sportiva si può avere con il pieno recupero di forza del gruppo muscolare coinvolto e quando i movimenti sono eseguiti senza restrizione e senza dolore. La terapia, che dipende dalle dimensioni del frammento avulso e dal grado di dislocazione, può contemplare, in casi estremi, la correzione chirurgica con fissazione interna dello stesso. La corretta tempistica di tale approccio rimane peraltro ancora controversa. In tutti i casi, la prognosi è comunque eccellente.

Diagnostica per immagini Nelle lesioni apofisarie croniche, l'esame radiografico è in genere sufficiente per porre la diagnosi dimostrando, con opportune proiezioni, la frammentazione dell'ossificazione apofisaria. L'ecografia può essere utilizzata a complemento nelle fasi di riacutizzazione dei sintomi, soprattutto per valutare lo stato dell'inserzione tendinea. Anche se la RM può dimostrare edema osseo a livello dell'apofisi, la sua utilizzazione non sembra giustificata in casi tipici, dal momento che la ripresa dell'attività sportiva da parte del bambino e dell'adolescente si basa essenzialmente su criteri clinici e non di diagnostica per immagini. Può essere invece utile in casi atipici, quando persista il dubbio di altra patologia. Questo può avvenire, per esempio, a livello del ginocchio in pazienti con dolore anteriore, nel caso si sospetti la presenza di instabilità rotulea, disallineamenti o patologia ossea (osteomieliti) in diagnosi differenziale per un sospetto Osgood-Schlatter o Sinding-Larsen-Johansson.

Nelle lesioni apofisarie acute, la configurazione dell'avulsione può assumere aspetti multiformi alla diagnostica per immagini a seconda della struttura interessata, soprattutto nelle fasi immediatamente successive al trauma, in quanto l'entità del distacco osseo e/o della componente cartilaginea coinvolta è estremamente variabile. L'esame radiografico è in genere adeguato ad identificare il distacco apofisario, anche se lesioni con minima dislocazione e coinvolgimento parziale delle strutture dell'apofisi possono essere di difficile identificazione. L'esame comparativo può essere utile nei casi di dislocazione di grado lieve dell'apofisi. Nelle avulsioni croniche, ormai stabilizzate, l'esame radiografico può talora dimostrare un callo esuberante a livello dell'apofisi (iperostosi apofisaria), che di per sé potrebbe mimare una lesione di natura aggressiva: in questi casi la conoscenza delle sedi di inserzione dei tendini sull'osso aiuta a prevenire errori interpretativi. In fase acuta, se l'esame radiografico non risulta informativo, e questo accade soprattutto per dislocazioni minori, l'ecografia e la RM possono avere un ruolo nel confermare il quadro di lesione apofisaria. L'ecografia ha il vantaggio di essere un esame clinico diretto sui sintomi del paziente e, con trasduttori di superficie, è in grado di rilevare lesioni anche di minima entità a coinvolgimento sia cartilagineo che osseo. Al contrario, la RM può identificare la presenza di versamento ed edema a livello della cartilagine di accrescimento dell'apofisi. Una falda emorragica si estende spesso lungo la superficie tendinea coinvolta, in sede adiacente l'inserzione ossea. Nelle lesioni apofisarie minori, l'ecografia utilizzata a complemento dell'esame radiografico può essere sufficiente ad inquadrare il trauma. Anche per considerazioni economiche, la RM dovrebbe essere riservata alla valutazione di lesioni apofisarie maggiori e per l'esecuzione del bilancio preoperatorio.

Lesioni apofisarie croniche da trazione tendinea I principali esempi di lesioni apofisarie dell'età pediatrica che si estrinsecano con meccanismo microtraumatico cronico si riscontrano a livello del ginocchio (malattia di Osgood-Schlatter e di Sinding-Larsen-Johansson) e della caviglia (malattia di Sever e sindrome dell'os navicolare accessorio).

La *malattia di Osgood-Schlatter* (anche se il termine "malattia" è improprio) consiste in un'apofisite della tuberosità tibiale che si osserva molto frequentemente in età infantile e adolescenziale, con un picco di incidenza tra 10 e 15 anni, soprattutto in soggetti di sesso maschile che praticano attività sportive in cui l'apparato estensore del ginocchio, con i salti, è sottoposto a ripetute sollecitazioni (pallacanestro, pallavolo, etc.). Di fatto, questa condizione consegue a trazioni ripetute esercitate dal tendine rotuleo sul nucleo secondario di ossificazione della tuberosità tibiale. La lesione si verifica quando le cellule cartilaginee sono ipertrofiche, nella fase di cosiddetta "pre-ossificazione". Una volta avvenuto il trauma, i frammenti di cartilagine ed osso possono continuare ad ossificare e ad aumentare di volume, sino a divenire radiograficamente evidenti in sede pretibiale, mentre l'area interposta tra essi ed il nido di avulsione va incontro a fibrosi o a deposizione di tessuto fibrocartilagineo. Nelle fasi tardive, se il "ponte" tra i frammenti distaccati e la tuberosità tibiale è di estensione limitata, si può avere l'ossificazione dello spazio fibrocartilagineo interposto. Al contrario, quando la dislocazione è maggiore, i frammenti avulsi tenderanno ad ossificare nel contesto delle fibre tendinee, formando ossicoli che potranno talora rimanere permanenti anche ad accrescimento ultimato. In termini clinici, i giovani pazienti con malattia di Osgood-Schlatter presentano lieve tumefazione e prominenza della tuberosità tibiale, possono essere del tutto asintomatici o accusare algie ricorrenti, esacerbate tipicamente da periodi di intensa attività fisica. All'esame radiografico, la tuberosità tibiale appare frammentata, ma può essere normale nelle prime fasi della malattia. Deve essere tenuto presente che l'ossificazione della tuberosità può avvenire in forma multicentrica e che questo può causare problemi di diagnosi differenziale tra quadri normali e patologici. I frammenti si localizzano tipicamente in sede anteriore e superiore rispetto al centro di ossificazione e presentano un sottile orletto sclerotico che consente di differenziare questa condizione, di natura cronica, da traumi avulsivi acuti (Fig. 3.1a). L'ecografia è in grado di identificare alterazioni precoci dei tessuti molli e della cartilagine sulla quale si inserisce il tendine rotuleo. I segni più tipici sono la tumefazione dei tessuti molli locoregionali, la frammentazione del centro di ossificazione secondario, l'ispessimento dell'inserzione tendinea con associate disomogeneità ecostrutturali e l'edema infrarotuleo (Fig. 3.2a, b). Deve essere tenuto presente che questi segni non correlano con i sintomi clinici, la progressione della malattia o la prognosi a lungo termine. Nelle fasi di intenso dolore e limitazione funzionale è spesso presente un quadro di diffusa iperemia intra- e peritendinea (ben riconoscibile all'esame ecocolor-Doppler) e può associarsi una borsite infrarotulea profonda e superficiale. Rispetto all'ecografia, la RM sembra più sensibile nel rilevare i segni precoci della malattia, consentendo di identificare l'edema midollare a livello della tuberosità tibiale (segnale RM ipointenso in T1 ed iperintenso in T2) nelle prime fasi del trauma cronico, quando ancora l'esame radiografico risulta negativo (Fig. 3.2c). La malattia di Osgood-Schlatter sembra comportare una maturazione più precoce della fisi, ma non un aumentato rischio di frattura-avulsione della tuberosità. La terapia è conservativa e contempla riposo funzionale, farmaci antiinfiammatori non steroidei, tempo e, per una sua completa risoluzione, una maturazione ossea completa.

Di natura analoga alla malattia di Osgood-Schlatter, ma di incidenza più rara, è la cosiddetta *malattia di Sinding-Larsen-Johansson*, che colpisce l'inserzione prossimale del tendine rotuleo sul polo inferiore della rotula. Questa patologia si riscontra

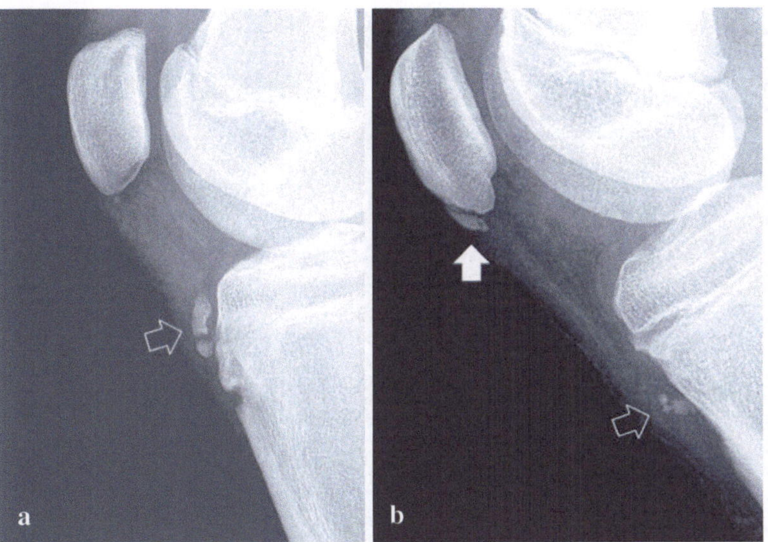

Fig. 3.1a, b. Lesioni da trazione cronica del ginocchio. **a** Nel radiogramma in proiezione laterale del ginocchio si evidenzia la presenza di frammenti ossei (*freccia*) in corrispondenza del tratto distale del tendine rotuleo, da riferire a malattia di Osgood-Schlatter. **b** Paziente con segni di frammentazione ossea a livello dell'inserzione prossimale (*freccia bianca*) e distale (*freccia vuota*) del tendine rotuleo, compatibili con un quadro di Sinding-Larsen-Johansson e Osgood-Schlatter

in una fascia di età più precoce (10-12 anni) rispetto all'Osgood-Schlatter ed è spesso associata a quest'ultima condizione, considerato che i fattori di rischio ed il meccanismo patogenetico sono analoghi. L'esame radiografico dimostra la frammentazione del polo distale della rotula, con aspetti che possono talora mimare una rotula bipartita di tipo I (Fig. 3.1b). In età infantile, la trazione esercitata dal tendine rotuleo sul polo inferiore della rotula (ancora del tutto cartilagineo) può portare, in talune fasi ed in soggetti predisposti, non soltanto alla frammentazione, ma anche ad accentuare semplicemente la prominenza del polo inferiore rotuleo. In questi soggetti, il polo inferiore della rotula può creare conflitto con le fibre profonde più prossimali del tendine rotuleo, soprattutto in flessione del ginocchio, causando col tempo una tendinopatia su base degenerativa (*jumpers' knee*), che si può manifestare sia in età adolescenziale che nell'adulto. Il coinvolgimento tendineo porta, in questi casi, ad un decorso maggiormente cronico rispetto sia alla malattia di Osgood-Schlatter che di Sinding-Larsen-Johansson. L'esame ecotomografico consente di distinguere agevolmente la lesione apofisaria dalla tendinopatia. Da un punto di vista teorico, la stessa rotula bipartita potrebbe dipendere da stress submassimali applicati sull'osso in via di maturazione da parte delle inserzioni tendinee e dei legamenti alari.

Un'altra sede comunemente interessata da lesioni apofisarie croniche è l'apofisi calcaneare posteriore, la cui lesione determina la cosiddetta *malattia di Sever*, conosciuta anche come apofisite calcaneare. Questa condizione si osserva nell'atleta di età preadolescenziale che partecipa ad attività sportive che contemplano

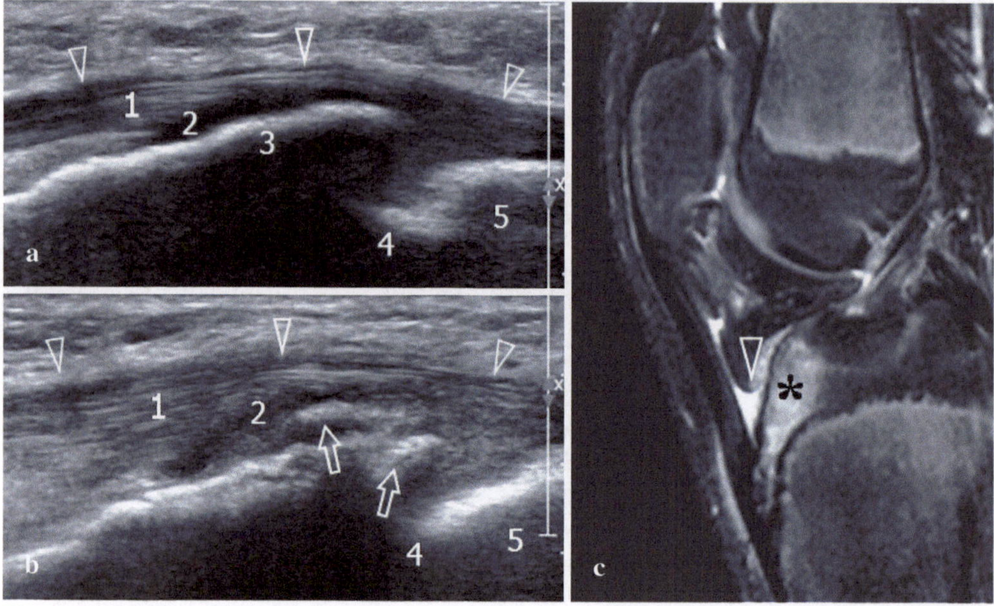

Fig. 3.2a-c. Malattia di Osgood-Schlatter. **a** L'immagine ecotomografica (17-5MHz) sagittale della tuberosità tibiale normale evidenzia il tendine rotuleo (*1*) che si inserisce sulla tuberosità tibiale (*3*) con interposizione di un sottile strato di tessuto cartilagineo ipoecogeno (*2*) che rappresenta il residuo della cartilagine di accrescimento tuberositaria. Si osservi l'incisura ossea (*4*) che separa la tuberosità dalla metafisi tibiale (*5*) ed il tendine rotuleo (*punte di freccia*) che oltrepassa la tuberosità per inserirsi, con le fibre più caudali, su quest'ultima. **b** Immagine corrispondente ottenuta in un paziente con malattia di Osgood Schlatter. La superficie ossea della tuberosità tibiale è irregolare, con distacco di alcuni frammenti ossei (*frecce*). Nello stesso tempo, la cartilagine appare non aderente al piano osseo in rapporto alla trazione esercitata su di essa dal tendine rotuleo. **c** L'immagine RM del ginocchio, nello stesso paziente, ottenuta per piani sagittali e sequenze tSE T2-pesate con tecnica di soppressione del grasso, dimostra segni di edema osseo (*asterisco*) a livello della tuberosità e del tratto più anteriore dell'epifisi tibiale. Si associano segni di borsite infrarotulea profonda (*punta di freccia*)

la corsa ed il salto (calcio, pallacanestro, ecc.). Si tratta di un'affezione molto simile alle precedenti, nella quale il centro secondario di ossificazione del calcagno va incontro a microtraumatismi cronici e frammentazione all'inserzione del tendine di Achille. Spesso bilaterale, la malattia di Sever causa dolore calcaneare con tumefazione dei tessuti molli sovrastanti ed è aggravata dall'attività e dal movimento. In termini patogenetici, deve essere ricordato che l'età di comparsa e di fusione del centro secondario di ossificazione posteriore del calcagno è variabile e non consente una corretta identificazione della patologia sulla base delle caratteristiche di sviluppo apofisario. È stato dimostrato che la malattia di Sever esordisce quando il nucleo di ossificazione è già comparso, ma non ancora fuso. Benchè l'apofisite calcaneare sia stata correlata, in passato, con un aspetto osteosclerotico del nucleo di ossificazione all'esame radiografico, questo segno non sembra costituire di per sè un reperto patologico, in quanto spesso presente nei bambini normali. Al contrario, un'accentuata frammentazione del nucleo, di entità superiore rispetto al lato controlaterale e di quanto è normalmente rilevabile, costituisce il segno radiografico più affidabile per la diagnosi, che ben si correla con la sintomatologia clinica. Analogamente alla malattia di Osgood-Schlatter, l'ecografia può dimostrare ispessimento del tratto retrocalcaneare del tendine di Achille, rilevando segni di iperemia all'ecocolor-Doppler nel contesto tendineo e nei tessuti molli circostanti.

Lesioni apofisarie dell'età evolutiva possono essere infine riscontrate sul versante mediale del piede, a livello dell'inserzione del tendine tibiale posteriore sul tubercolo dello scafoide tarsale (navicolare), nella *sindrome dell'os navicolare accessorio*. Questo avviene quando il nucleo di ossificazione del tubercolo non è ancora saldato con il corpo osseo dello scafoide ed è unito ad esso mediante un ponte fibrocartilagineo o fibroso disposto trasversalmente all'asse tendineo. Sull'ossicolo risultante, presente in circa il 10-15% dei casi durante la prima decade di vita, e comunemente conosciuto come os navicolare di tipo II, si inseriscono parte delle fibre più superficiali del tendine tibiale posteriore, mentre altre componenti tendinee, in genere minoritarie, possono raggiungere il corpo osseo principale dello scafoide, i cuneiformi e le basi metatarsali. Specialmente nei bambini che praticano attività sportiva o con piede piatto, le continue trazioni esercitate dal tendine tibiale posteriore sull'ossicolo, e quindi sulla sincondrosi, possono determinare una sindrome algica quale risultato della mancanza di un'adeguata stabilizzazione, di una trazione eccessiva esercitata sulla sincondrosi e della rotazione dell'ossicolo, la cosiddetta sindrome dell'os navicolare accessorio. Con il tempo e le sollecitazioni ripetute, in questi casi può svilupparsi una condizione osteoartrosica a livello della sincondrosi, con aree di sclerosi subcondrale, immagini pseudocistiche ed aspetto irregolare dell'ossicolo stesso. L'esame radiografico può dimostrare le lesioni ossee, mentre la RM è in grado di rilevare segni di edema subcondrale in prossimità della sincondrosi, confermando la presenza di una lesione da trazione cronica a questo livello. L'ecografia ha utilità nel determinare la corrispondenza dell'area di dolorabilità alla pressione con la sede dell'ossicolo, può escludere una tendinopatia distale del tibiale posteriore (che risulta normale nella sindrome del navicolare accessorio) ed un problema relativo al legamento calcaneo-navicolare (*spring ligament*). Quando i sintomi divengono rilevanti, l'ossicolo può essere rimosso chirurgicamente ed il tendine tibiale posteriore reinserito direttamente sullo scafoide tarsale.

Lesioni apofisarie acute da trazione tendinea Una delle sedi più tipiche di lesioni apofisarie acute nel pre-adolescente e nell'adolescente è il bacino, sul quale si inseriscono una serie di strutture muscolo-tendinee che possono causare vari distacchi apofisari. Le apofisi del bacino più frequentemente coinvolte da traumi da trazione in questa fascia di età sono:

- il nucleo di ossificazione della cresta iliaca, sul quale si inseriscono i muscoli della parete addominale;
- la spina iliaca antero-superiore, che dà origine ai muscoli sartorio e tensore della fascia lata;
- la spina iliaca antero-inferiore, dalla quale origina il tendine diretto del muscolo retto femorale;
- il pube, che dà attacco agli adduttori;

- la tuberosità ischiatica, sulla quale si inseriscono gli ischio-crurali (Hamstrings);
- il piccolo trocantere, sul quale si ancora il lungo tendine dell'ileopsoas.

Le *avulsioni della spina iliaca antero-superiore*, all'origine dei tendini del sartorio e del tensore della fascia lata, si osservano tipicamente in adolescenti impegnati nella corsa veloce o durante l'estensione forzata del bacino a ginocchio flesso. In genere, questi tipi di avulsioni determinano sintomi che sono meno severi e debilitanti di quanto avviene a livello di altre sedi nel bacino, quali la tuberosità ischiatica. L'esame radiografico del bacino dimostra un'avulsione corticale della spina iliaca antero-superiore di ridotte dimensioni (in genere <2cm) ed aspetto tipicamente triangolare. Se il frammento è scarsamente dislocato, la lesione può essere di difficile identificazione nei radiogrammi antero-posteriori del bacino. Nelle lesioni croniche si può apprezzare deformità ed ingrandimento della spina iliaca antero-superiore e, se di vecchia data, il frammento risaldato all'osso può assumere un aspetto "a lacrima" (*teardrop sign*). La RM e l'ecografia possono dimostrare il frammento avulso (che è talora palpabile), più spesso in continuità con il tendine del sartorio che con il tensore della fascia lata.

Le *avulsioni della spina iliaca antero-inferiore* sono più frequenti di quelle della spina iliaca antero-superiore, coinvolgendo l'origine del retto femorale, che è un elemento biomeccanicamente più potente ed esposto rispetto al sartorio. Il meccanismo patogenetico è analogo, essendo dovuto ad un'estensione forzata dell'anca. Si tratta di una lesione molto frequente non solo nell'adolescente, ma anche nel bambino, associata alla corsa ed al calcio. In genere, l'esame radiografico dimostra un'avulsione corticale di ridotte dimensioni (<2cm) che si localizza inferiormente alla spina iliaca ed esternamente al margine acetabolare per azione del tendine indiretto del retto femorale, divenuto prevalente (Fig. 3.3).

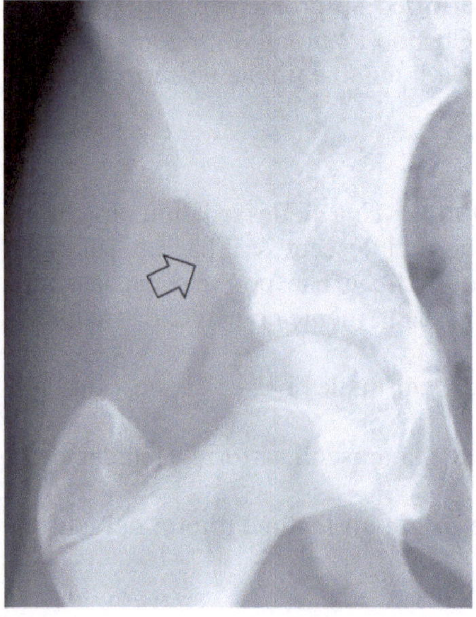

Fig. 3.3. Avulsione della spina iliaca antero-inferiore. L'esame radiografico dimostra la prominenza della spina iliaca antero-inferiore (*freccia*) quale esito di pregressi traumi da trazione

Il frammento può essere mascherato dall'osso iliaco nelle proiezioni radiografiche antero-posteriori, per cui è opportuno eseguire anche radiogrammi obliqui nel sospetto di questa lesione. Nelle lesioni in età preadolescenziale (<10anni), l'ecografia e la RM possono avere un ruolo nell'identificare distacchi puramente cartilaginei senza dislocazione, laddove l'esame radiografico risulta negativo (Figg. 3.4, 3.5). Le stesse indagini possono consentire, nei casi dubbi, di differenziare un distacco apofisario della spina iliaca antero-superiore, migrato inferiormente, da un distacco della spina iliaca antero-inferiore. In questo tipo di lesioni, il trattamento è per lo più conservativo in quanto la dislocazione è di grado lieve per la resistenza offerta alla retrazione indiretta e riflessa dalle componenti tendinee, che rimangono integre.

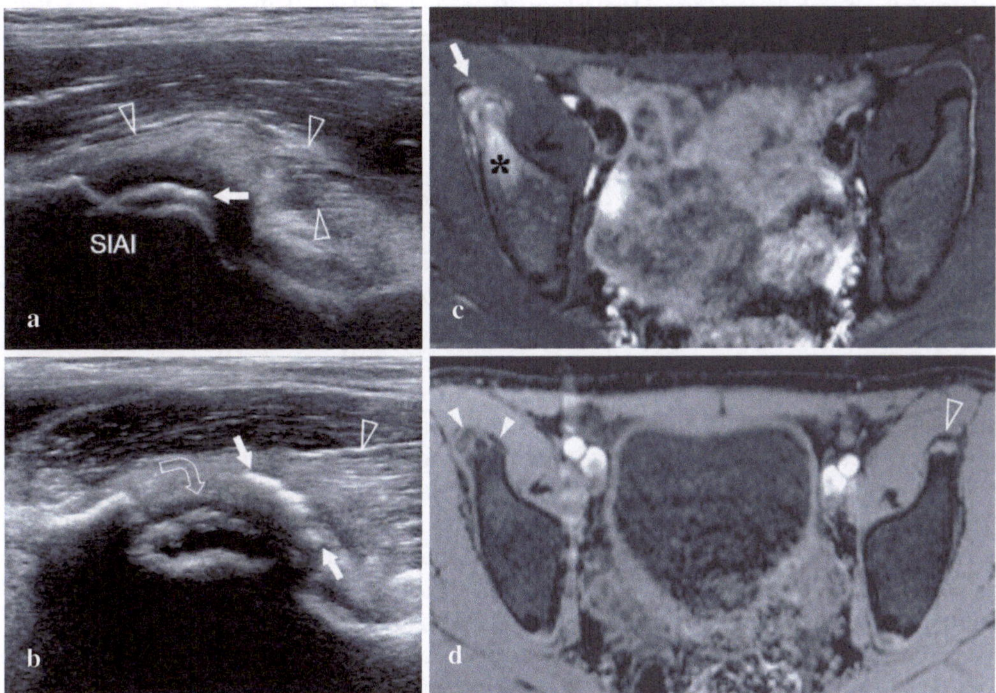

Fig. 3.4a-d. Avulsione della spina iliaca antero-inferiore. **a** L'immagine ecotomografica (17-5MHz) sagittale, ottenuta sulla spina iliaca antero-inferiore (SIAI), normale dal lato controlaterale alla lesione, dimostra il tendine diretto (*punte di freccia*) del retto femorale che si inserisce su una superficie apofisaria ancora cartilaginea, nel contesto della quale si apprezza un nucleo di ossificazione secondario (*freccia*) di aspetto appiattito. **b** Dal lato sintomatico, si evidenzia avulsione e rotazione del nucleo di ossificazione secondario, in continuità con il tendine del retto femorale. Nello spazio compreso tra nucleo avulso e base apofisaria si interpone tessuto cartilagineo disomogeneo (*freccia curva*) in rapporto con aree emorragiche ed edema locoregionale. **c, d** Le scansioni RM, eseguite per piani assiali con sequenze tSE T2-pesate (**c**) e GRE T2* (**d**), utilizzando algoritmi per la soppressione del grasso, dimostrano diffusa iperintensità di segnale a livello delle strutture della spina iliaca antero-inferiore (*freccia*) e dell'osso iliaco ad essa adiacente (*asterisco*) con aspetti di frammentazione ossea (*punte di freccia bianche*), meglio dimostrabili con l'uso di sequenze GRE e non presenti dal lato controlaterale (*punta di freccia vuota*)

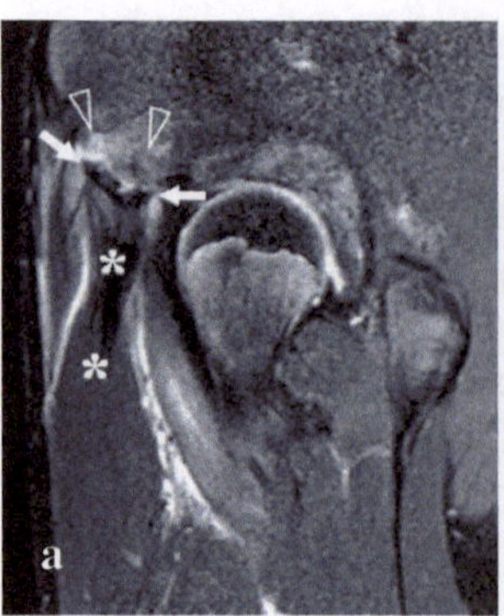

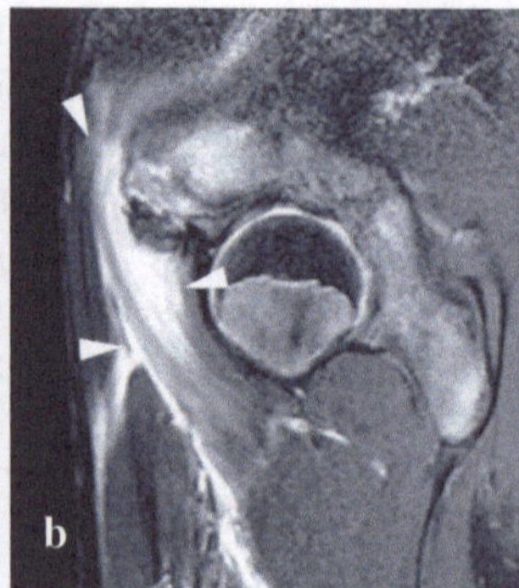

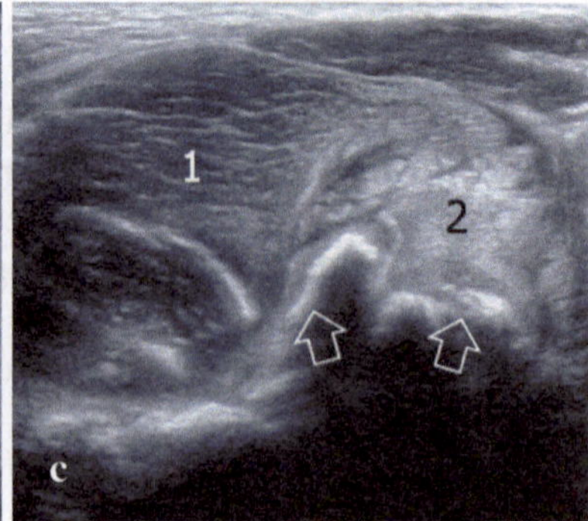

Fig. 3.5a-c. Avulsione della spina iliaca antero-inferiore. **a** L'immagine RM della spina iliaca antero-inferiore, ottenuta per piani sagittali con sequenze tSE T2-pesate e tecnica di soppressione del grasso, evidenzia un esteso frammento osseo (*frecce*) avulso dalla spina iliaca antero-inferiore (*punte di freccia vuote*), in continuità con il ventre muscolare del retto femorale (*asterischi*). **b** Si osservi la presenza di discreto edema reattivo in sede perifasciale ed intramuscolare (*punte di freccia bianche*). **c** L'esame ecotomografico dimostra deformità della superficie ossea della spina iliaca antero-inferiore (*frecce*), relativa al processo avulsivo, e segni di edema muscolare a carico del retto (*1*) e dell'ileopsoas (*2*)

Le *avulsioni dell'apofisi della cresta iliaca* all'inserzione della muscolatura della parete addominale si osservano tipicamente nella pratica sportiva in età adolescenziale, prima della fusione del nucleo apofisario. Bisogna ricordare che l'apofisi della cresta iliaca inizia ad ossificarsi entro i 15 anni e si salda a 18 anni. La maggior parte delle lesioni avulsive del nucleo apofisario della cresta iliaca consegue a traumi ripetuti associati ad un trauma diretto sulla cresta iliaca o, più spesso, ad un gesto asimmetrico che richieda una violenta e brusca torsione del tronco (tennis, calcio). Il distacco avviene anteriormente, in prossimità della spina iliaca antero-superiore, con scivolamento laterale di un segmento apofisario di varia lunghezza. La segmentazione del nucleo apofisario della cresta iliaca non deve essere invece tenuta in considerazione, essendo un reperto normale. In qualche caso la condizione è bilaterale, tanto da creare problemi interpretativi, all'esame radiografico, tra un quadro nei limiti della norma ed una lesione bilaterale con minima dislocazione. La RM può dimostrare iperintensità di segnale nelle sequenze T2-pesate a carico della cartilagine di accrescimento della cresta iliaca ed edema, nel contesto dei tessuti molli sovrastanti e sottostanti il segmento apofisario avulso ed a livello delle inserzioni muscolari (Fig. 3.6).

Le *avulsioni apofisarie a livello della sinfisi pubica e del ramo inferiore del pube all'origine degli adduttori* (adduttore lungo, adduttore breve, grande adduttore, gracile) *e del retto dell'addome* conseguono a microtraumi o trazioni ripetute conseguenti ad eccessiva rotazione del tronco o ad un trauma in abduzione contrastata della coscia (due giocatori che calciano la palla simultaneamente). Le attività sportive più comunemente associate a tali lesioni sono infatti il calcio ed il tennis. A seconda dell'entità del trauma, può essere difficile distinguere su base clinica l'avulsione degli adduttori da altre cause di pubalgia, quali l'*osteitis pubis*, la sacroileite, l'ernia e le lesioni dell'anca e del labbro acetabolare. Nella maggior parte dei casi, una vera e propria lesione avulsiva dell'osso è rara, in quanto il distacco è

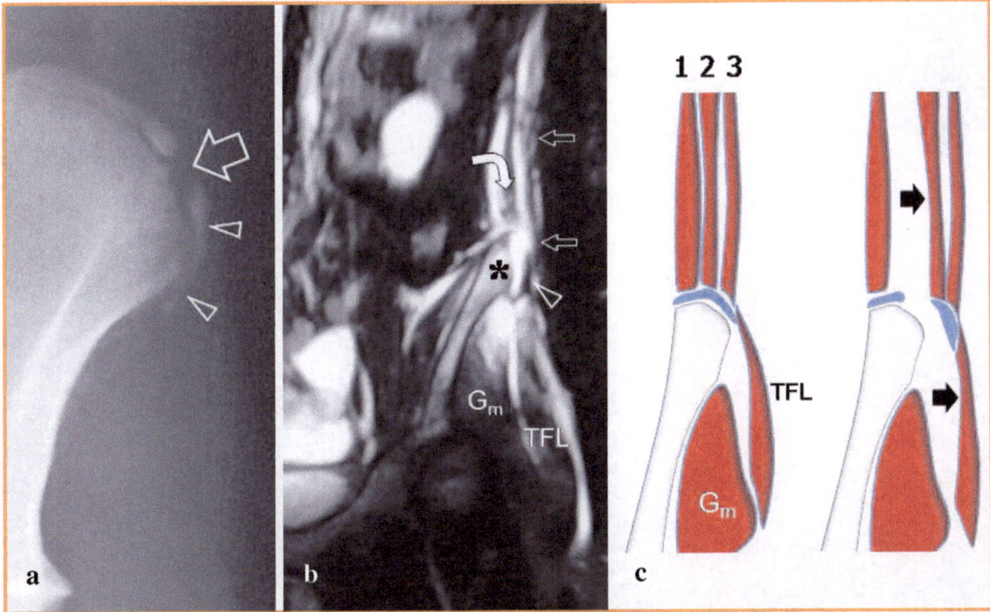

Fig. 3.6a-c. Avulsione del nucleo di ossificazione della cresta iliaca. **a** L'esame radiografico dimostra lo slittamento del segmento più anteriore (*punte di freccia*) del nucleo di ossificazione della cresta iliaca, che appare lateralizzato e diastasato (*freccia*) rispetto al tratto posteriore dello stesso nucleo. **b** L'immagine RM, eseguita per piani coronali utilizzando sequenze tSE T2-pesate con tecnica di soppressione del grasso, evidenzia il nucleo (*punta di freccia*) dislocato lateralmente rispetto all'ileo (*asterisco*), in continuità craniale con il muscolo obliquo esterno (*frecce*) e trasverso (*freccia curva*) della parete addominale e caudale con il tensore della fascia lata (*TFL*). L'intenso edema perifasciale consente di distinguere il profilo di questi muscoli, che risultano dislocati esternamente in quanto inseriti sul nucleo avulso, rispetto al muscolo obliquo interno e gluteo medio (*Gm*), che si localizzano in posizione più interna, non risultando coinvolti dal trauma avulsivo. **c** Biomeccanica delle lesioni avulsive del nucleo della cresta iliaca. Si osservi la posizione delle rispettive inserzioni aponeurotiche del muscolo obliquo interno (*1*), trasverso dell'addome (*2*) e obliquo esterno (*3*) sul nucleo di ossificazione della cresta iliaca. Lo schema sulla destra corrisponde a quanto dimostrabile in **b**

spesso puramente tendineo. L'esame radiografico può essere quindi del tutto negativo in prima osservazione; al contrario, in fase cronica, possono essere identificabili segni di osteosclerosi pubica a livello delle inserzioni tendinee. L'ecografia e la RM possono identificare i monconi tendinei retratti e distinguere una lesione isolata dell'adduttore lungo da traumi più estesi coinvolgenti più elementi muscolari.

Le *avulsioni della tuberosità ischiatica* sono le più frequenti nella pelvi e conseguono ad una contrazione eccentrica sopramassimale del capo lungo del bicipite femorale, del semitendinoso e del semimembranoso che originano da essa. Questi traumi si associano, in genere, ad intensa attività sportiva, come la corsa veloce o la flessione forzata della coscia sul bacino (ginnastica, danza). Il trauma è avvertito dal paziente con una sensazione di "strappo" posteriore, alla quale consegue intenso dolore in regione glutea e nella loggia posteriore della coscia con difficoltà alla deambulazione (Fig. 3.7). Nelle lesioni con scarsa dislocazione apofisaria si può rilevare un sottile frammento osseo di morfologia allungata che richiama il

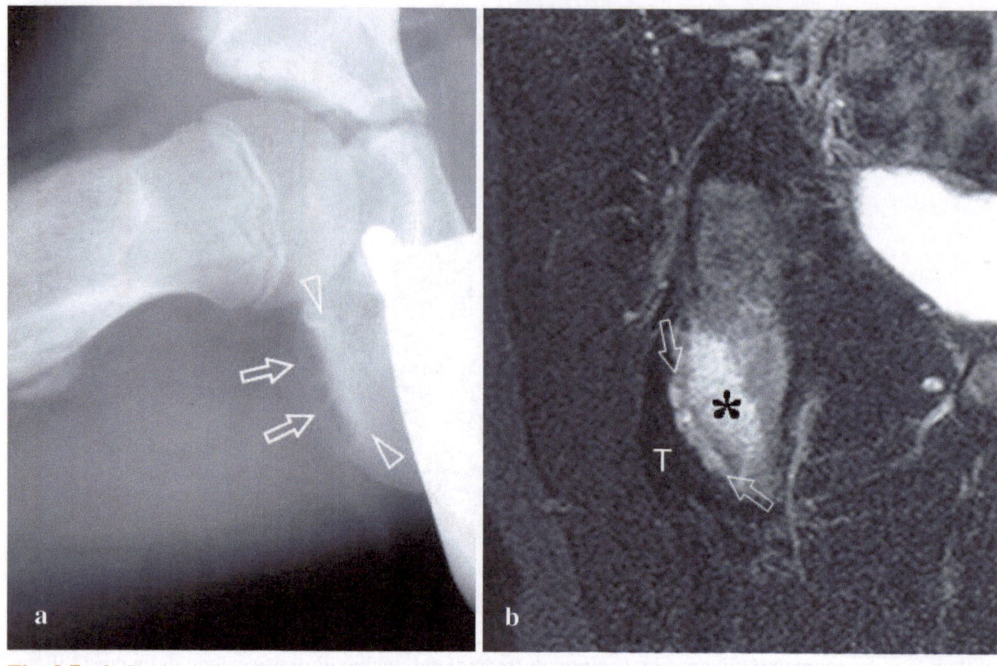

Fig. 3.7a, b. Lesioni da trazione a livello della tuberosità ischiatica. L'esame radiografico (**a**) e RM (**b**) (sequenze fs-tSE T2-pesate, piano coronale) dimostrano una lesione da trazione cronica sull'inserzione degli ischiocrurali (*T*) con deformità e rigonfiamento del nucleo di ossificazione secondario (*frecce*) della tuberosità ischiatica. I segni di osteosclerosi subcondrale (*punte di freccia*), dimostrabili nel radiogramma, indicano trattarsi di un processo cronico; l'edema osseo della tuberosità (*asterisco*) documenta, invece, la sovrapposizione di un trauma recente

grado di curvatura dell'ischio (epifisiolisi dell'ischio); questo può non essere riconoscibile sul radiogramma standard del bacino, per cui può risultare utile il ricorso a proiezioni oblique (antero-posteriori con inclinazione caudo-craniale di 25-30 gradi del fascio incidente). Nelle lesioni maggiori, l'esame radiografico dimostra un voluminoso frammento apofisario avulso, dislocato caudalmente all'ischio e distanziato significativamente da esso. In fase cronica, e in soggetti con disabilità persistente, la RM può dimostrare un ponte fibroso interposto tra frammento avulso e tuberosità ischiatica (Fig. 3.8). Sempre in fase cronica, la formazione di un callo esuberante a livello dell'ischio e dell'adiacente osso eterotopico non dovrebbe essere confusa con una lesione aggressiva, quale un'osteomielite o un sarcoma di Ewing. Lo stretto rapporto anatomico tra origine degli ischiocrurali e nervo sciatico può comportare, nei distacchi voluminosi, una lesione da stiramento di quest'ultimo in fase acuta (*Hamstring Syndrome*) o il suo intrappolamento da parte di tessuto fibrocicatriziale in fase cronica. Di fronte ad un trauma in regione ischiatica, la presenza di sintomi irritativi nel territorio di distribuzione dello sciatico pone sempre indicazione ad uno studio RM mirato per escludere conflitti nervosi.

Le *avulsioni del piccolo trocantere* all'inserzione del tendine dell'ileopsoas sono lesioni rare che si riscontrano nell'adolescente prima che avvenga la chiusura della cartilagine di accrescimento apofisaria. Il distacco osseo, che consegue ad una

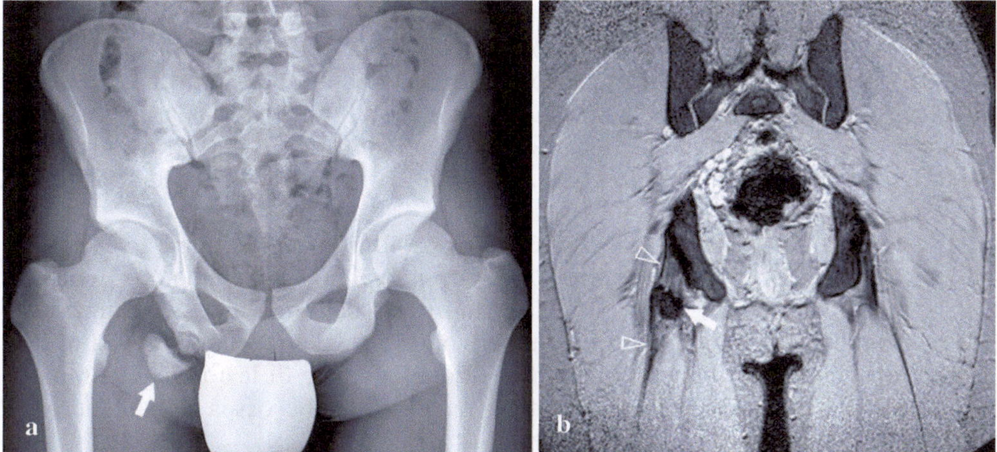

Fig. 3.8a, b. Avulsione della tuberosità ischiatica. **a** L'esame radiografico dimostra un voluminoso frammento osseo (*freccia*) originato da un distacco cartilagineo dalla tuberosità ischiatica, successivamente ossificato. **b** La RM, eseguita per piani coronali con sequenze GRE T2*, dimostra il frammento osseo nel contesto delle fibre dei tendini ischiocrurali (*punte di freccia*)

contrazione eccentrica dell'ileopsoas a coscia estesa, si presenta radiograficamente con la separazione e la retrazione craniale dell'apofisi del piccolo trocantere o l'ampliamento della cartilagine di accrescimento. Nei casi dubbi, la RM può rilevare edema osseo e cartilagineo a livello dell'apofisi utilizzando sequenze T2-pesate, mentre una sottile falda di versamento può essere apprezzabile lungo il decorso del tendine dell'ileopsoas.

Un'altro distretto corporeo frequentemente interessato da avulsioni apofisarie da trazione tendinea in età pediatrica è il ginocchio con la cosiddetta *sleeve fracture* della rotula e l'avulsione della tuberosità tibiale.

La *sleeve fracture* della rotula consiste nell'avulsione di una sottile lamina ossea dal polo superiore o inferiore della rotula (spesso difficilmente dimostrabile radiograficamente) associata all'avulsione di una lamina di cartilagine articolare molto più estesa, unita a strutture periostali e retinacolo. Questa lesione, che si associa a totale impotenza funzionale, è dovuta alla trazione esercitata dal tendine quadricipitale o rotuleo sui poli della rotula che sono ancora prevalentemente cartilaginei nel bambino e nella prima adolescenza (il picco di incidenza di questa frattura è infatti compreso tra gli 8 ed i 12 anni di età). La *sleeve fracture* trova ragione d'essere sulla base di considerazioni biomeccaniche (i tendini si inseriscono sul versante anteriore della rotula) e sul fatto che la cartilagine di accrescimento in via di ossificazione sembra essere, in questa sede, più vulnerabile dell'osso sottostante. Se il distacco si porta posteriormente a coinvolgere la cartilagine articolare, la frattura è intra-articolare e si associa a versamento (emartro). L'ecografia consente di confermare la lesione sospettata su base clinica e radiografica, dimostrando la componente cartilaginea avulsa, che è preponderante rispetto a quella ossea, ed il tendine inserito su di essa invece che sul corpo principale della rotula. Analogamente, la RM è in grado di rilevare l'edema midollare della rotula e dare dimostrazione sia della componente cartilaginea avulsa, differenziandola dal versamento per la presenza di un segnale T2 di più bassa intensità, che della componente ossea (sequenze GRE). Il trattamento per fratture con scarsa dislocazione (<3mm) è conservativo, con il ginocchio bloccato in estensione tramite un tutore. Se diastasata (>3mm), la *sleeve fracture* della rotula richiede riduzione chirurgica, riallineamento delle superfici articolari, con o senza fissazione interna, e ricostruzione dell'apparato estensore.

L'*avulsione della tuberosità tibiale* si verifica allorquando la trazione esercitata dal tendine rotuleo, durante un'improvvisa accelerazione o decelerazione applicata dall'apparato estensore, eccede la resistenza offerta dalla fisi che si localizza alla base della tuberosità e quella offerta dal pericondrio e dal circostante periostio. Può essere considerata l'estremo dello spettro di quella classe di lesioni che comprende, all'altro estremo, l'Osgood-Schlatter. La maturazione ossea della tuberosità tibiale si articola in 4 stadi successivi:

- I: *cartilagineo*, nel quale non si apprezza alcun centro di ossificazione nel contesto dell'abbozzo cartilagineo della tuberosità tibiale;
- II: *apofisario*, nel quale si ha la comparsa del centro di ossificazione della tuberosità (a circa 8-12 anni nel sesso femminile e 9-14 anni nel sesso maschile);
- III: *epifisario*, laddove il centro di ossificazione secondario della tuberosità e dell'epifisi tibiale prossimale si uniscono a formare un ponte osseo continuo di forma lingulare;
- IV: *osseo maturo*, con chiusura dell'interlinea epifisaria compresa tra la tuberosità e la metafisi tibiale.

La frattura-avulsione della tuberosità tibiale si suddivide in 3 tipi, a seconda della distanza della rima di frattura dall'apice del tubercolo (secondo *Watson-Jones*):

- tipo I: il piano di frattura passa per la porzione distale della fisi della tuberosità e coinvolge il nucleo di ossificazione secondario della stessa tuberosità;
- tipo II: il piano di frattura si spinge anteriormente a separare i centri di ossificazione della tuberosità e dell'epifisi tibiale;
- tipo III: la frattura si estende nel contesto dell'epifisi tibiale prossimale a interessare l'articolazione del ginocchio.

Dal momento che il tubercolo si localizza in sede laterale rispetto alla linea mediana, è importante ricordare di eseguire i radiogrammi con la tibia lievemente intraruotata. Le lesioni di tipo II e III richiedono riduzione chirurgica e stabilizzazione.

Nell'arto superiore, la sede più comune dei distacchi apofisari da trazione è il gomito. In particolare l'epitroclea, con il relativo nucleo apofisario, è frequentemente soggetta a stress biomeccanici quale sede di inserzione di multiple strutture tendinee (origine comune del gruppo muscolare dei flessori-pronatore) e legamentose (legamento collaterale mediale). L'avulsione del nucleo di ossificazione dell'epitroclea, di osservazione molto più frequente negli Stati Uniti che in Europa per la pratica del baseball in età scolare (il cosiddetto *Little League Elbow*), deriva da un trauma da trazione esercitato durante un accentuato carico in valgismo. Nel baseball, il trauma si determina durante le fasi di caricamento per il lancio della palla, ma lo stress biomeccanico risulta analogo anche in altri sport che comportano il

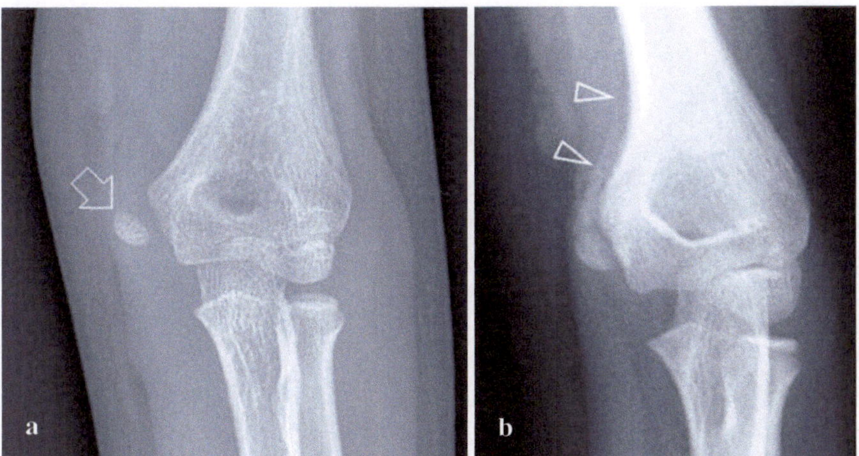

Fig. 3.9a, b. Avulsione del nucleo di ossificazione secondario dell'epitroclea. **a** L'esame radiografico, eseguito nelle fasi acute del trauma, dimostra la diastasi tra omero e nucleo di ossificazione dell'epitroclea (*freccia*). **b** Nel radiogramma di controllo post-trattamento si apprezza un'intensa reazione periostale (*punte di freccia*) conseguente al trauma in sede sopracondilare mediale

lancio dell'attrezzo (pallamano, lancio del giavellotto, etc.). Nel baseball lo stress in valgismo è particolarmente accentuato nelle tecniche per il lancio di palle curve, tanto è vero che queste tecniche sono vietate nella pratica sportiva nella fascia d'età compresa tra i 9 ed i 14 anni, quando il nucleo di ossificazione non è ancora saldato. Il microtrauma ripetuto può portare ad un'accelerazione dell'accrescimento epitrocleare, ad un'apofisite da trazione con frammentazione ossea e, infine, al distacco apofisario (Fig. 3.9). La terapia è conservativa per dislocazioni del frammento avulso minori di 5 mm; il trattamento chirurgico è invece indicato per dislocazioni maggiori e si basa sulla ricostruzione del legamento collaterale mediale e sulla fissazione dell'epitroclea.

Legamenti

Da un punto di vista anatomo-funzionale, i legamenti del bambino e dell'adolescente sono tendenzialmente più lassi rispetto a quelli dell'adulto e questo porta ad un quadro di iperestensibilità articolare, che costituisce uno degli aspetti peculiari dell'età pediatrica (Fig. 3.10). Con il passaggio all'età adulta, questa lassità legamentosa, che risulta particolarmente accentuata nel sesso femminile durante la fase puberale a causa della mediazione di influenze ormonali, tende a ridursi progressivamente con un corrispondente aumento della stabilità articolare. La lassità legamentosa dell'infanzia è, in se stessa, protettiva per il legamento nei traumi distorsivi, ma non può essere considerata realmente protettiva per l'articolazione, inducendo un certo grado di instabilità. A parte queste considerazioni, le lesioni dei legamenti in età pediatrica coinvolgono più comunemente le inserzioni, con l'attacco delle fibre all'osso in via di maturazione, piuttosto che la sostanza stessa del legamento. Analogamente all'adulto, lo studio dei legamenti del bambino median-

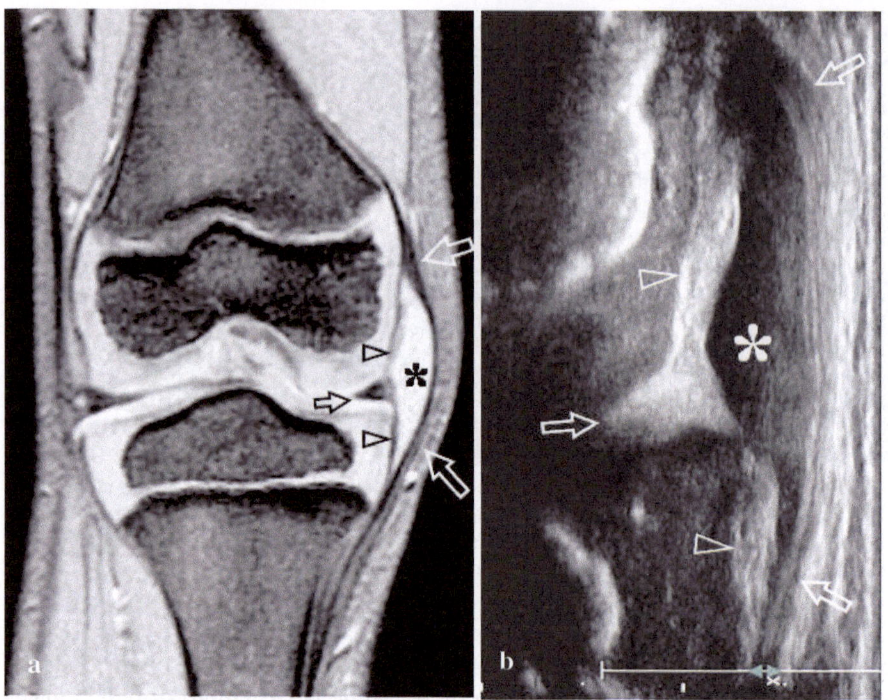

Fig. 3.10a, b. Borsite del legamento collaterale mediale del ginocchio conseguente a trauma distorsivo. **a** L'esame RM, eseguito per piani coronali con sequenze GRE T2*, ed il corrispondente quadro ecografico (**b**) evidenziano cospicua distensione fluida (*asterisco*) della borsa del legamento collaterale mediale, con marcata separazione della componente superficiale di questo legamento rispetto alla componente menisco-femorale e menisco-tibiale (*punte di freccia*), che risultano invece addossate alla cartilagine condilare ed al menisco (*freccia*). Un tale grado di separazione tra le componenti del legamento, di entità non riscontrabile nell'adulto, è indicatore della maggiore lassità delle strutture capsulo-legamentose in età pediatrica

te ecografia è possibile solo limitatamente ad alcuni distretti corporei e, comunque, quando il legamento possa essere raggiunto dal fascio di ultrasuoni attraverso finestre acustiche adeguate. Dal canto suo, l'ecografia consente di eseguire l'esame con scansioni dinamiche, tensionando e detendendo opportunamente il legamento oggetto di valutazione per identificare lesioni che si presentano in assenza di discontinuità, ma con allungamento delle fibre. La RM è invece necessaria per valutare i legamenti in situazione profonda, intra-articolare (ad esempio il legamento crociato anteriore).

Lesioni apofisarie da trazione legamentosa Sebbene tutti i legamenti possano essere teoricamente oggetto di lesione traumatica nel bambino, quelli maggiormente coinvolti sono i legamenti laterali della caviglia, a seguito di traumi in inversione, il legamento collaterale mediale ed il legamento crociato anteriore del ginocchio, la cui lesione si associa a frattura dell'eminenza intercondiloidea.

Nel bambino in età scolare e nell'adolescente, i legamenti del compartimento laterale della caviglia sono comunemente coinvolti in traumi che spesso conseguono a rapidi cambi di direzione nella corsa, come avviene nel calcio e nella pallacanestro, o a salti e movimenti contrastati da altri compagni di gioco. La struttura colpita più comunemente è il legamento peroneo-astragalico anteriore. L'ecografia consente di dimostrare l'avulsione di frammenti osteocondrali di piccole dimensioni a livello dell'inserzione (peroneale) del legamento, piuttosto che una rottura delle fibre del legamento stesso (Fig. 3.11a, b). Spesso, questi frammenti possono essere interamente cartilaginei e, quindi, non dimostrabili radiograficamente. Questo è il motivo per cui lesioni legamentose possono essere confuse con fratture di Salter-Harris di tipo I. Il destino di questi frammenti è duplice: se le loro dimensioni sono esigue e la loro posizione è adiacente al nido di avulsione, osso neoformato riempirà progressivamente la distanza tra essi e l'osso, riassorbendo l'avulsione. Al contrario, se il frammento osteocondrale è dislocato maggiormente, questo potrà andare incontro ad ossificazione ed accrescersi nel legamento stesso sino a creare ossicoli di dimensioni voluminose (Fig. 3.11c-e). In genere, la lesione dei legamenti del complesso laterale della caviglia è isolata e l'esame ecotomografico è sufficiente per l'accertamento diagnostico.

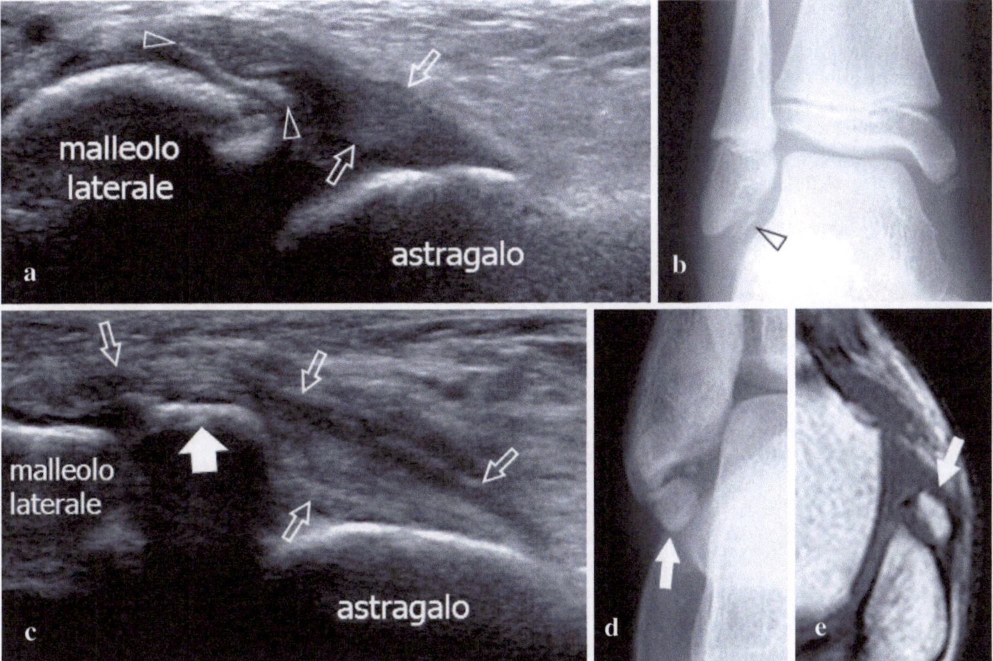

Fig. 3.11a-e. Distrazione del legamento peroneo-astragalico anteriore. **a, b** Trauma recente. L'esame ecotomografico (**a**) ed il complemento radiografico mirato (**b**) dimostrano l'avulsione di una sottile lamina corticale (*punte di freccia*) dal malleolo laterale, in continuità con un legamento (*frecce*) ispessito ma continuo. **c-e** Trauma di vecchia data. L'esame ecotomografico (**c**), radiografico (**d**) e la RM con sequenze T1-pesate (**e**) dimostrano la presenza di un voluminoso ossicolo (*freccia bianca*) a margini regolari nel contesto del legamento (*frecce vuote*)

L'ecografia non è invece indagine idonea per valutare le *fratture dell'eminenza intercondiloidea della tibia*, all'inserzione distale del legamento crociato anteriore. Queste fratture si riscontrano tra gli 8 ed i 14 anni di età e conseguono ad un meccanismo di iperestensione del ginocchio, con o senza componenti associate in valgismo o rotazionali. Queste fratture sono spesso dovute a cadute dalla bicicletta, a traumi distorsivi da sci o sono conseguenza di un trauma diretto sul femore distale a ginocchio flesso. La classificazione delle fratture dell'eminenza intercondiloidea (secondo Meyers-McKeever) si basa sul grado di dislocazione della stessa (Fig. 3.12a):

- tipo I: è presente un'interlinea di frattura a decorso orizzontale alla base della porzione anteriore dell'eminenza ossea con solo lieve elevazione del margine anteriore del frammento;
- tipo II: l'eminenza intercondiloidea è elevata ed angolata posteriormente rispetto al piano osseo del piatto tibiale, ma mantiene una continuità con esso;
- tipo IIIA: l'eminenza è completamente avulsa dal piano osseo tibiale, ma non risulta angolata (Fig. 3.12b-d);
- tipo IIIB: l'eminenza è completamente separata dalla tibia, ma è anche elevata e ruotata posteriormente.

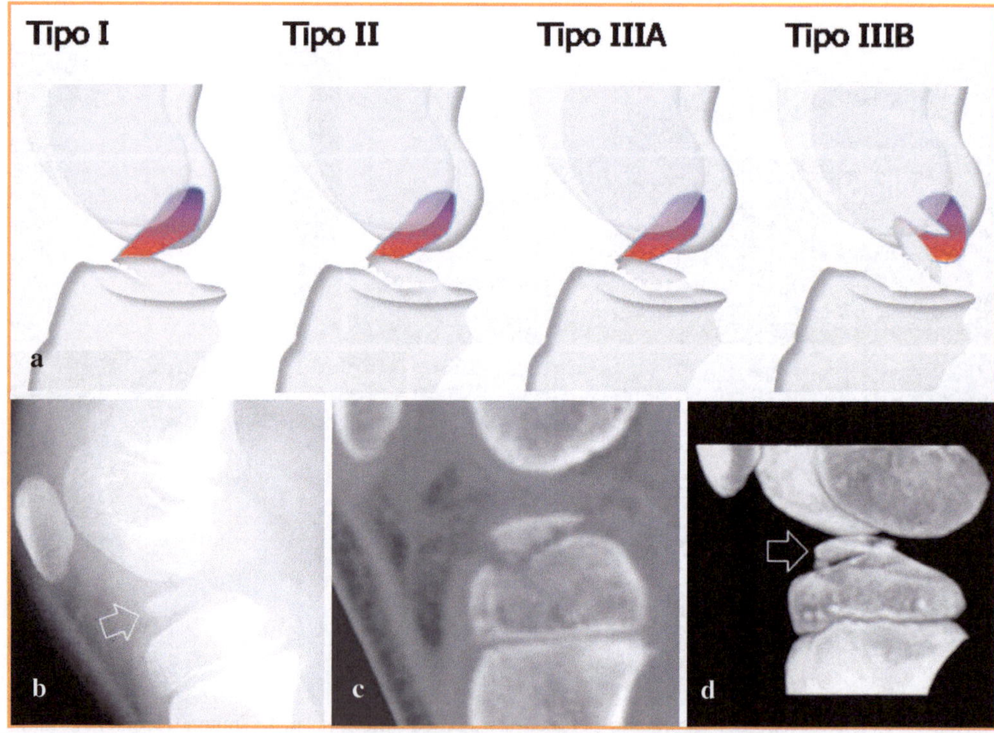

Fig. 3.12a-d. Fratture dell'eminenza intercondiloidea relative a trauma da trazione del legamento crociato anteriore. **a** Classificazione secondo Meyers-McKeever. **b-d** Lesione di tipo IIIA. L'esame radiografico in proiezione laterale (**b**) e la TC con ricostruzioni per piani sagittali (**c**) e 3D (**d**) evidenziano l'avulsione di un voluminoso frammento osseo intercondilare (*freccia*), il quale mantiene un orientamento parallelo rispetto ai piatti tibiali

Sebbene queste fratture siano dimostrabili nelle proiezioni standard antero-posteriore o laterale, radiogrammi obliqui, o per lo studio del solco intercondilare, possono essere utili per dimostrare meglio il reperto. Nei casi dubbi, in particolare nella lesione tipo I in cui non si verifica una impotenza funzionale completa, un elemento di sospetto dovrebbe essere il riconoscimento sul radiogramma di una distensione del recesso sovrarotuleo con un sovranatante radiotrasparente (lipoemartro). Nel bambino, il frammento avulso può essere quasi integralmente cartilagineo. La RM si impone non solo per lo studio dell'osso e dei legamenti crociati, ma anche per la valutazione di eventuali lesioni associate, quali fratture meniscali o rottura del legamento collaterale mediale che, nell'adolescente, non è infrequente. La terapia chirurgica ha indicazione nelle lesioni di tipo III. La prognosi è, nel complesso, favorevole. L'avulsione dell'inserzione tibiale del legamento crociato posteriore è molto più rara.

4 Lesioni traumatiche muscolo-tendinee e dei legamenti in età pediatrica

Eugenio Genovese, Anna Leonardi, Leonardo Callegari,
Maria Gloria Angeretti, Davide Mariani, Carlo Fugazzola

Introduzione

Nell'età evolutiva le inserzioni tendinee apofisarie e le superfici articolari epifisarie, costituite prevalentemente da cartilagine di accrescimento, sono le sedi elettive delle lesioni traumatiche. L'incidenza delle lesioni traumatiche delle parti molli muscolo-tendinee e legamentose, tipicamente poco frequenti in fase di crescita, è aumentata negli ultimi anni, soprattutto in rapporto alla diffusione dell'attività sportiva anche in età evolutiva, sia a livello amatoriale che agonistico. Alcuni Autori ritengono che, durante il picco di crescita, lo sviluppo muscolare sia "in ritardo" rispetto a quello delle ossa lunghe e che per tale motivo, in questa fase, vi sia una predisposizione alle lesioni muscolari, quali contusioni e, in minor misura, traumi distrattivi mio-tendinei. In età pediatrica, peraltro, i tendini ed i legamenti sono solitamente più resistenti delle cartilagini e dell'osso su cui si inseriscono e quindi le lesioni acute tendinee e legamentose (rotture) non sono di comune riscontro. Nei giovani atleti, invece, è più probabile che si manifestino lesioni da sovraccarico, con quadri patologici differenti a seconda che si tratti del periodo dell'adolescenza (apofisiti) o della tarda adolescenza (tendinopatie inserzionali, borsiti, tendiniti). Questo diverso modo di subire l'insulto meccanico è correlato al venir meno dei punti di debolezza relativa, rappresentato dalla chiusura delle fisi apofisarie e metafiso-epifisarie, che approssimativamente avviene intorno ai 13-14 anni di età. Per tale motivo, nel caso di un giovane atleta al di sotto dei 13-14 anni, è molto probabile che il danno anatomico secondario ad una distorsione di caviglia in inversione interessi la fisi peroneale o l'inserzione osteocondrale o periostale del versante peroneale del legamento peroneo-astragalico anteriore (in circa l'80% dei casi il legamento resta integro); la stessa distorsione in un atleta maggiore di 14-16 anni di età (epoca in cui le fisi sono in gran parte saldate) è invece molto probabile che conduca alla lesione del legamento stesso (80% dei casi). I legamenti maggiormente coinvolti nei traumi dell'atleta in età evolutiva sono il peroneo-astragalico anteriore, nella caviglia, ed il legamento crociato anteriore, nel ginocchio. Anche in quest'ultimo caso, negli atleti di età inferiore ai 12-13 anni, la lesione intrasostanza del legamento crociato anteriore si riscontra in circa il 5% dei traumi distorsivi maggiori di ginocchio, mentre nel restante 95% dei casi si realizza la lesione avulsiva dell'eminenza intercondilica; tali percentuali si invertono nei soggetti di età superiore ai 13-14 anni.

La maggior parte di tali lesioni viene diagnosticata sulla base dell'anamnesi e dell'esame obiettivo; le metodiche di imaging vengono impiegate per la conferma del sospetto diagnostico, per localizzare il danno, definirne l'entità, stabilire l'eventuale concomitanza di altre patologie e, soprattutto, per indicare la prognosi.

L'ecografia (US) è l'indagine di primo livello nello studio della patologia muscolo-tendinea. L'indagine ecografica, generalmente eseguita mediante sonde lineari ad alta frequenza (7-15 MHz), consente l'analisi con elevata risoluzione degli elementi anatomici accessibili. L'esame deve essere condotto comparativamente ed in fase dinamica. L'integrazione con esame color/power-Doppler permette di valutare le eventuali lesioni vascolari associate e, laddove esista dal punto di vista anatomo-patologico una condizione di iperemia, consente di individuarla.

La RM è generalmente l'indagine di secondo livello, indicata quale approfondimento diagnostico nel sospetto di lesioni associate delle strutture contigue scheletriche (fratture occulte, avulsioni apofisarie, lesioni osteocondrali, apofisiti, fratture da stress), articolari, vascolo-nervose ed in tutti i casi in cui, in previsione dell'intervento chirurgico, risulti necessario un accurato bilancio lesionale ai fini del planning operatorio. Grazie alla panoramicità ed all'elevata sensibilità, la RM è inoltre indicata in fase diagnostica nello studio delle strutture mio-tendinee profonde e legamentose intra-articolari, non accessibili ecograficamente.

Nella pratica clinica, l'esame radiologico convenzionale risulta indicato in fase diagnostica nei traumi distorsivi, nei casi in cui si sospetti una lesione ossea associata, e quale approfondimento diagnostico nei casi in cui si ipotizzino eventuali fattori patogenetici osteo-articolari (malallineamenti, dismorfismi, varianti anatomiche).

Patologia muscolare

Le lesioni traumatiche muscolari possono essere distinte, in relazione alla natura del trauma, in lesioni di tipo distrattivo (traumi indiretti), legate all'applicazione di forze longitudinali che superano la resistenza elastica delle fibre muscolari, e in lesioni di tipo contusivo (traumi diretti), la cui causa è esterna. L'effetto immediato della lesione traumatica è il danno di fibre muscolari, collagene o elastina, accompagnato dalla rottura di capillari, arteriole o venule; le reazioni dell'infiammazione acuta che ne conseguono si concludono entro 24-48 ore. La riparazione della lesione si può attuare tramite restitutio ad integrum o tramite la sostituzione con tessuto connettivo e fibrosi.

Lesioni muscolari distrattive Consistono in lesioni dell'unità muscolo-tendinea, poiché si possono verificare nel contesto del ventre muscolare o, più frequentemente, in corrispondenza della giunzione mio-tendinea. Nella fase iniziale dell'adolescenza le lesioni muscolari di tipo distrattivo sono molto rare, mentre l'incidenza relativa delle lesioni di tipo contusivo è decisamente superiore. La frequenza relativa delle lesioni distrattive aumenta progressivamente con l'avanzare dell'età, sino a raggiungere nella tarda adolescenza un'incidenza sovrapponibile a quella dell'atleta adulto; questo è dovuto in parte al progressivo irrobustimento delle inserzioni tendinee, che condiziona lo spostamento verso il muscolo della regione di minore resistenza al carico in trazione, ed in parte alla maggiore potenza muscolare con la violenta ipersollecitazione dell'unità funzionale muscolo-tendine-osso durante il gesto atletico. Tali lesioni, tipiche delle discipline sportive nelle quali la muscolatura viene sollecitata in maniera massimale, si verificano generalmente all'inizio dell'attività e coinvolgono più frequentemente i muscoli degli arti inferiori che partecipano a due articolazioni; in altri casi, più raramente in età pediatrica, coinvolgono gli adduttori, muscoli che, pur non presentando una doppia articolazione, vengono sottoposti a contrazioni di tipo eccentrico. La classificazione clinica individua tre gradi di lesione:

- la lesione di *grado lieve* (elongazione) corrisponde alla rottura di poche fibre muscolari, con irrigidimento e minimo gonfiore dell'intero muscolo;
- la lesione di *grado moderato* (rottura parziale) consiste in un danno tissutale esteso fino a 2/3 del ventre muscolare e si manifesta con dolore acuto improvviso, ben localizzato, associato a riduzione funzionale;
- la lesione di *grado severo* (rottura completa), tipica in sede giunzionale, coinvolge l'intera sezione del muscolo e si manifesta con dolore violento e completa perdita della funzione muscolare. In tal caso, quando il muscolo interessato è superficiale e vi sia importante discontinuità muscolare, alla palpazione si può evidenziare un'area di depressione determinata dalla retrazione del tessuto muscolare nella zona di interruzione, generalmente unita a sanguinamento muscolare, che può estendersi sino alla superficie con ecchimosi. Si consiglia di eseguire l'ecografia tra le 2 e le 48 ore dopo l'evento lesivo, poichè nelle prime 2 ore l'ematoma risulta ancora in formazione, mentre dopo 48 ore lo stesso può essersi esteso al di fuori del muscolo.

Dal punto di vista ecografico, le lesioni muscolari vengono suddivise in 4 stadi (classificazione di Peetrons):

- *stadio 0*: assenza di lesioni ecograficamente rilevabili;
- *stadio I* (corrispondente all'elongazione): immagine ipoecogena, riferibile alla presenza di piccole raccolte siero-ematiche intramuscolari, di entità non superiore al 5% del volume muscolare (**Fig. 4.1a**);
- *stadio II*: interruzione delle fibre muscolari con *gap* ipo o anecogeno, che corrisponde ad una rottura coinvolgente il 5-50% del volume muscolare sul piano assiale; in questo caso la compressione effettuata con la sonda può evidenziare i frammenti delle fibre fluttuanti in un liquido siero-ematico (**Fig. 4.1b**);
- *stadio III*: lesioni muscolari complete con retrazione dei monconi o che coinvolgono più del 50% del muscolo, con raccolta fluida ed eventuale estensione intermuscolare dell'ematoma, nel caso in cui si associ lesione dell'aponevrosi (**Fig. 4.1c**).

I possibili quadri RM delle lesioni muscolari sono invece così classificati:

- *grado I* (corrispondente all'elongazione ed allo stadio I ecografico): nelle sequenze a lungo TR area di iperintensità di segnale focale, più spesso a margini sfumati per la presenza di edema ed emorragia (**Fig. 4.2**);

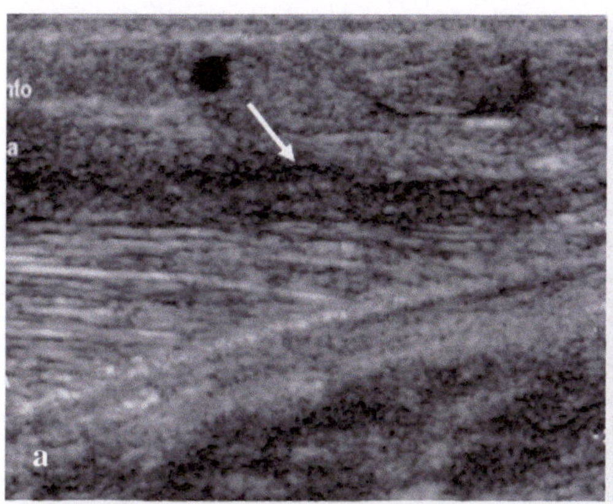

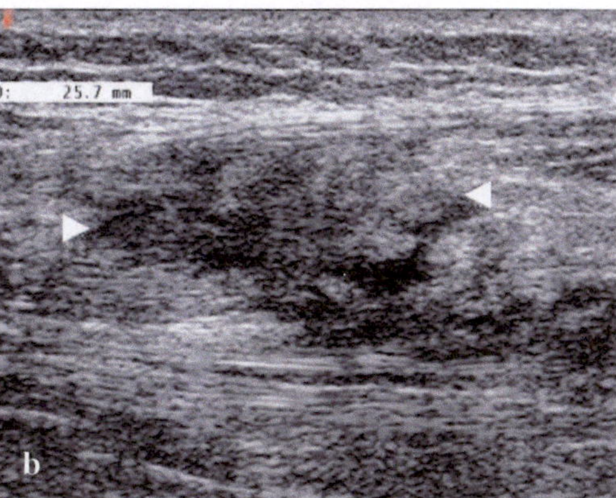

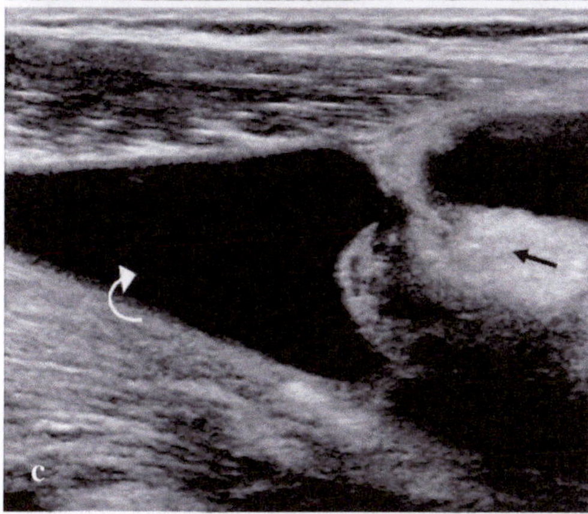

Fig. 4.1a-c. Quadri ecografici di lesioni muscolari di diverso grado. **a** Elongazione, o lesione distrattiva di I grado. La scansione ecografica longitudinale, condotta a livello della regione pre-inserzionale del muscolo gemello mediale, evidenzia la perdita della regolare ecostruttura dei fasci muscolari superficiali, con sfumata area ipoecogena in sede di lesione corrispondente ad edema ed infarcimento emorragico interstiziale (*freccia*), e l'imbibizione edematosa coinvolge anche la fascia epimisiale che appare sfumata. **b** Rottura muscolare parziale, o lesione distrattiva di II grado. La scansione ecografica longitudinale lungo il muscolo bicipite femorale dimostra una disomogenea alterazione ecostrutturale, prevalentemente ipoecogena, corrispondente all'interruzione delle fibre muscolari con infarcimento emorragico (*punte di freccia*). **c** Rottura muscolare completa, o lesione distrattiva di III grado. La scansione ecografica longitudinale, condotta a livello del muscolo retto femorale, dimostra la lesione dell'intero ventre muscolare, il cui moncone appare retratto (*freccia*) e circondato da un'abbondante raccolta fluida anecogena (*freccia curva*)

- *grado II*: rottura muscolare parziale, con emorragia ed edema infiammatorio; in tali lesioni è possibile distinguere l'interruzione della continuità delle fibre muscolari come area nettamente iperintensa nelle acquisizioni T2 e T2* (Fig. 4.3);
- *grado III*: completa interruzione e discontinuità delle fibre muscolari, con retrazione dei monconi; si osserva iperintensità del segnale in T2 per l'emorragia, più spesso sotto forma di ematoma, e si associa edema infiammatorio, esteso tra i fasci muscolari e attorno al ventre muscolare, con versamento perimuscolare ed eventualmente interfasciale. L'aspetto RM dell'ematoma varia in funzione del tempo: in fase iperacuta (entro 48 ore) appare isointenso rispetto al muscolo in T1 ed iperintenso nelle sequenze T2, con o senza soppressione del grasso; in fase subacuta l'ematoma presenta iperintensità di segnale in T1 ed in T2 è delimitato da un orletto ipointenso (tali variazioni del segnale sono determinate dalla presenza di prodotti di degradazione dell'emoglobina); in fase cronica l'ematoma diventa ipointenso sia in T1 che in T2.

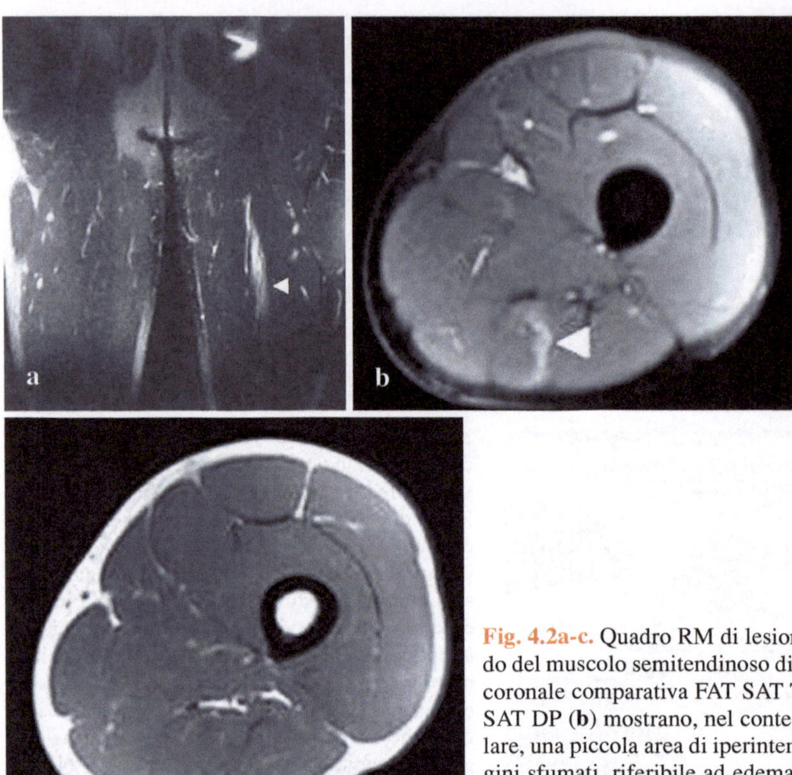

Fig. 4.2a-c. Quadro RM di lesione distrattiva di I grado del muscolo semitendinoso di sinistra. Le sequenze coronale comparativa FAT SAT T2 (**a**) ed assiale FAT SAT DP (**b**) mostrano, nel contesto del ventre muscolare, una piccola area di iperintensità di segnale a margini sfumati, riferibile ad edema ed emorragia (*punta di freccia*). **c** Tale rilievo non è riconoscibile nella sequenza SE T1 acquisita nel piano di scansione assiale

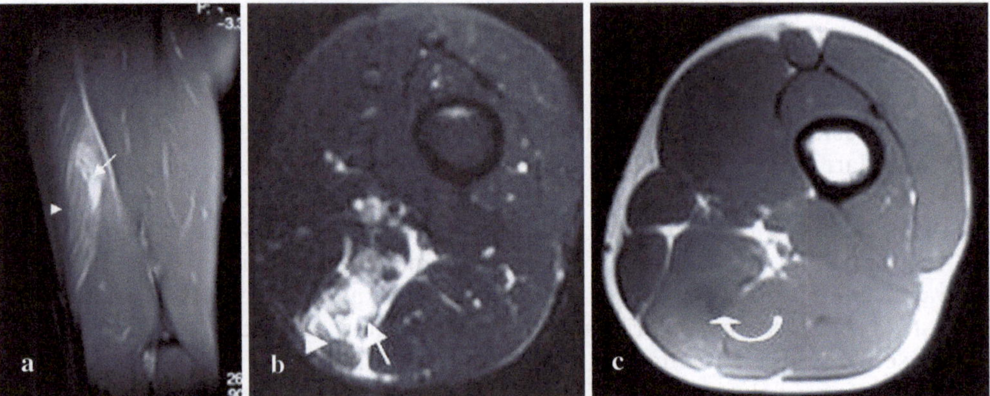

Fig. 4.3a-c. Quadro RM di lesione distrattiva di II grado del muscolo semimembranoso di sinistra (rottura muscolare parziale). Le sequenze coronale FAT SAT DP (**a**) ed assiale FAT SAT T2 (**b**) evidenziano un'irregolare area di marcata iperintensità di segnale, che corrisponde ad una piccola raccolta emorragica provocata dalla rottura di una modesta quantità di fibre terziarie (*freccia*), cui si associa edema interstiziale (*punta di freccia*). **c** La sequenza SE T1 acquisita sul piano di scansione assiale mostra, unicamente a tale livello, una piccola, lieve e sfumata area di ipointensità di segnale (*freccia curva*)

In casi limitati, per esempio in età pediatrica in presenza di periostite femorale diafisaria (*periosteal stripping*, formazione di nuovo periostio conseguente ad avulsione parziale degli adduttori) può risultare utile il completamento dell'esame con la somministrazione di mezzo di contrasto paramagnetico endovenoso in ipotesi di diagnosi differenziale tra lesioni traumatiche e tumorali. Eccezionalmente lo stesso mezzo di contrasto può utilizzarsi nei giovani atleti, quando non risulti agevole la valutazione del grado di lesione, in particolare nelle lesioni di basso grado, poiché nelle immagini T1 dipendenti l'impregnazione contrastografica legata alla lesione di barriera evidenzia la reale estensione del danno muscolare, differenziandolo dall'edema perilesionale.

CONTUSIONI MUSCOLARI Le lesioni di tipo contusivo che, si ribadisce, specie negli sport da contatto sono le lesioni muscolari più frequenti in età pediatrica coinvolgendo generalmente i muscoli degli arti inferiori (soprattutto quadricipite femorale e tibiale anteriore), si manifestano con tumefazione, contrattura, limitazione della mobilità articolare e dolorabilità, sia spontanea che provocata dalla palpazione o dal movimento.

L'iconografia ed il relativo grading di tali lesioni sono sostanzialmente sovrapponibili a quelli già descritti nelle lesioni distrattive, sebbene la sede, a causa del differente meccanismo traumatico, sia solitamente profonda, in prossimità del piano osseo (Fig. 4.4).

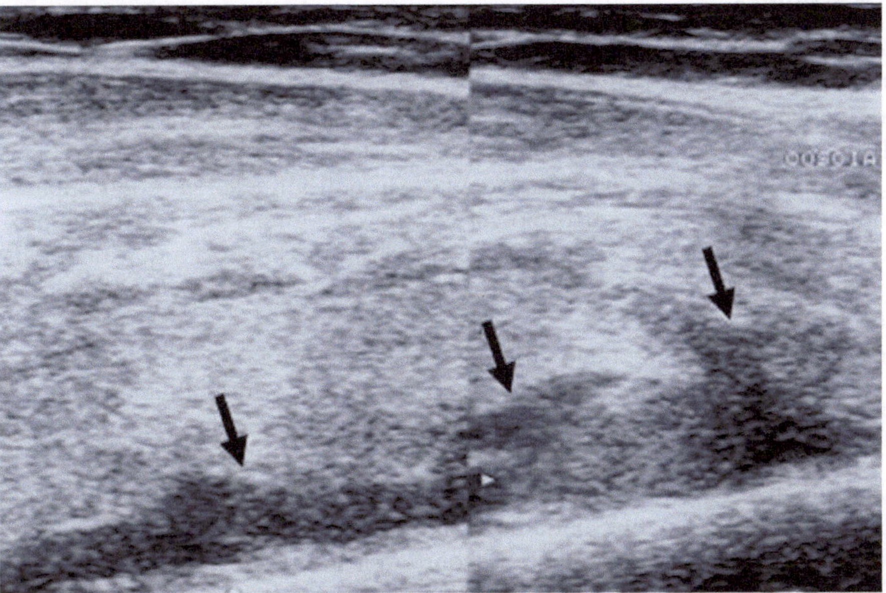

Fig. 4.4. Ematoma in fase acuta da trauma muscolare contusivo del muscolo vasto intermedio. La scansione ecografica longitudinale mostra una raccolta ipo-anecogena, parzialmente disomogenea, in corrispondenza delle fibre muscolari lese (*frecce*)

Complicanze e follow-up In fase acuta può aversi sindrome compartimentale, causata dall'aumento della pressione interstiziale all'interno di un gruppo muscolare rivestito da una fascia comune inestensibile. Possono inoltre riscontrarsi complicanze, quali recidive di lesione, falde fluide intermuscolari, pseudocisti muscolari, fibrosi post-traumatiche ed ossificazioni post-traumatiche.

Il complesso quadro di miosite ossificante, in particolare, deriva da un esteso processo di ossificazione nel contesto del tessuto cicatriziale fibroso instauratosi su un ematoma non completamente riassorbito. L'iconografia è variabile ed entra in diagnosi differenziale con altre lesioni, incluse le neoplasie. La RM mostra la presenza di una massa estesa ad uno o più gruppi muscolari, con caratteristiche non specifiche; le calcificazioni associate sono generalmente poco riconoscibili, pertanto in questi casi l'integrazione con la radiografia può essere decisiva, mentre la TC è riservata a casi selezionati, in relazione all'età dei pazienti. L'ecografia risulta affidabile nel monitoraggio del processo di guarigione e nel precoce riconoscimento dell'insorgenza di complicanze. La RM si conferma come esame di seconda istanza nei casi più complessi; nei giovani atleti, peraltro, tale metodica risulta indicata per stabilire gli adeguati tempi di ripresa dell'attività, poiché si rivela efficace nell'identificare la presenza di edema interstiziale residuo e di falde di versamento in sede fasciale, che costituiscono un fattore prognostico negativo. Inoltre, in questi casi, l'impiego del mezzo di mezzo di contrasto paramagnetico permette di differenziare la fibrosi dal tessuto di granulazione attivo.

Patologia tendinea

In alcuni giovani atleti è possibile riscontrare lesioni da sovraccarico meccanico, il cui fattore patogenetico è costituito dal microtraumatismo ripetuto di un determinato distretto anatomico, causato da allenamenti intensi e talvolta male impostati o dalla sollecitazione non corretta dell'unità muscolo-tendinea lungo incongrue linee di forza, da cause congenite o posturali (deviazioni dell'allineamento dell'apparato estensore, difetti torsionali, morfotipo varo o valgo del ginocchio, piattismo, pronazione o cavismo del piede, ecc.). Sebbene il punto di debolezza a questa età sia costituto dalle cartilagini di accrescimento, tali lesioni possono anche interessare un distretto tendineo.

Il tendine è un'entità funzionale complessa e costituita da diverse componenti (il corpo tendineo ed il suo rivestimento, la giunzione muscolo-tendinea, l'entesi e le borse sierose), ciascuna delle quali può essere sede di alterazioni specifiche, di intensità variabile e spesso coesistenti. In linea generale, nella fase iniziale dell'adolescenza (fino ai 13-14 anni) le lesioni da *overuse* tendinee più comuni sono rappresentate dalle apofisiti, mentre nella tarda adolescenza (dopo i 15-16 anni) negli atleti agonisti si possono eventualmente riscontrare lesioni a carico del tendine. Le tendinopatie sono più frequenti a livello dell'arto inferiore (tendine achilleo, tibiale posteriore, peronieri) di quanto si riscontri a livello dell'arto superiore (tendine estensore comune delle dita).

Tendinopatie Tali evenienze patologiche risultano accomunate dalla sintomatologia clinica caratterizzata da dolore, tumefazione locale peritendinea e limitazione funzionale antalgica. Benché la possibile coesistenza di forme diverse renda difficile una chiara classificazione, si possono tuttavia differenziare 4 condizioni patologiche:

- le *paratendiniti*, che rappresentano le situazioni di coinvolgimento dei tessuti peritendinei (peritendiniti e tenosinoviti); in tali casi l'ecografia può dimostrare, a livello dei tendini di ancoraggio, l'ispessimento ipoecogeno del peritenonio ed a livello dei tendini di scorrimento la distensione fluida ipo-anecogena della guaina sierosa peritendinea, ben riconoscibile in RM come cercine iperintenso in T2 che circonda il tendine ipointenso;
- le *paratendiniti con tendinosi*;
- le *tendinosi* (proprie dell'età adulta e di regola assenti nell'atleta adolescente);
- le *tendiniti*, sostenute da reazioni flogistiche di diverso grado nel contesto della matrice tendinea.

Tendinopatie inserzionali o entesopatie In tale gruppo sono compresi i quadri clinici secondari all'interessamento flogistico-degenerativo della zona di inserzione del tendine sul tessuto osseo. Le entesopatie sono l'espressione clinica di alcune condizioni, quali le sindromi da impingement e le tendinopatie da trazione, tipiche del giovane sportivo, tanto che alcune localizzazioni sono identificate con l'attività sportiva in cui più frequentemente si verificano (ginocchio del saltatore, gomito del tennista).

Qualunque sia il tendine coinvolto, il quadro ecografico è tipico: il tratto tendineo inserzionale appare ispessito, con ecogenicità ridotta ed ecostruttura disomogenea; può associarsi la distensione flogistica della borsa sierosa adiacente e, in fase avanzata, possono inoltre riscontrarsi focolai iperecogeni calcifici intratendinei in sede inserzionale o pre-inserzionale. L'impiego della RM in tali evenienze risulta utile nella valutazione di tutte le strutture anatomiche peritendinee (borse sinoviali, cuscinetti adiposi, tunnel fibrosi) e serve per verificare se lo stato di sofferenza sia limitato alle sole strutture muscolo-tendinee o abbia coinvolto la componente ossea di ancoraggio, dimostrando, per esempio, la presenza di una osteite reattiva identificabile, nel contesto della spongiosa ossea, come area focale di iperintensità di segnale a margini sfumati nelle sequenze T2 con saturazione del tessuto adiposo.

Durante la fase iniziale dell'adolescenza sono peculiari le forme di entesopatia associate alle osteocondriti apofisarie o apofisiti, poichè l'inserzione tendinea a questa età non si realizza direttamente sull'osso, ma sulla cartilagine di accrescimento apofisaria, la quale è meno resistente del tendine alle sollecitazioni meccaniche, sia da sovraccarico che di tipo acuto.

La *malattia di Osgood-Schlatter*, la più frequente delle apofisiti giovanili, interessa la cartilagine di accrescimento dell'apofisi tibiale anteriore, sede di inserzione del tendine rotuleo. La diagnostica per immagini generalmente non risulta indispensabile per confermare il sospetto clinico, ma per riconoscere l'eventuale presenza di condizioni predisponenti (patella alta o infera, deviazione esterna dell'allineamento del tendine rotuleo, valgismo del ginocchio, difetti tor-

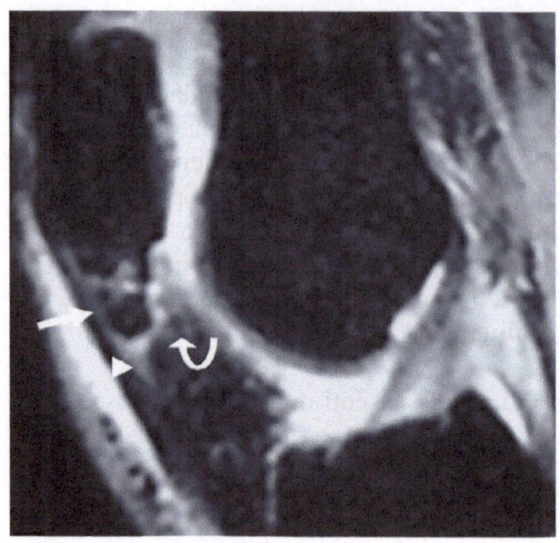

Fig. 4.5. Sindrome di Sinding-Larsen-Johansson. In RM la sequenza FAT SAT T2, acquisita nel piano di scansione sagittale, permette di evidenziare l'aspetto frammentato del polo inferiore patellare (*freccia*), cui si associa una sfumata e disomogenea iperintensità di segnale della porzione inserzionale del tendine rotuleo (*punta di freccia*) ed una lieve imbibizione edematosa del tessuto cellulo-adiposo di Hoffa (*freccia curva*)

sionali del piede). Attualmente l'ecografia è in grado di sostituire l'esame radiologico tradizionale in fase diagnostica poiché, oltre ad evidenziare l'aspetto irregolare e frammentato del profilo corticale del nucleo di ossificazione, dimostra l'ispessimento della cartilagine di accrescimento, l'entesopatia del rotuleo e la borsite infrarotulea profonda.

La *malattia di Sinding-Larsen-Johansson* è invece l'osteocondrite associata alla tendinopatia inserzionale del tendine rotuleo a livello del nucleo di accrescimento del polo inferiore della rotula. Il quadro radiografico è caratterizzato dalla frammentazione dell'apice della rotula e l'ecografia evidenzia a tale livello il quadro tipico della tendinopatia inserzionale in corrispondenza del nucleo di ossificazione frammentato. L'impiego della RM, in tale evenienza, può essere utile ai fini della diagnosi differenziale (frattura del polo inferiore della rotula, frattura da stress, rotula bipartita di I tipo, tendinite del saltatore) (Fig. 4.5).

Borsiti Il coinvolgimento delle borse sierose è di solito secondario ad un processo patologico acuto o cronico a carico del tendine ed in età pediatrica sono tipiche le forme di borsite associate ad apofisite; esistono inoltre le borsiti caratterizzate da soffusione emorragica, conseguenti a traumatismi di tipo diretto. Generalmente tali evenienze patologiche sono caratterizzate da un'iniziale fase acuta, più o meno intensa, rappresentata dall'ispessimento edematoso della struttura con essudato infiammatorio nel contesto, ben identificabili per mezzo dell'ecografia e della RM.

Rotture tendinee Le lesioni acute tendinee in età evolutiva sono rare e generalmente associate ad avulsione ossea.

Patologia dei legamenti

I legamenti si dividono in intra-articolari ed extra-articolari, in base alla loro localizzazione; tale distinzione risulta utile per un corretto approccio diagnostico.

Legamenti extra-articolari La sintomatologia clinica dei traumi distorsivi è comunemente caratterizzata da dolore, tumefazione locale, limitazione funzionale ed instabilità di gravità variabile.

Dal punto di vista ecografico le *lesioni legamentose acute* vengono distinte, in relazione ai 3 gradi di distorsione clinica, in lesioni di:

- *grado I*: modesto ispessimento del legamento nel punto interessato dal trauma con riduzione diffusa dell'ecogenicità, causata dall'imbibizione edematosa;
- *grado II*: aumento di spessore del legamento, con disomogeneità all'interno e con aree ipoecogene che rappresentano la sede di lacerazione di un contingente di fibre in associazione ad un piccolo stravaso ematico;
- *grado III*: distacco completo del legamento, generalmente nel tratto intermedio; in tal caso l'indagine ecografica risulta eccellente nel dimostrare la lesione completa, con retrazione a monte e a valle dei monconi del legamento residuo, nel cui contesto è riconoscibile un ampio ematoma, che può anche interessare la capsula. Qualora si verifichi un'avulsione inserzionale del legamento, che mantiene la sua continuità, con associazione di distacco osteo-periosteo, l'indagine ecografica va integrata con le altre metodiche, in prima istanza l'esame radiologico convenzionale.

Le distorsioni di caviglia sono le più comuni in ambito sportivo e, mediante il meccanismo traumatico in inversione e supinazione, generalmente coinvolgono i legamenti del compartimento laterale, con particolare riferimento al legamento peroneo-astragalico anteriore; il completamento diagnostico con RM, in tale evenienza, permette di valutare l'articolazione sotto-astragalica (non accessibile eco graficamente) e di evidenziare le eventuali avulsioni ossee inserzionali con edema della spongiosa ossea peri-inserzionale e le lesioni ossee associate del domo astragalico.

Anche i legamenti collaterali del ginocchio, con particolare riferimento al legamento collaterale mediale, possono essere coinvolti in lesioni traumatiche distorsive; in tali casi la RM documenta l'eventuale coinvolgimento della componente ossea in sede inserzionale, identifica le lesioni ossee da impatto ed esclude le tipiche fratture fisarie; inoltre, nel caso in cui sia presente un emartro, tale metodica consente di confermare l'eventuale presenza di lesioni associate del legamento crociato anteriore e delle fibro-cartilagini meniscali.

Legamenti intra-articolari Nell'ambito dell'età evolutiva i traumi distorsivi del ginocchio, di solito legati a complessi meccanismi di iperestensione, torsione improvvisa e trauma diretto, coinvolgono spesso il legamento crociato anteriore, il cui *pattern* lesionale varia in rapporto al grado di maturazione scheletrica. Infatti, mentre nell'adulto i legamenti si inseriscono direttamente sull'osso attra-

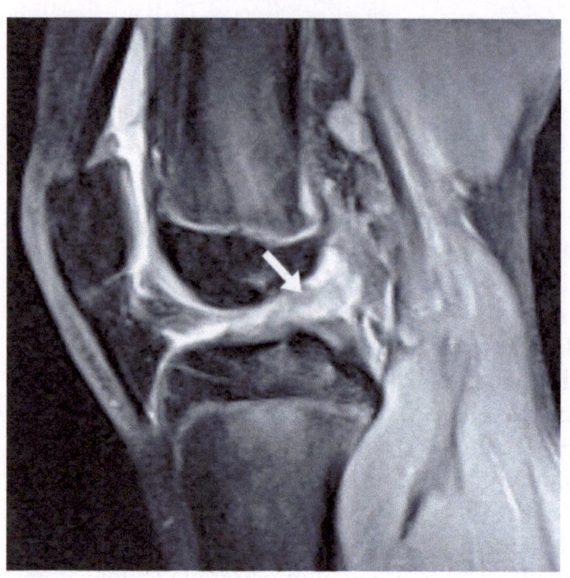

Fig. 4.6. Lesione acuta distrattiva del legamento crociato anteriore (LCA). In RM la sequenza FAT SAT T2 nel piano di scansione sagittale evidenzia la diffusa e disomogenea iperintensità di segnale del LCA, da emorragia interstiziale, senza soluzione di continuità (*freccia*), cui si associa versamento intra-articolare

verso le fibre di Sharpey, nei bambini le fibre collagene del legamento crociato anteriore si fondono con il pericondrio della cartilagine epifisaria; tale differenza può spiegare le avulsioni dell'eminenza tibiale, tipiche nei soggetti "scheletricamente immaturi", che di solito risparmiano il legamento stesso. Nella tarda adolescenza, invece, il trauma può condizionare generalmente una lacerazione completa (diffusa o localizzata) o parziale del legamento; la sede di lesione può essere prossimale (con distacco completo dall'inserzione condilare o con lesione intrasinoviale; rara l'avulsione di un frammento osseo inserzionale), intermedia (con lesione focale lungo il decorso legamentoso) o distale (con o senza avulsione dell'area ossea inserzionale). In condizioni normali il legamento crociato anteriore intatto si presenta all'indagine RM, in qualsiasi sequenza, come una struttura a bassa ed omogenea intensità di segnale, compresa tra le inserzioni tibiale e femorale. Nella fase acuta della lesione prevalgono i fenomeni edematoso-emorragici, che producono un rigonfiamento localizzato o diffuso del legamento, che appare quindi tortuoso, con margini scarsamente distinguibili dal versamento e dalla flogosi sinoviale circostanti, e all'interno del quale è presente una spiccata iperintensità di segnale in T2 di entità variabile (Fig. 4.6). L'esame, pertanto, oltre a definire in modo corretto la sede e l'estensione del danno legamentoso, fornisce, mediante la valutazione delle strutture anatomiche adiacenti, un accurato bilancio lesionale, identificando le tipiche avulsioni ossee, le lesioni meniscali associate e le eventuali fratture fisarie.

5 LESIONI DA TRAUMA DEI NERVI PERIFERICI

Enzo Pacciani, Francesco Randisi, Cinzia Orazi, Maura Valle, Carlo Martinoli

Introduzione

Le lesioni nervose periferiche traumatiche sono relativamente rare in età pediatrica e sono in genere caratterizzate da una guarigione più rapida e da una migliore prognosi rispetto alle lesioni osservate nell'adulto. Il tipo di lesione nervosa varia in rapporto con l'età. Le lesioni nervose da stiramento e l'insulto accidentale in corso di terapia di un nervo periferico, come accade soprattutto per il nervo sciatico, si verificano prevalentemente durante il periodo neonatale; le lacerazioni da taglio o da schiacciamento di un nervo possono verificarsi nei bambini di età superiore ai 3 anni. Nella pre-adolescenza le cause più frequenti di lesione nervosa sono le lussazioni articolari, le fratture del gomito (soprattutto sovracondiloidee) e del ginocchio, talvolta secondarie a trauma da sport. Le fratture sovracondiloidee di gomito con severa dislocazione dei frammenti ossei possono determinare una lesione nervosa del mediano e dell'ulnare, mentre la lesione del nervo peroneo comune è più frequentemente causata da una lesione distorsiva del ginocchio in attività sportive, quali il calcio e lo sci. I deficit nervosi secondari a fratture del gomito sono in genere ad evoluzione favorevole, con recupero spontaneo relativamente rapido. Negli adolescenti le lesioni nervose periferiche sono simili a quelle riscontrate nell'adulto e sono causate prevalentemente da incidenti della strada e da ferite da armi da fuoco e da taglio.

Una classificazione semplificata delle lesioni nervose, proposta da Seddon, comprende:

- *avulsione traumatica delle radici nervose* dal midollo spinale;
- *neurotmesi*, caratterizzata da una completa soluzione di continuità del nervo e della guaina perineurale;
- *assonotmesi* in rapporto a lesione assonale all'interno della guaina nervosa intatta;
- *neuroaprassia*, in cui il danno coinvolge il rivestimento perineurale mentre viene preservata la continuità assonale.

Le lesioni neurotmesiche rappresentano il grado più severo di lesione nervosa, mentre le lesioni neuroaprassiche corrispondono ad una transitoria disfunzione nervosa in assenza di un danno permanente.

La diagnosi clinica di una lesione nervosa periferica in età pediatrica è spesso difficile, soprattutto nei bambini più piccoli, e prevede routinariamente l'esame della conduzione nervosa (neurografia) e dell'attività spontanea e volontaria dei distretti muscolari, talvolta di non agevole esecuzione a causa della scarsa collaborazione offerta dai piccoli pazienti. Sempre più frequentemente l'impiego di indagini di diagnostica per immagini, eseguite a completamento degli studi di elettrofisiologia, consente l'individuazione della sede della lesione e di stabilirne la causa e l'entità. Gli studi di imaging, in genere utilizzati per individuare la presenza di ematomi nella sede di lesione o di alterazioni muscolari secondarie al danno nervoso, possono consentire inoltre l'identificazione delle strutture nervose ed eventuali lesioni delle stesse. Le metodiche di imaging in grado di rispondere a tali requisiti sono rappresentate prevalentemente dall'ecografia e dalla risonanza magnetica (RM).

Ecografia

L'identificazione dei nervi con ecotomografia si basa sull'esatta conoscenza della loro localizzazione e decorso e sull'attenta analisi dei rapporti anatomici con gli organi circostanti. Le moderne apparecchiature ecografiche dotate di trasduttori a larga banda, caratterizzati da alta risoluzione spaziale per lo studio delle strutture superficiali, sono in grado di identificare tutti i principali nervi che decorrono negli arti e la maggior parte delle loro diramazioni secondarie e dei rami terminali, anche se di dimensioni inferiori al millimetro. Quando valutati per asse lungo con trasduttori ad alta frequenza, i nervi periferici presentano una peculiare disposizione della loro struttura interna, costituita da una serie di aree ipoecogene allungate, di aspetto fascicolare, parallele tra loro e separate da bande iperecogene. Le aree ipoecogene sono disposte in serie e appaiono ben definite e orientate secondo l'asse longitudinale del nervo. In scansione trasversale, i fascicoli assumono un aspetto rotondeggiante e si localizzano nel contesto di una matrice iperecogena (Fig. 5.1). Il confronto tra scansioni ecografiche ottenute *in vitro* e corrispondenti sezioni istologiche ha dimostrato che le aree ipoecogene corrispondono ai fascicoli, mentre la matrice iperecogena si riferisce all'epinevrio interfascicolare.

Con le sindromi da intrappolamento, le lesioni traumatiche dei nervi costituiscono una delle applicazioni più importanti dell'ecografia nella diagnostica del sistema nervoso periferico, grazie alla qualità dell'informazione diagnostica offerta, che comporta un impatto rilevante nella gestione clinica del paziente.

L'amputazione di un nervo periferico solitamente evolve in un neuroma posttraumatico. Questo può essere apprezzato ecograficamente come una massa ipoecogena allungata che cresce piuttosto rapidamente, dopo il trauma, alle estremità del nervo amputato. La diagnosi ecografica si basa sulla visualizzazione della connessione del neuroma con l'estremità distale del nervo. La maggior parte dei neuromi da amputazione hanno margini regolari anche se, in taluni casi, possono assumere aspetto irregolare in presenza di aderenze e briglie fibrose con i tessuti circostanti.

Nelle lesioni da trauma penetrante dei nervi periferici degli arti, l'ecografia presenta alcuni vantaggi sostanziali rispetto alla RM, principalmente nella valutazione del danno nervoso in fase acuta, laddove l'intenso edema e l'emorragia dei tessuti

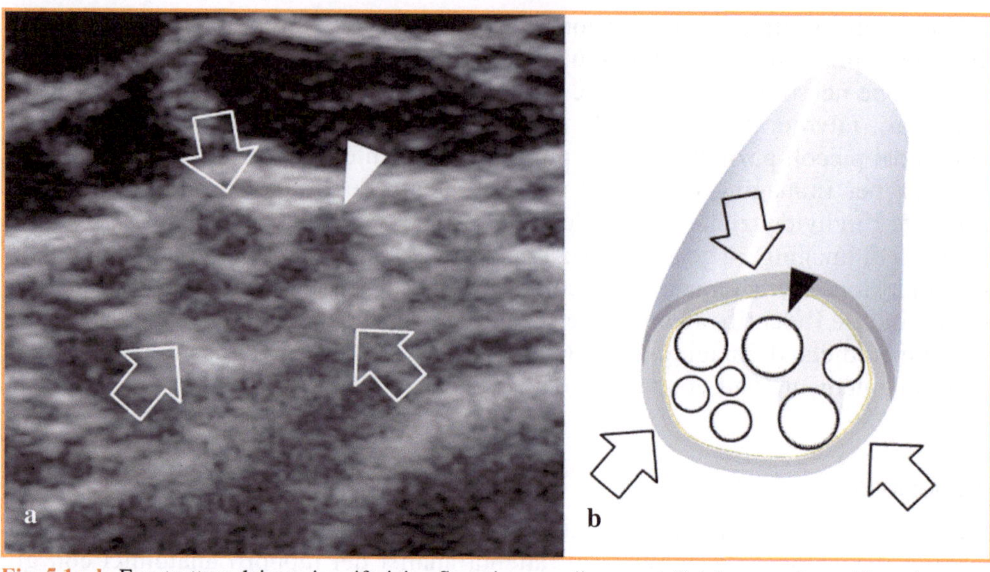

Fig. 5.1a, b. Ecostruttura dei nervi periferici. **a** Scansione per "asse corto" del nervo ulnare (*frecce*) ottenuta con trasduttore da 17-5MHz. **b** Rappresentazione schematica della struttura interna di un nervo periferico. Nel piano di scansione, la struttura del nervo è caratterizzata da un aspetto ad "alveare", per la presenza di aree rotondeggianti ipoecogene (*punta di freccia*) che rappresentano i fascicoli

molli lungo il tragitto della ferita determinano un diffuso aumento di segnale nelle sequenze T2-pesate, tale da non rendere possibile una precisa identificazione dei tronchi nervosi e di eventuali lesioni a loro carico. Altri vantaggi rilevanti dell'ecografia consistono nella possibilità di esaminare, in un'unica scansione, lunghi segmenti di nervi negli arti in pochi secondi e, in presenza di una lesione di continuità, di poter orientare il trasduttore secondo l'asse longitudinale del nervo interessato, che decorre spesso obliquamente rispetto ai piani ortogonali utilizzati in RM. Questo può risultare particolarmente importante nel bilancio pre-operatorio nel caso di lesioni nervose complete, quando sia necessario misurare con precisione la distanza che intercorre tra i monconi ed il calibro del nervo a livello della lesione per pianificare un intervento di trasposizione (innesti di nervi sensitivi) o di tubulizzazione sintetica. In questi casi, l'ecografia ad alta risoluzione fornisce risultati estremamente accurati per il planning pre-operatorio. È utile ricordare, al proposito, che la misurazione della distanza tra i monconi deve includere non solo la distanza tra le estremità dei monconi nervosi contrapposti (*end-to-end distance*), ma, in presenza di neuromi terminali, anche la distanza compresa tra le basi dei neuromi, che devono essere ovviamente resecati all'intervento chirurgico (Fig. 5.2). In questo campo specifico, l'ecografia presenta indubbi vantaggi, consentendo di seguire in tempo reale il decorso del ramo nervoso e di fissare sulla cute i punti di repere, relativi alla localizzazione delle lesioni, per il chirurgo. Dopo intervento ricostruttivo, l'ecografia consente una valutazione attendibile della continuità del nervo a livello dell'anastomosi e di escludere una raccolta perineurale. Un aumento focale di volume del nervo si può rilevare in corrispondenza delle linee di sutura, a livello di entrambe le anastomosi. Questo aumento deve essere considerato nei limiti della norma quando è di lieve entità e fusiforme.

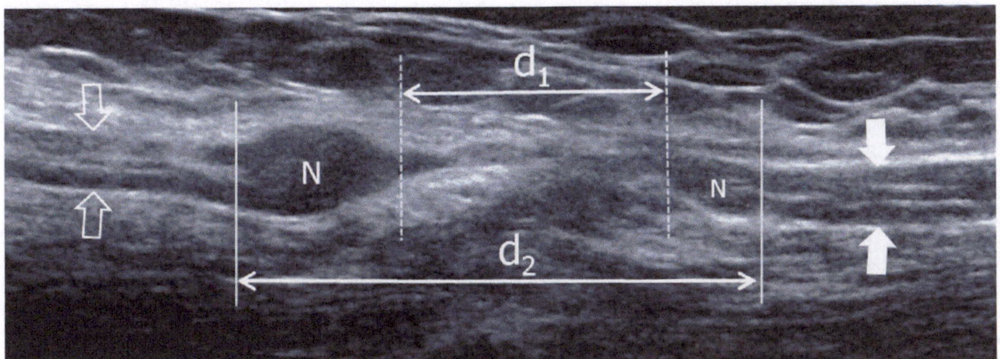

Fig. 5.2. Lesione di continuità completa del nervo ulnare al terzo medio del braccio in una bambina di 15 anni, a seguito di una ferita penetrante da scheggia di vetro. L'immagine ecotomografica, eseguita con trasduttore da 17-5MHz e allineata opportunamente secondo l'asse longitudinale del nervo, dimostra il moncone prossimale (*frecce vuote*) e distale (*frecce bianche*) del nervo, che terminano in aree ovoidali ipoecogene riferibili a neuromi da amputazione (*N*). Si osservi la dimensione maggiore del neuroma in continuità con il moncone prossimale. Per una corretta mappatura pre-chirurgica, la distanza tra i monconi deve essere calcolata tra gli apici dei neuromi (d_1) e tra le giunzioni tra neuromi e nervo con normale aspetto fascicolare (d_2)

Al contrario, la presenza di tessuto fibroso ipertrofico all'anastomosi può suggerire una fusione inadeguata dei capi nervosi, spesso conseguente ad eccessiva tensione o sovrainfezione. Negli innesti, il tratto interposto è in genere riferibile ad uno o più segmenti di nervo surale inseriti in parallelo ad unire le strutture fascicolari prossimali e distali del nervo lesionato. Nelle ferite penetranti che determinano discontinuità parziale dei fascicoli senza causare un'interruzione completa del tronco nervoso, l'ecografia può consentire di quantificare il coinvolgimento percentuale dei fascicoli, confrontando il numero di quelli incarcerati nel neuroma ipoecogeno rispetto a quelli che mantengono regolare morfologia e decorrono esternamente ad esso. In altri casi, il neuroma può interessare il nervo a tutto spessore, anche se la lesione non è stata completa, causandone un aumento fusiforme di volume che assume ecostruttura globalmente ipoecogena con perdita dell'aspetto fascicolare (Fig. 5.3). Comunque sia, lo stato dei singoli fascicoli (interrotti o continui) nel contesto di un neuroma sviluppatosi in presenza di una lesione nervosa parziale non è precisabile ecograficamente, dato l'aspetto ipoecogeno del tessuto nervoso e del tessuto fibrocicatriziale che lo circonda.

Le lesioni da stiramento/trazione possono essere di natura iatrogena, conseguendo ad interventi chirurgici (ad esempio interventi di allungamento degli arti, posizionamento di mezzi di osteosintesi per stabilizzazione di fratture) o possono essere secondarie a traumi distorsivi (anche in base alla maggiore lassità capsulo-ligamentosa delle articolazioni in età pediatrica) o a lussazioni articolari. Le stesse fratture, se a monconi ossei dislocati, possono causare stiramento dei tronchi nervosi, comportando un deficit funzionale proporzionale al grado dello stiramento. I nervi maggiormente soggetti a lesioni da stiramento nel bambino sono il nervo radiale (nelle fratture della diafisi omerale), il nervo ulnare (nelle fratture sovracondilari dell'omero) (Fig. 5.4) ed il nervo peroneo comune (nei traumi distorsivi del ginocchio).

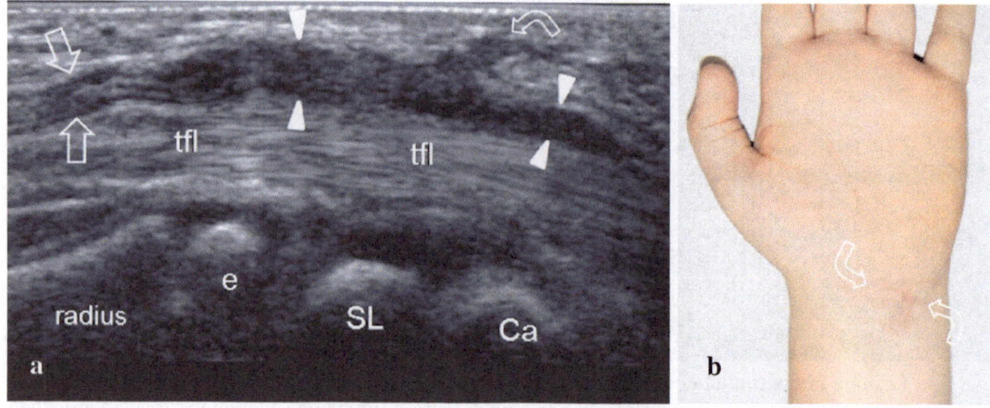

Fig. 5.3a, b. Lesione traumatica parziale del nervo mediano in un bambino di 12 anni con ferita da taglio sul versante volare del polso sinistro. **a** Scansione longitudinale del nervo mediano (*frecce*) ottenuta con trasduttore da 12-5MHz a livello del tunnel carpale. Il nervo mediano appare diffusamente ispessito e ipoecogeno (*punte di freccia*) in corrispondenza del piano di lesione (*freccia curva*) in assenza di definite soluzioni di continuità. I sottostanti tendini flessori delle dita (*tfl*) presentano regolare aspetto. Nella parte profonda dell'immagine, sono visibili le ossa, ancora parzialmente cartilaginee, che formano il pavimento del tunnel carpale: il radio con il nucleo secondario di ossificazione dell'epifisi (*e*), il semilunare (*SL*) e il capitato (*Ca*). **b** Quadro clinico corrispondente, con evidenza della cicatrice cutanea (*frecce*) della pregressa ferita da taglio

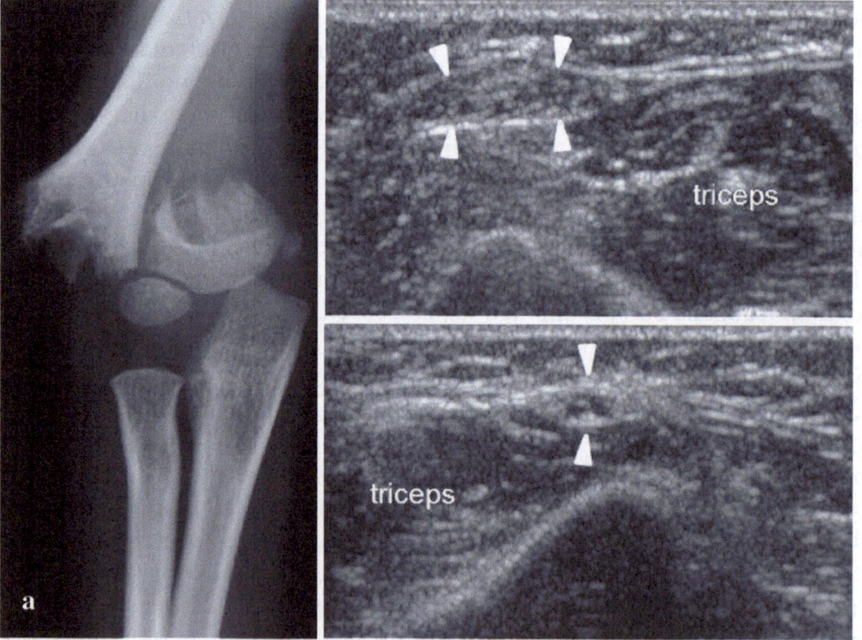

Fig. 5.4a-c. Neuropatia dell'ulnare al gomito conseguente a frattura sovracondilare dell'omero con marcata dislocazione dei monconi ossei. **a** Esame radiografico del gomito eseguito in proiezione antero-posteriore. **b** La scansione ecotomografica per "asse corto" del nervo ulnare (*punte di frecce*), esaminato dal lato patologico su un piano lievemente craniale rispetto al tunnel cubitale, evidenzia un suo marcato aumento di volume rispetto al nervo controlaterale (**c**), quale esito della trazione indotta dalla frattura sovracondilare

Nelle fratture della diafisi omerale nelle quali si abbia l'insorgenza di deficit funzionale del nervo radiale, sia come evento sincrono al trauma che successivo all'intervento di riduzione, l'ecografia può compensare i limiti della RM relativi ad un contrasto inadeguato tra tessuti molli locoregionali (per intenso edema e presenza di tessuto di granulazione che alterano il segnale, rendendo problematica l'identificazione del nervo e la quantificazione del danno) e gli artefatti causati dai mezzi di osteosintesi. In questo quadro clinico, nel quale spesso gli esami elettrofisiologici non consentono di orientare verso la corretta strategia terapeutica, l'ecografia può escludere una lesione di continuità del nervo radiale, identificare un conflitto tra nervo e frammenti di frattura e distinguere un quadro di intrappolamento fibro-cicatriziale rispetto ad una semplice lesione da stiramento, ponendo indicazione o meno alla revisione chirurgica.

Una delle lesioni da stiramento nervoso che si evidenzia tipicamente in età pediatrica coinvolge il nervo peroneo comune nel cavo popliteo (Fig. 5.5). Questo nervo, che risulta "ancorato" in tale sede, tra biforcazione dello sciatico e tunnel peroneale, è particolarmente suscettibile a traumi da stiramento, nella regione del ginocchio, conseguenti a distorsioni o a posizioni di flessione prolungata. Il risultato è un deficit funzionale di varia entità nel territorio di innervazione e la dimostrazione di un esteso neuroma fusiforme di tale nervo in cavo popliteo, esteso dalla biforcazione sino a raggiungere distalmente un piano passante tra gemello laterale e tendine del bicipite femorale. Traumi maggiori, come la lussazione dell'articolazione femoro-tibiale con avulsione dell'inserzione bicipitale, possono causare la lacerazione del nervo peroneo. Fortunatamente questi traumi sono eccezionali in età pediatrica.

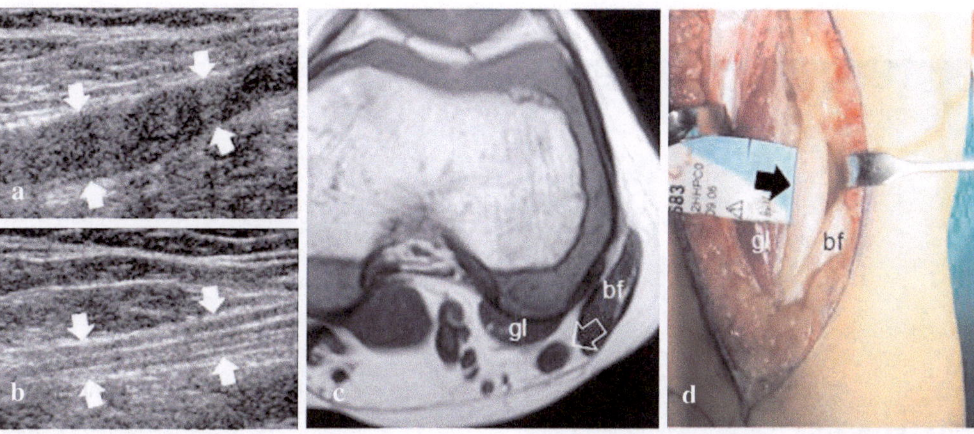

Fig. 5.5a-d. Neuropatia del nervo peroneo comune in paziente con pregresso trauma distrattivo di grado severo a carico del ginocchio. **a** L'esame ecotomografico del cavo popliteo, eseguito con trasduttore da 12-5MHz del ginocchio, evidenzia diffuso aumento fusiforme di volume del nervo peroneo comune (*frecce*), che risulta diffusamente ipoecogeno con perdita della struttura fascicolare, rispetto al nervo normale dell'arto controlaterale (**b**). **c** L'immagine RM, ottenuta con sequenze SE T1-pesate, conferma il diffuso aumento di volume del nervo peroneo nel cavo popliteo, nel suo decorso tra il gemello laterale (*gl*) ed il bicipite femorale (*bf*). **d** L'intervento chirurgico conferma il cospicuo aumento di volume del nervo peroneo (*freccia*), compatibile verosimilmente con un trauma da stiramento delle fibre

Risonanza magnetica

In caso di una lesione nervosa periferica da trauma la RM è spesso utilizzata per individuare la presenza di eventuali ematomi (Fig. 5.6) o emartri responsabili della compressione nervosa; in tali evenienze la neuropatia presenta, in genere, una completa regressione con la risoluzione della causa della compressione.

La RM è in grado di dimostrare le modificazioni di segnale dei muscoli secondarie ad una lesione nervosa e di fornire informazioni circa la durata della stessa. In condizioni normali i muscoli presentano un segnale intermedio nelle sequenze T1-pesate ed una bassa intensità di segnale nelle sequenze T2-pesate. La denervazione muscolare cronica è caratterizzata, nelle sequenze T1-pesate, dall'atrofia e dall'infiltrazione adiposa del muscolo (Fig. 5.7a). In caso di lesione subacuta, i muscoli denervati non mostrano significative modificazioni del segnale nelle immagini T1-pesate, mentre presentano un'elevazione del segnale nelle sequenze T2-pesate con saturazione del grasso in rapporto ad edema (Fig. 5.7b). L'individuazione dei muscoli interessati dal processo di denervazione può fornire utili indicazioni per l'identificazione del nervo periferico affetto, e quindi da esaminare.

In condizioni normali i nervi periferici mostrano una bassa intensità di segnale, sia nelle sequenze T1 che T2-pesate, e frequentemente sono circondati da tessuto adiposo lungo il loro decorso; tale caratteristica anatomica ne consente una più facile identificazione, nelle sequenze T1-pesate come formazioni ipointense, con tipica struttura fascicolare, delimitate dall'elevata iperintensità del grasso perineurale (Fig. 5.8).

In caso di lesione nervosa acuta, i nervi periferici presentano, tipicamente, sia un incremento di calibro che dell'intensità di segnale nelle sequenze T1 e T2-pesate,

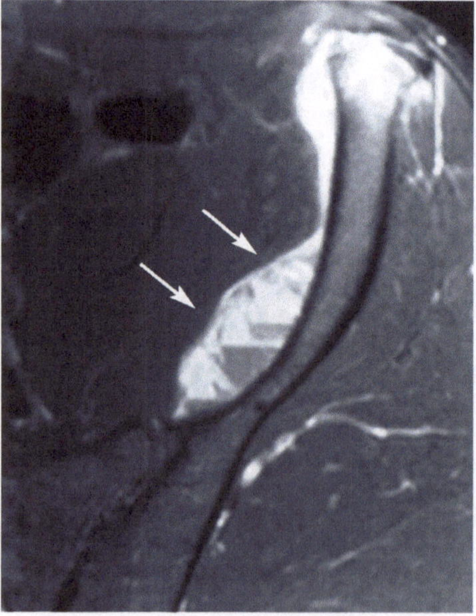

Fig. 5.6. Neuropatia del femorale conseguente ad ematoma in paziente di 12 anni con avulsione della spina iliaca antero-superiore. L'immagine RM assiale TSE T1-pesata, eseguita con soppressione del segnale adiposo dopo somministrazione di mezzo di contrasto, mostra la presenza di una raccolta ematica (*frecce*) interposta tra l'ala iliaca ed il muscolo ileo-psoas. La raccolta determina indirettamente una compressione del nervo femorale che decorre nella doccia muscolare compresa tra l'ileo e lo psoas

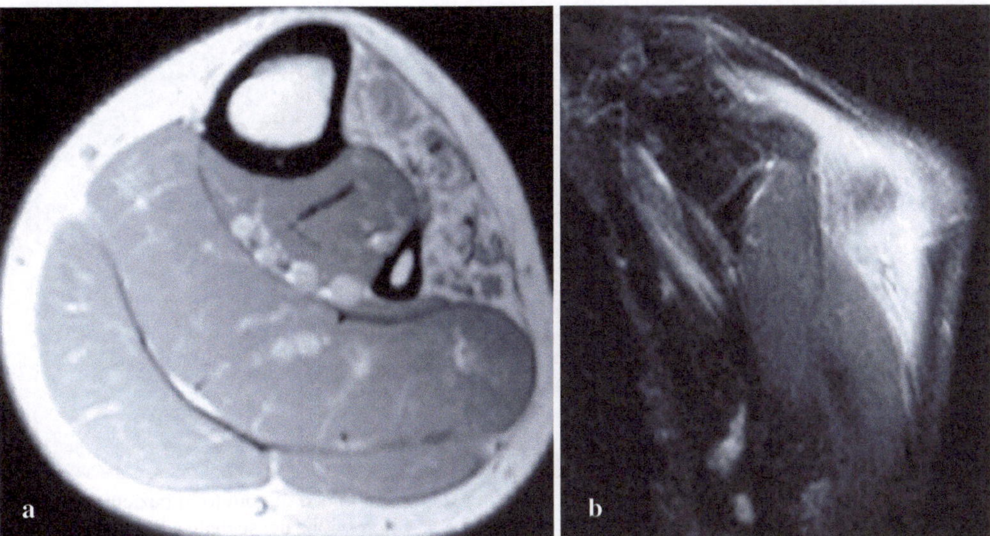

Fig. 5.7a, b. Denervazione muscolare cronica della gamba da lesione del nervo peroneo comune (**a**) e subacuta del muscolo deltoide da lesione del nervo ascellare (**b**) in due diversi pazienti, rispettivamente di 15 e 16 anni. **a** L'immagine RM assiale SE T1-pesata mostra diffusa atrofia ed infiltrazione adiposa dei muscoli delle logge anteriore ed antero-laterale della gamba. **b** L'immagine RM coronale SE T2-pesata con soppressione del segnale adiposo mostra una diffusa iperintensità del muscolo deltoide

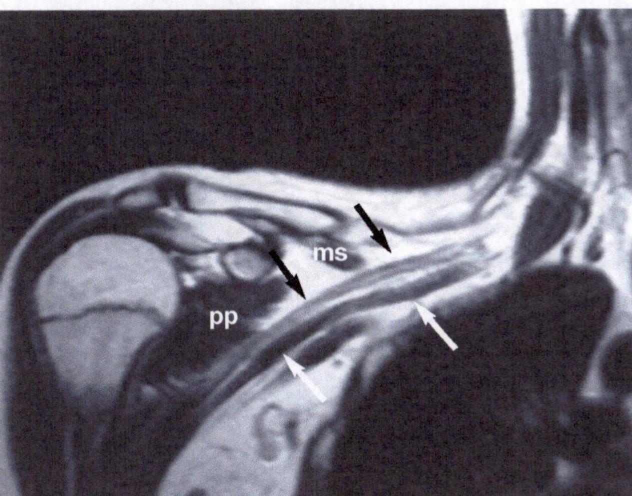

Fig. 5.8. L'immagine RM coronale SE T1-pesata del plesso brachiale di destra in un paziente di 10 anni mostra i tronchi neurali (*frecce nere*) con tipico aspetto fascicolare paralleli al decorso dei vasi succlavi (*frecce bianche*). La sequenza T1-pesata evidenzia inoltre il tessuto adiposo perineurale ed i rapporti delle strutture nervose con i muscoli succlavio (*ms*) e piccolo pettorale (*pp*)

di estensione variabile prossimalmente alla sede della lesione; le modificazioni dimensionali e di segnale dei nervi periferici lesionati sono correlabili con la presenza di edema intraneurale e con la degenerazione walleriana (Fig. 5.9). Nelle lesioni croniche, invece, è di norma apprezzabile solo un incremento di calibro del nervo (Fig. 5.10).

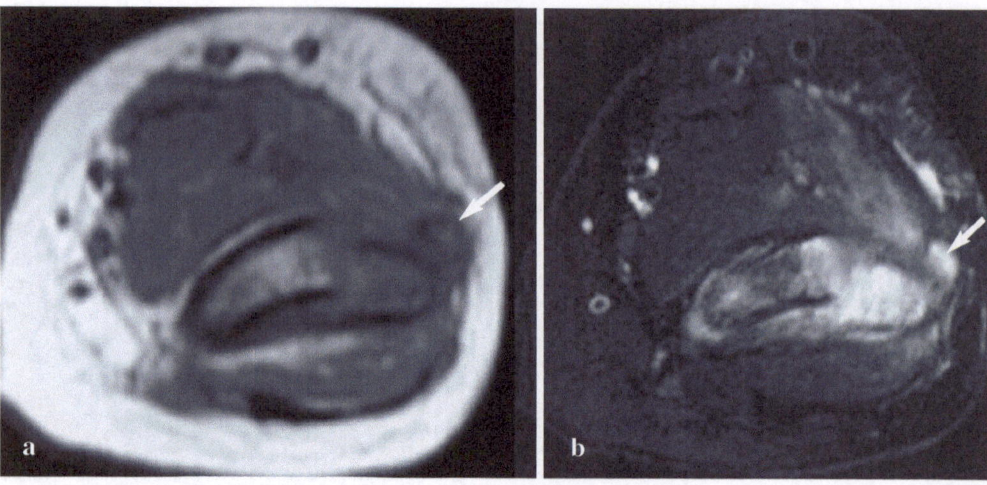

Fig. 5.9a, b. Neuropatia del radiale secondaria a frattura sovracondiloidea di gomito in paziente di 6 anni. Le immagini RM assiali SE T1-pesata (**a**) e SE T2-pesata con soppressione del segnale adiposo (**b**) mostrano un aumento di volume e dell'intensità di segnale del nervo radiale (*freccia*)

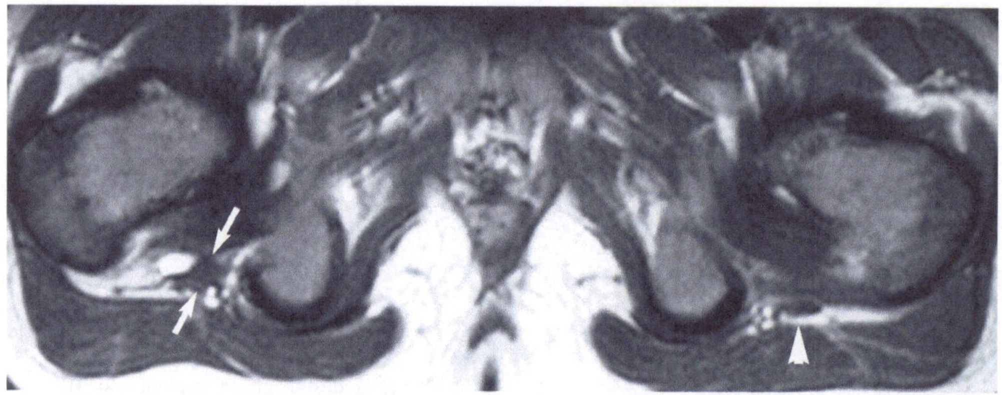

Fig. 5.10. Neuropatia dell'ischiatico di destra in paziente di 4 anni affetto da lussazione recidivante dell'anca destra. L'immagine RM assiale SE-T2-pesata mostra un moderato aumento di volume del nervo ischiatico di destra (*frecce*) rispetto al controlato (*punta di freccia*); coesiste un'alterazione di segnale del muscolo quadrato del femore di destra

Un ispessimento localizzato del nervo può essere inoltre correlato con la presenza di un neuroma d'amputazione o di tessuto cicatriziale perineurale, evenienze talvolta difficilmente differenziabili anche dopo somministrazione e.v. di mezzo di contrasto paramagnetico. Il neuroma d'amputazione è sostenuto da una proliferazione reattiva non-neoplastica nella sede della lesione nervosa (Fig. 5.11). L'impiego di contrasto paramagnetico e.v. consente inoltre di riconoscere l'eventuale presenza di tessuto cicatriziale in sede perineurale responsabile della neuropatia (Fig. 5.12).

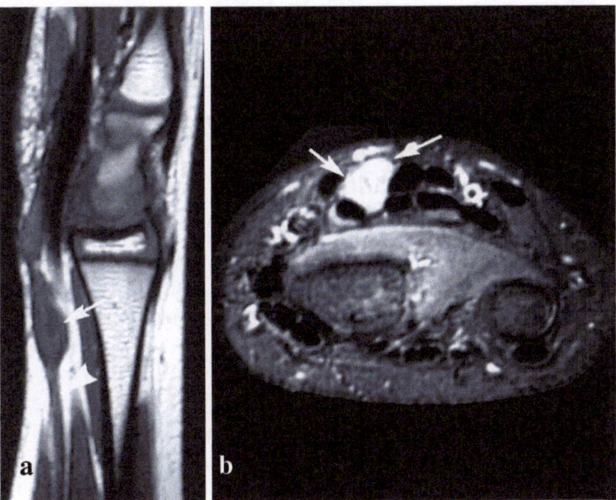

Fig. 5.11a, b. Neuroma d'amputazione del nervo mediano conseguente a lesione da taglio in paziente di 13 anni. **a** Nell'immagine SE T1-pesata sagittale si apprezza un marcato ispessimento del nervo mediano (*freccia*), che mostra invece calibro normale prossimalmente al neuroma (*punta di freccia*). **b** L'immagine RM assiale SE T1-pesata con soppressione del segnale adiposo dopo somministrazione di mezzo di contrasto mostra intenso potenziamento del neuroma d'amputazione (*frecce*)

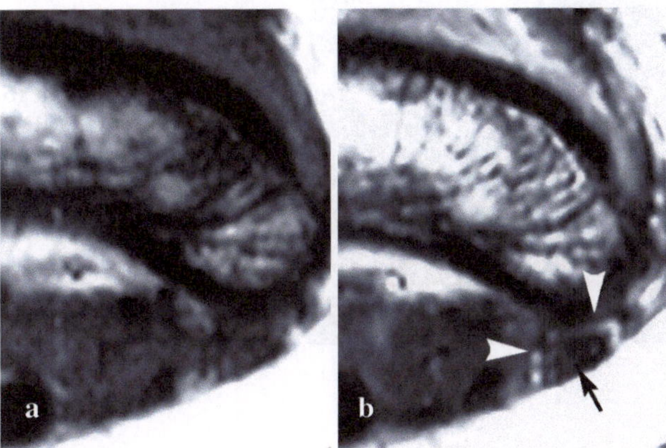

Fig. 5.12a, b. Neuropatia dell'ulnare in paziente di 5 anni da pregressa frattura sovracondiloidea di gomito. Immagini RM assiali T1-pesate prima (**a**) e dopo (**b**) somministrazione di mezzo di contrasto. Il nervo ulnare (*freccia*) è aumentato di volume e delimitato da un sottile cercine iperintenso dopo contrasto (*punte di freccia*) riferibile a tessuto cicatriziale perineurale (conferma chirurgica)

Più recentemente, l'evoluzione delle tecniche di imaging RM hanno consentito l'impiego di una nuova metodica di studio del sistema nervoso periferico, indicata con il termine di *neurografia-RM*. Tale tecnica consente di rappresentare i nervi periferici come immagini similari a quelle angiografiche, con una migliore differenziazione delle strutture nervose dai muscoli. L'impiego della neurografia-RM nei pazienti pediatrici riveste un particolare interesse in considerazione della loro intolleranza per l'elettromiografia con aghi. La neurografia-RM prevede l'impiego di magneti ad alto campo (da 1,5 Tesla) e l'uso di bobine di superficie. La tecnica più comunemente utilizzata si basa sull'impiego di sequenze T2-pesate con soppressione del segnale adiposo. Vengono comunemente utilizzate scansioni di spessore sottile e contigue, orientate lungo il decorso principale delle strutture nervose da esaminare. L'indagine così effettuata consente comunque solo una rappresentazione parziale dei nervi nelle singole scansioni; successivamente l'impiego di riformattazione delle immagini mediante MPR o MIP, secondo piani coronali od obliqui, consente la completa identificazione delle strutture nervose in esame. Nelle lesioni nervose periferiche la neurografia-RM, eseguita a completamento della RM convenzionale, è in grado di fornire una più precisa valutazione del danno neurale, consentendo di individuare un'eventuale soluzione di continuità delle strutture nervose. La neurografia-RM trova un utile impiego prevalentemente nello studio delle lesioni traumatiche del plesso brachiale (Figg. 5.13, 5.14), sebbene la metodica possa essere utilizzata per lo studio delle lesioni nervose periferiche degli arti (Fig. 5.15).

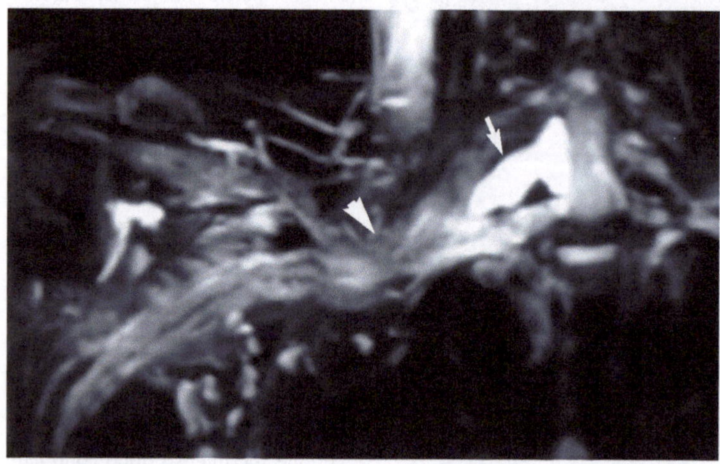

Fig. 5.13. Lesione da strappamento del plesso brachiale di destra in paziente di 16 anni. La neurografia-RM, secondo piani coronali-obliqui, evidenzia la presenza di un meningocele post-traumatico della radice C7 (*freccia*) e di una discontinuità dei tronchi nervosi (*punta di freccia*)

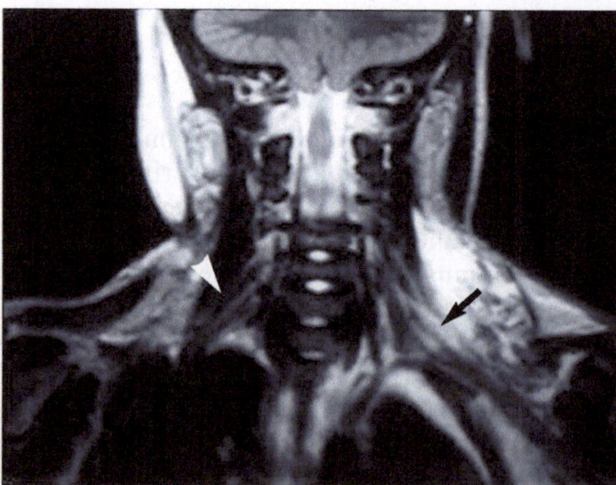

Fig. 5.14. Lesione da stiramento del plesso brachiale di sinistra in paziente di 8 anni. La neurografia-RM coronale evidenzia marcato ispessimento ed iperintensità di segnale dei tronchi primari del plesso brachiale di sinistra (*freccia*), cui si associa un voluminoso ematoma in sede paravertebrale. Normale rappresentazione per calibro ed intensità di segnale dei tronchi primari del plesso brachiale di destra (*punta di freccia*)

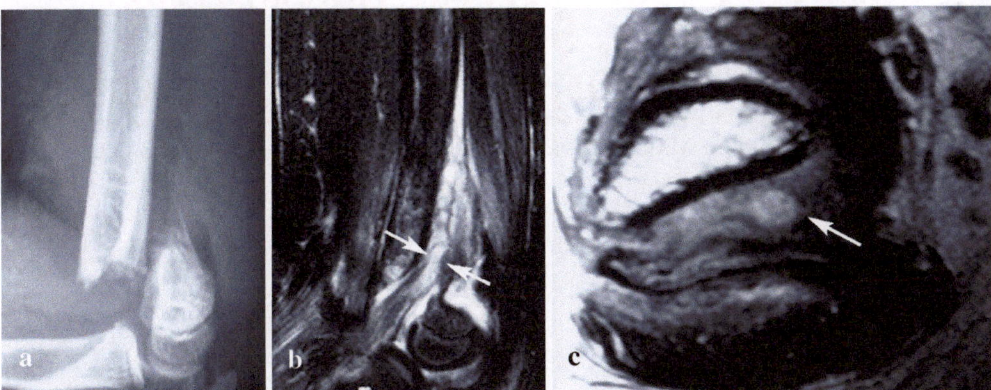

Fig. 5.15a-c. Neuropatia del radiale in frattura sovracondiloidea scomposta di gomito. **a** L'esame radiografico evidenzia una marcata dislocazione dei frammenti ossei. **b** La neurografia-RM secondo piani sagittali evidenzia un intrappolamento del nervo radiale (*frecce*) tra i monconi di frattura. **c** Nell'immagine RM assiale in densità protonica è identificabile il nervo radiale aumentato di volume tra i monconi di frattura (*freccia*)

Le lesioni plessuali traumatiche accidentali in età pediatrica sono relativamente rare rispetto alle lesioni ostetriche. Recentemente, Smith e coll. hanno descritto l'impiego della neurografia-RM nelle lesioni da parto del plesso brachiale.

In caso di lesioni nervose in età pediatrica, l'approccio diagnostico mediante imaging prevede certamente il preliminare ricorso ad un'indagine ecografica solitamente in grado di definire, sulla base dei rilievi clinici ed elettrofisiologici, la sede e l'entità della lesione. La RM, realizzabile in età pediatrica, in genere mediante sedazione del piccolo paziente, sarà utilizzata come approfondimento diagnostico esclusivamente in casi selezionati in cui l'indagine ecografica non sia stata risolutiva. Nelle lesioni nervose degli arti l'impiego di mezzi di contenzione, quali docce gessate o cuscini ad aria, può consentire l'esecuzione di un'indagine RM adeguata senza ricorrere alla sedazione, che dovrà essere utilizzata necessariamente in caso di insuccesso.

6 Imaging delle lesioni traumatiche distrettuali. Scheletro assiale: cranio, rachide, scheletro toraco-costale

Claudio Fonda, Marzia Mortilla, Cecilia Cesarini, Massimo Basile

Cranio

Diversamente da quanto avviene negli adulti, nei bambini vi sono tre distinte eziologie traumatiche del cranio e dell'encefalo: il trauma da parto, il trauma accidentale ed il trauma non accidentale. Ai traumi accidentali appartengono le lesioni da impatto, nei bambini e negli adolescenti: forze statiche applicate lentamente al cranio possono esitare in fratture craniche, contusioni, lacerazioni; cadute da bassa altezza possono provocare fratture lineari (2-3%) e raramente si accompagnano a lesioni intracraniche; più gravi sono le conseguenze dei traumi ad alto impatto energetico, frequentemente politraumi, in cui lesioni cranio-encefaliche severe costituiscono una parte del quadro (19%) con esito spesso fatale o con grave disabilità residua.

Epidemiologia Le fratture craniche sono riscontrate in circa il 27% dei bambini con trauma cranico, in circa il 75% dei traumi gravi e nel 10% dei traumi minori. L'incidenza raccolta in letteratura è molto variabile: vi sono studi che documentano solo il 2% di fratture nei traumi cranici minori.

La maggioranza delle fratture è lineare, situata in sede parietale, con presenza di cefaloematoma sovrastante la frattura (Fig. 6.1). Tali fratture guariscono spontaneamente. La presenza di una frattura non viene esclusa da un esame radiologico negativo e la semplice visualizzazione di una linea di frattura poco dice in rapporto all'eventuale alterazione delle strutture endocraniche e, di per sé, non modifica l'eventuale trattamento.

Solo il 40% dei bambini con ematoma epidurale e solo il 15% di quelli con ematoma sottodurale ha una frattura (Fig. 6.2). Nei bambini non è raro, in assenza di frattura, un quadro clinico patologico che richieda un trattamento, incluso l'ematoma extra-assiale.

Con le acquisizioni TC volumetriche è più difficile non riconoscere anche sottili rime di frattura, come accadeva nelle sezioni assiali quando la linea di frattura era parallela al piano di scansione. La dimostrazione della lesione traumatica di per sé acquista importanza nei traumi non accidentali, anche in assenza di lesioni encefaliche.

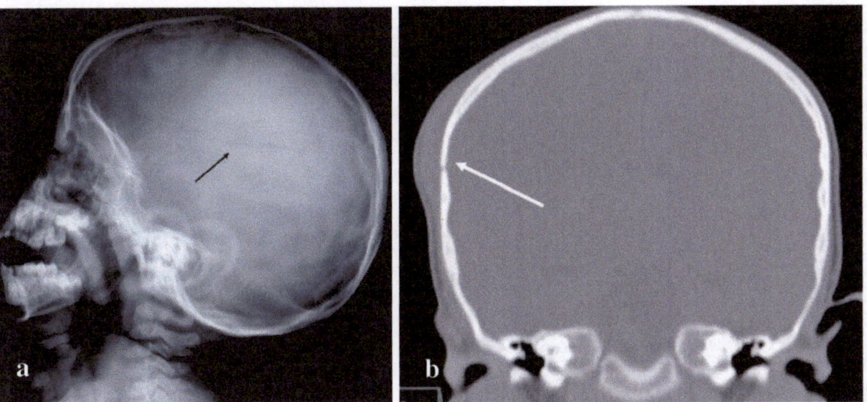

Fig 6.1a, b. Bambino di 3 anni. Trauma accidentale. **a** Radiogramma in proiezione L-L. Sottile rima di frattura lineare orizzontale parietale destra (*freccia*). **b** TC con ricostruzione multiplanare coronale e finestra per osso. È riconoscibile la tumefazione dei tessuti molli epicranici e la sottile rima di frattura parietale sottostante (*freccia*)

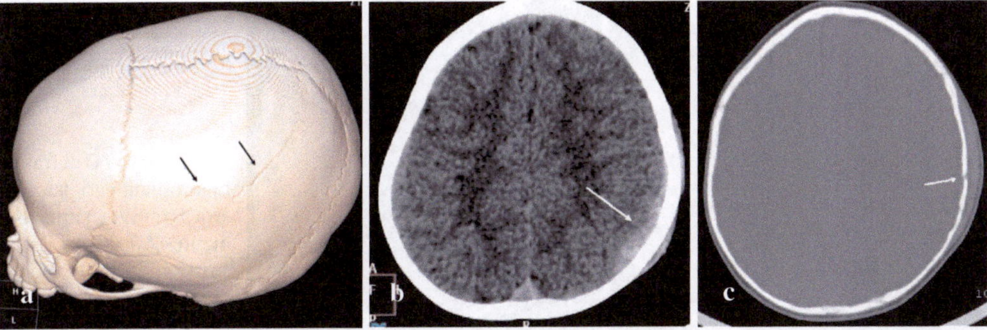

Fig. 6.2a-c. Bambino di 3 anni. Trauma accidentale da caduta. **a** Alla TC 3D rendering del cranio frattura lineare parietale sinistra (*frecce*). **b** Scansione assiale con finestra per parenchima: è evidenziabile la piccola falda di ematoma epidurale al di sotto della linea di frattura e la tumefazione dei tessuti molli epicranici (*freccia*). **c** Scansione assiale con finestra per osso: è riconoscile la rima di frattura parietale sinistra, facilmente differenziabile dalle ipodensità delle suture coronarica e longitudinale (*freccia*)

Le fratture più frequenti sono le fratture lineari parietali, che posso possono essere orizzontali o verticali. Le fratture verticali brevi possono essere difficilmente distinte dalle suture accessorie. Il reperimento della frattura può essere facilitato dalla presenza di tumefazione dei tessuti molli epicranici sovrastanti (Fig. 6.1b).

Le fratture occipitali o frontali sono più frequentemente causate da un impatto diretto. La tumefazione dei tessuti molli epicranici, nella zona di impatto traumatico, può essere legata a *leakage* di liquor attraverso la frattura (questa avviene nel punto di massima deformazione del cranio conseguente all'energia di impatto).

La plasticità del cranio infantile consente deformazioni che possono dar luogo ad avvallamenti che caratterizzano le cosiddette "fratture da ping pong" (Figg. 6.3, 6.4). Le *growing fractures*, o erosioni craniocerebrali (Fig. 6.5), sono rare sequele delle fratture craniche, dove un difetto della teca cranica si estende progressivamente, in

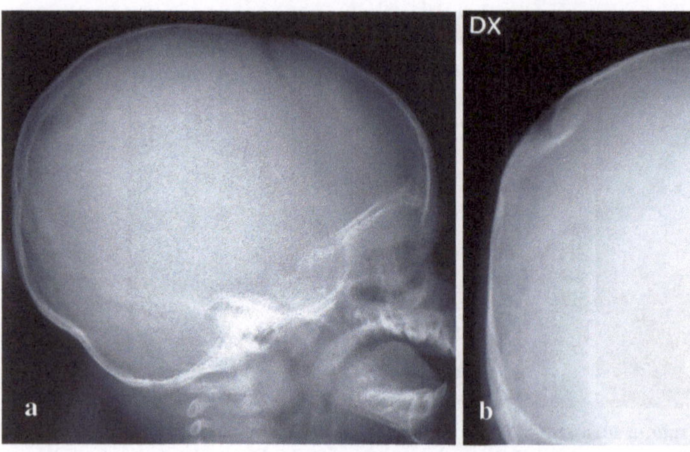

Fig. 6.3a, b. Radiogrammi di "ping-pong fracture" parietale destra. Ben evidente l'avvallamento della teca cranica, analogamente a quanto avviente in una pallina da ping pong schiacciata

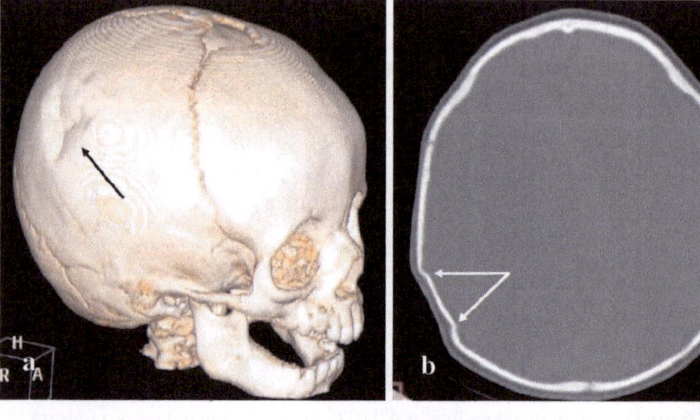

Fig. 6.4a, b. TC di frattura avvallata parietale destra irradiata superiormente (*frecce*). **a** Ricostruzione tridimensionale. **b** Scansione assiale con finestra per osso

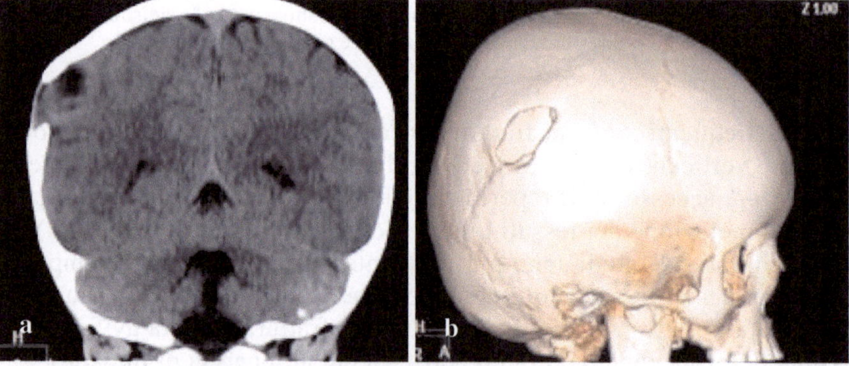

Fig. 6.5a, b. TC in bambino di 7 anni con "growing fracture". Area litica in sede parietale posteriore destra. **a** MPR coronale con finestra per parenchima. **b** 3D volume rendering. In corrispondenza della lesione litica si evidenzia l'impegno del parenchima cerebrale attraverso il forame conseguente alla frattura ed in presenza di lacerazione durale. La pressione parenchimale provoca un progressivo allargamento dell'area litica, da qui il nome di frattura in crescita

seguito alla lacerazione della dura madre, come ad esempio può avvenire nelle lesioni da arma da fuoco in territori bellici. Sono caratterizzate da una tumefazione molle, palpabile, a volte cistica, in corrispondenza di un difetto osseo della teca cranica. In assenza di lacerazione durale non si evidenzia una progressione del deficit post-traumatico della teca cranica, anche se sono stati descritti casi con integrità durale. Una frattura associata a contusione emorragica dell'encefalo sottostante, se accompagnata da lacerazione durale, può dar luogo ad un'erosione craniocerebrale. Le *growing fractures*, dopo aver raggiunto la massima estensione cessano di crescere e rimangono stabili fino al periodo adolescenziale. Una frattura con diastasi superiore ai 4 mm può essere considerata a rischio per lo sviluppo di una *growing fracture*. La sede più frequente di tali fratture è la regione parietale. In presenza di una frattura cranica estesa e comminuta vi può essere parziale riassorbimento dei frammenti ossei, residuando una vasta area lacunare della teca cranica, a contorni irregolari e con frammenti sparsi in corrispondenza del rivestimento durale.

I traumi cranici fratturativi si possono associare a diverse lesioni intra ed extra-assiali intracraniche. Si possono presentare focolai lacero-contusivi intraparenchimali, ematomi extradurali (Fig. 6.5), sottodurali acuti (Fig. 6.6), sottodurali misti, paratentoriali, emorragie subaracnoidee traumatiche, lesioni assonali diffuse. I quadri si possono complicare per la presenza di sindromi da impegno intracranico, lesioni vascolari, fratture della base cranica, con eventuale liquorrea. Le contusioni cerebrali sono presenti nella zona d'impatto ed in sede opposta, in relazione al contraccolpo dovuto alla decelerazione del parenchima cerebrale sulla teca cranica. Si caratterizzano per focolai iperdensi alla TC in relazione alla presenza di petecchie emorragiche. Nelle fasi iperacute tali alterazioni focali possono essere riconosciute in RM come marcate ipointensità parenchimali nelle immagini ottenute con le acquisizioni GE T2* dipendenti. Si associa edema parenchimale diffuso, spesso in continuità con il focolaio fratturativo.

L'ematoma epidurale è caratterizzato da una morfologia a lente biconvessa, extra-assiale, prevalentemente iperdensa alla TC, in prossimità dell'area di impatto osseo (Fig. 6.6). Non oltrepassa le suture, a meno che non vi sia una frattura. Nel 90% dei casi è dovuto a rottura arteriosa (più frequentemente rami dell'arteria meningea media) in prossimità della frattura, più raramente ha origine venosa (10%) per fratture in prossimità dei seni venosi. Può raggiungere dimensioni importanti e costituisce una vera urgenza in pediatria. Quando di limitata estensione e spessore può essere adottato un atteggiamento conservativo.

L'ematoma sottodurale acuto è dovuto a raccolta extra-assiale nello spazio sottodurale, con morfologia "luna crescente" (Fig. 6.6), con estensione estesa sopra la convessità cerebrale. Può oltrepassare le suture in ragione della sua estensione tra l'aracnoide e gli strati interni della dura madre, può estendersi lungo la falce cerebrale (Fig. 6.7), il tentorio, in corrispondenza delle fosse craniche media ed anteriore e posteriore. La forma iperacuta (entro 6 ore dal trauma) può presentare alla TC una iperdensità mista e disomogenea o apparire ipodensa; dopo 6 ore il 60% degli ematomi sottodurali appare iperdenso (Fig. 6.8). In corso di coagulopatie e quadri di marcata anemia può persistere ipodenso. Alla RM l'ematoma iperacuto appare mediamente iperintenso nelle immagini T1 dipendenti, per diventare progressivamente lievemente ipointenso. Nelle immagini T2 dipendenti, nella fase iperacuta, appare mediamente iperintenso per evolvere verso l'ipointensità.

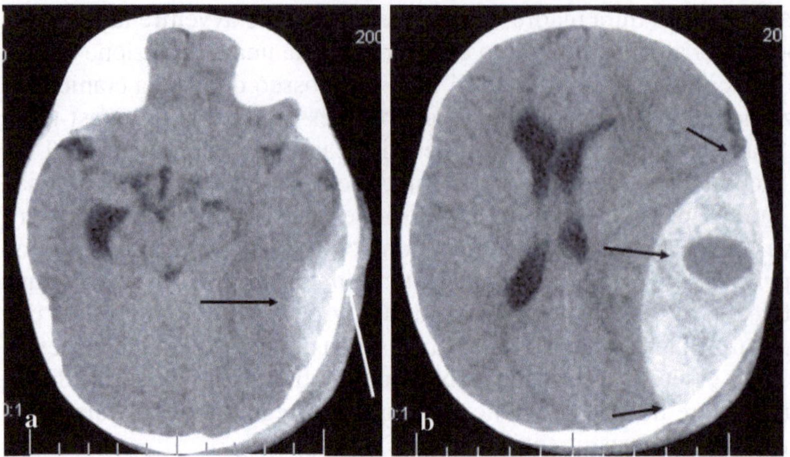

Fig. 6.6a, b. TC in bambino di 5 anni. Trauma da incidente stradale. Scansioni assiali con finestra per parenchima. Estesa falda prevalentemente iperdensa a lente bicovessa riferibile ad ematoma epidurale iperacuto in sede temporo-parietale sinstra. È riconoscibile la linea di frattura in corrispondenza dell'arteria meningea media la cui rottura postraumatica è responsabile dell'ampio ematoma (*frecce*)

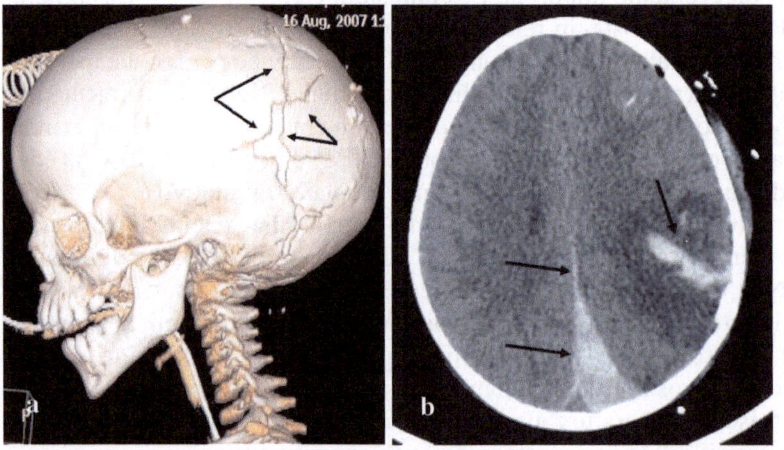

Fig. 6.7a, b. TC in bambino di 8 anni. Grave incidente stradale. 3D rendering (**a**) e scansione assiale con finestra per parenchima (**b**). Frattura composta comminuta parieto-occipitale sinistra estesa inferiormente in sede retromastoidea. Ampio focolaio lacero-contusivo parietale sinistro iperdenso associato ad ampio edema perilesionale ipodenso ed esteso ematoma sottodurale inter-emisferico (*frecce*)

Un trauma cranico si può accompagnare alla presenza di emorragia subaracnoidea postraumatica, dovuta alla presenza di sangue nelle cisterne e nei solchi corticali. Se accompagna altre lesioni cerebrali la prognosi è sfavorevole. Si può complicare con vasospamo, lesioni infartuali tardive ed idrocefalo. Alla TC appare come iperdensità intracisternale, prevalentemente in prossimità della contusione cranica o di un ematoma sottodurale; alla RM appare iperintensa nelle sequenze FLAIR, le più sensibili in risonanza, ma meno specifiche della TC.

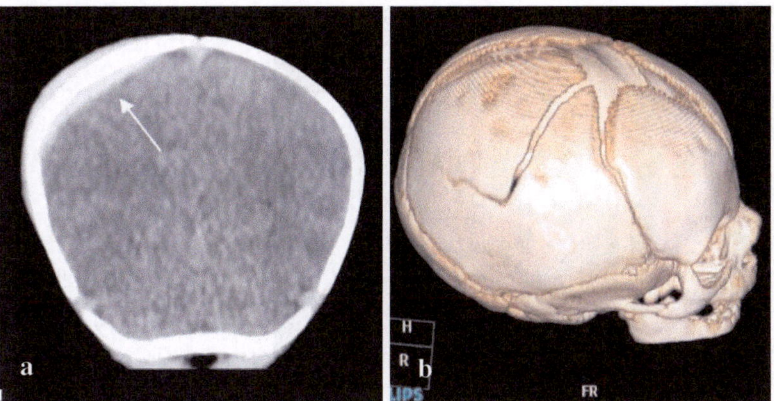

Fig. 6.8a, b. Trauma da caduta non accidentale in bambina di 26 giorni. **a** Scansione assiale con finestra per parenchima: frattura avvallata fronto-parietale destra più marcata al vertice con associato ematoma sottodurale, iperdenso, ed ematoma sottogaleale. **b** Ricostruzione 3D rendering volumetrico. Ben evidente l'ampia rima di frattura a partenza dalla fontanella anteriore

I traumi cranici possono inoltre provocare lesioni da stiramento del parenchima cerebrale. Il danno focale si realizza in conseguenza della diversa accelerazione inerziale subita dal mantello corticale cerebrale rispetto alle strutture encefaliche profonde. Ne consegue uno stiramento delle strutture assonali e dei vasi che le accompagnano. Si formano così emorragie puntiformi a livello della giunzione cortico-midollare (67%), a livello del corpo calloso (20%), della sostanza grigia profonda e delle strutture mesencefaliche. La RM è la diagnostica per immagini di scelta poichè consente, nelle immagini GE T2*, sensibili alla suscettibilità magnetica, di amplificare l'ipointensità delle emorragie puntiformi che diventano così facilmente visibili grazie alla loro composizione emosiderinica. Le lesioni assonali diffuse (DAI, *Diffuse Axonal Injury*) devono essere sospettate in quei traumi in cui vi sia sproporzione tra quadro clinico neurologico e l'imaging neuroradiologico.

Traumi orbitali e nasoetmoidali

L'orbita e le componenti nasoetmoidali costituiscono unità estetiche e funzionali importanti del volto. La gravità delle fratture può variare tra fratture minori e fratture complesse che interessano i complessi orbito-zigomo-malari. La TC è l'esame più indicato per la valutazione di tali fratture. Le fratture zigomo-mascellari sono rare nel bambino, in ragione dell'assenza di pneumatizzazione delle cavità paranasali, di ossa elastiche e dell'effetto protettivo del maggior sviluppo del neurocranio. Le fratture dei complessi orbito-zigomo-malari nel bambino di minore età sono frequentemente associate a traumi cranici (Fig. 6.9); rare sono le fratture comminute.

Le fratture della rima orbitaria sono rare. Quando vi è un impatto sulla rima sovraorbitaria, la pressione è trasmessa al tetto orbitarlo, che può fratturarsi. Nei minori di 7 anni la frattura del tetto orbitario è molto più frequente: risulta solitamente per impatto diretto sull'occhio ed è chiamata *blow-out*. Rare le fratture orbitarie multiple *blow-in*.

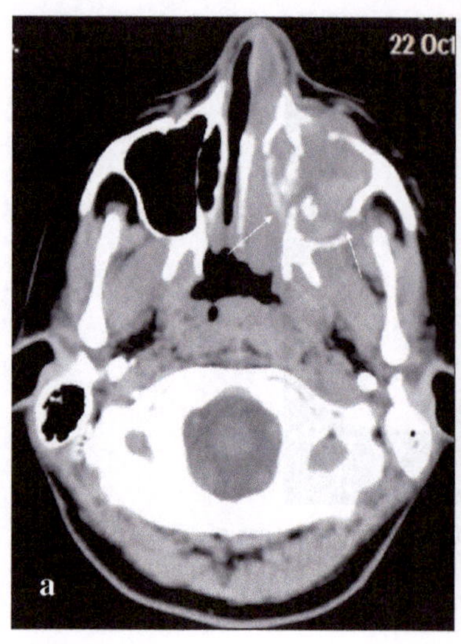

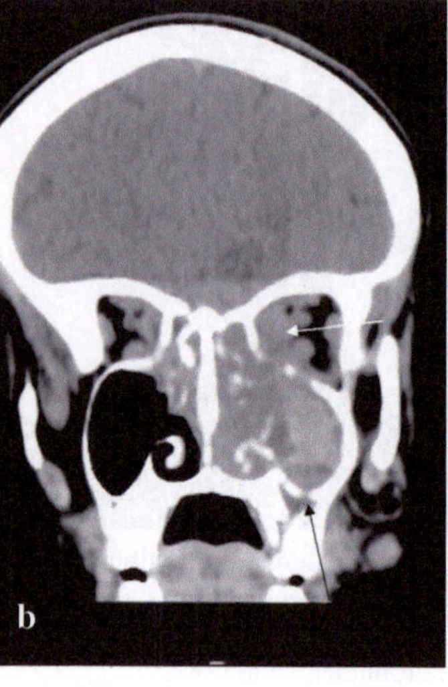

Fig. 6.9a, b. Frattura mascellare, del pavimento orbitario e dell'arco zigomatico sinistro. TC assiale (**a**) e MPR coronale (**b**). Presenza di emoseno, opacamento delle coane a sinistra e dello spazio extra-conico inferiore orbitario (*frecce*)

Quando, con la crescita, il seno frontale si pneumatizza, estendendosi alla rima sovraorbitaria e prevenendo così la trasmissione diretta della forza al tetto orbitario (con riduzione della frequenza delle sue fratture), prevalgono le fratture del seno frontale.

Le fratture del tetto orbitario sono considerate fratture del neurocranio. In genere non richiedono trattamento a meno di un'estesa breccia ossea.

Le fratture del pavimento orbitario sono più rare di quelle del tetto orbitario: l'incidenza di tali fratture è parallela allo sviluppo. Solo i bambini di età superiore agli 8 anni hanno uno sviluppo sufficiente dei seni paranasali tale da consentire la frattura del pavimento orbitario e dei seni paranasali. Risultano da trauma diretto sulla rima orbitaria inferiore: in tali traumi si genera una depressione dei tessuti molli orbitari verso il seno mascellare ed il muscolo retto ed obliquo inferiore possono rimanere incarcerati nella rima di frattura, causando un'ipomotilità oculare (Fig. 6.10). La frattura della parete mediale dell'orbita è conseguenza dell'impatto diretto sull'orbita. Nei bambini più giovani è una frattura dovuta al precoce sviluppo dei seni etmoidali. Spesso è presente enfisema sottocutaneo e pneumo-orbita. (Fig. 6.11). Rara è la necessità di riparazione chirurgica nelle fratture del tetto orbitario, mentre è più frequentemente necessaria in quelle del pavimento. La varietà delle fratture orbitarie è meglio compresa con l'analisi di sede, direzione e forza e dell'energia di impatto.

Traumi maxillo-facciali

I traumi maxillo-facciali sono meno frequenti nei bambini rispetto agli adulti. I trattamenti terapeutici devono tener conto dello scheletro in crescita, onde evitare deformità con compromissione dello stato funzionale ed estetico. Nel 42-55% dei casi vi sono fratture craniche associate e nel 15-24% fratture delle estremità (Tabella 6.1). Le cause più comuni sono le cadute (30-43%), durante il gioco e l'attività sportiva (22-23%), e gli incidenti stradali.

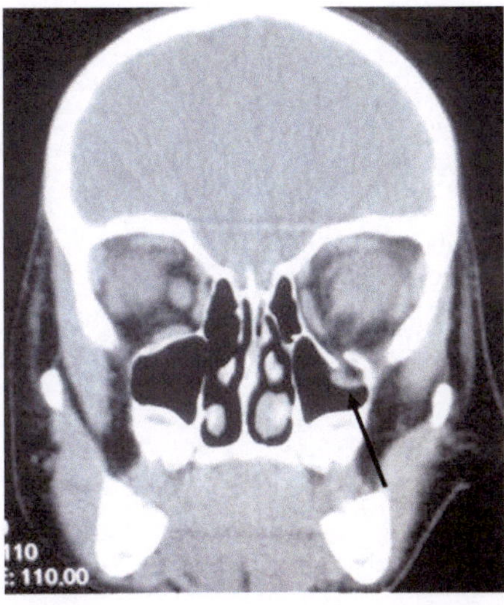

Fig. 6.10. Ragazza di 13 anni. TC coronale diretta. Frattura del pavimento orbitario sinistro. Intrappolamento del muscolo retto inferiore attreverso la rima di frattura, accompagnata dalla deiscenza di tessuto adiposo in corrispondenza del seno mascellare sottostante (*freccia*)

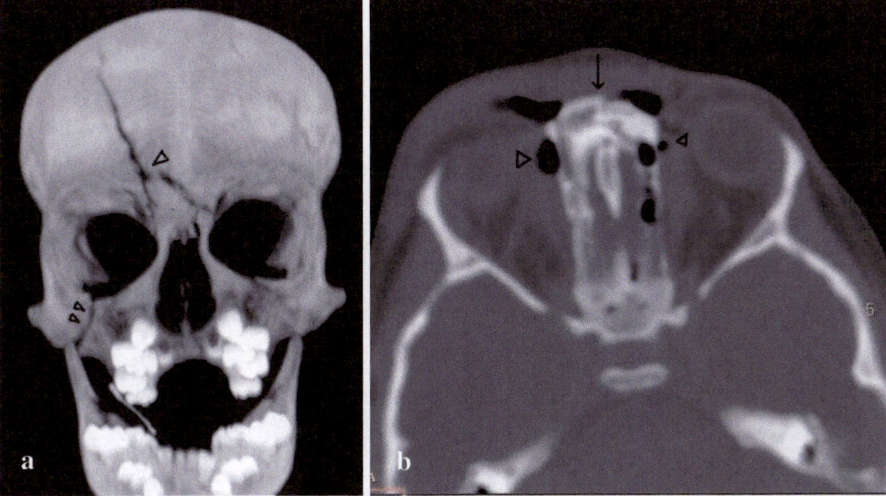

Fig. 6.11. Trauma fronto-facciale in bambino. MIP coronale (**a**) e sezione assiale con finestra per osso (**b**). Frattura fronto-nasale ed etmoidale destra con estensione alle pareti orbitarie mediali. La frattura lineare si estende allo zigomo destro (*punte di freccia*). Si associa pneumo-orbita, emo-orbita ed emoseno etmoido-mascellare

Le fratture facciali in età pediatrica rappresentano il 5% di tutti i traumi cranio-facciali, con frequenze molto inferiori al di sotto dei 5 anni di età. I fattori determinanti della differenza rispetto all'adulto sono costituiti dalla disproporzione cranio-facciale, dalla maggior elasticità delle ossa infantili, dal maggior spessore dei tessuti molli con effetto protettivo, dalla ridotta o assente pneumatizzazione dei seni paranasali, non ancora sviluppati. Le fratture più frequenti sono le fratture nasali (60%), le mandibolari (21%) e le mascellari (6%) con fratture alveolari associate. Le fratture più comuni che richiedono un'ospedalizzazione sono quelle che interes-

Tabella 6.1. Traumi facciali pediatrici

1) Incidenza:
   - meno frequenti nei bambini che negli adulti
   - 5-10% delle fratture facciali nei bambini
   - fratture nasali e mandibolari sono le più frequenti
   - cadute, incidenti stradali, sport, attacchi animali, child abuse
   - shift delle fratture da superiori ad inferiori con il crescere dell'età

2) Differenze rispetto all'adulto:
   - maggiore labilità nella gestione in emergenza
   - iposviluppo facciale
   - stadio della dentizione mista
   - rapidità nella guarigione
   - associazione comune con traumi intracranici e spinali
   - trattamento chirurgico causa potenziale di deformità

3) Anatomia:
   - disproporzione cranio-facciale a favore del primo, effetto protettivo
   - distanza interpupillare ampia e dorso nasale piatto
   - maggior tessuto fibroadiposo
   - sviluppo non ancora presente dei seni paranasali
   - stabilità favorita dall'elevato rapporto denti-osso
   - ossa facciali pediatriche con corticale sottile

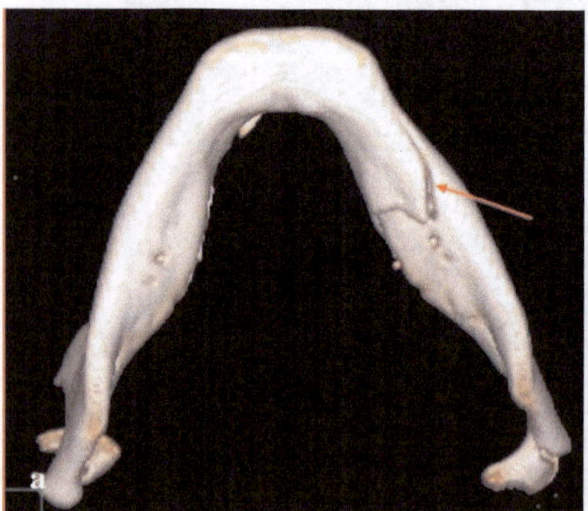

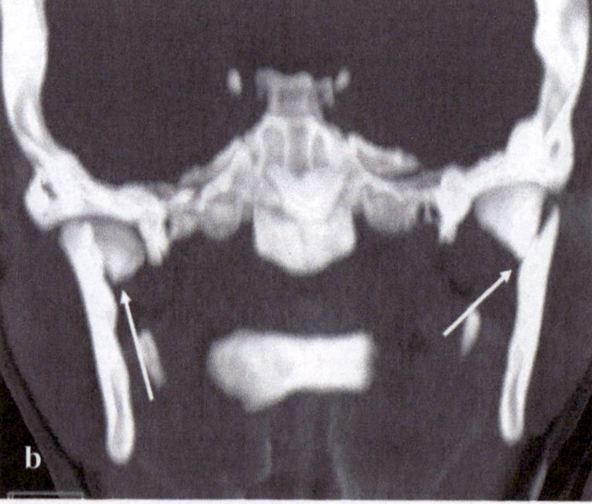

Fig. 6.12a, b. **a** TC 3D volume rendering di frattura con disarticolazione della mandibola sinistra. **b** MPR coronale di frattura bilaterale dei condili mandibolari con dislocazione dei frammenti fratturati e, a destra, frattura della cavità articolare

sano la mandibola ed in particolare i condili mandibolari (Fig. 6.12). Le fratture delle strutture maxillo-facciali mediali sono rare, dal momento che tali fratture richiedono impatti ad elevata energia e possono presentarsi in corso di importanti incidenti stradali o nel bambino maltrattato. La presenza di gemme dentarie nella mandibola rende questa più resistente alle fratture. Una medesima forza di impatto crea minori lesioni nel bambino rispetto all'adulto.

L'80% della crescita delle strutture maxillo facciali avviene nei primi 2 anni e raggiunge la quasi completezza verso i 7 anni, ma perdura fino alla seconda decade, con rapporto cranio-facciale alla nascita di 8:1, fino ad arrivare alla maturazione completa di 0,5:1. Il cranio fornisce una sorta di scudo alle ossa facciali. Nel bambino sono più frequenti le fratture facciali superiori rispetto alle inferiori, tipiche dell'adulto. Sono inoltre più frequenti le fratture orbitarie e craniche. Con lo sviluppo dei seni paranasali le fratture maxillo-facciali inferiori diventano più frequenti.

La TC è divenuta di uso comune nel bambino, così come nell'adulto. In passato era comune l'esecuzione di scansioni assiali e, quando possibile, coronali. Con l'avvento della TC multistrato e dell'acquisizione volumetrica con risoluzione isotropica, accompagnata da ricostruzioni multiplanari ed eventuale ricostruzione volumetrica 3D, è possibile una dettagliata analisi delle strutture ossee, dei tessuti molli cranio-facciali e del parenchima cerebrale, pur, secondo il principio di ALARA, a dosi di esposizione ridotte. Per le fratture delle ossa nasali la radiografia nelle opportune proiezioni latero-laterali ed assiali è sufficiente, così come per la valutazione delle fratture dentarie e della mandibola. Recentemente è stato proposto un uso sistematico degli ultrasuoni nella valutazione delle fratture nasali. L'ortopantomografia consente un'adeguata valutazione delle strutture alveolari e dentarie e frequentemente è sufficiente per la valutazione dell'integrità mandibolare. Per la valutazione dei condili mandibolari, delle orbite e delle rocche petrose la TC multistrato appare la metodica di prima scelta.

Le fratture nasali del bambino differiscono da quelle dell'adulto per la prevalente componente cartilaginea e per la ridotta emergenza dal profilo facciale. Tali elementi rendono conto della ridotta presenza di fratture nasali nel bambino, in cui prevale un diffuso edema facciale. Se vi è una frattura, questa frequentemente interessa il setto nasale, che può essere fratturato longitudinalmente nella sua porzione anteriore o può essere dislocato, reperto comune nelle fratture neonatali.

Traumi mandibolari Le fratture dentali isolate o alveolari sono frequenti nei bambini: i canini o gli incisivi sono frequentemente avulsi per la loro localizzazione anteriore. Tali fratture sono da considerarsi un'emergenza dentaria. I denti decidui non devono essere reimpiantati, mentre i denti permanenti devono essere reimpiantati possibilmente entro un'ora.

Le fratture mandibolari del bambino sono spesso uniche, diversamente dall'adulto nel quale sono frequentemente multiple. I condili sono frequentemente la sede di fratture mandibolari nei bambini, in relazione all'abbondante presenza di osso midollare circondato da sottile rima di corticale. Le fratture condilari rappresentano circa il 31% delle fratture mandibolari e le fratture mediane della faccia sono circa il 17%, di solito nei bambini più grandi.

La diagnosi radiologica, dopo l'esame clinico, è sempre necessaria ed è basata sulla radiografia standard, sulla radiografia panoramica e sulla TC.

Sono riconoscibili 3 tipi di frattura condilare:

- intracapsulare con frattura della testa condilare;
- fratture condilari alte, attraverso il collo mandibolare sopra l'incisura sigmoidea;
- fratture sottocondilari inferiori, associate a fratture a legno verde.

Le fratture del primo tipo sono quelle che più facilmente esitano in disturbi di crescita. Non rare sono le fratture sinfisarie o parasinfisarie con rischio di lesione alle gemme dentarie. Tali traumi sono più frequentemente presenti nei traumi cranici o ortopedici. Le fratture del corpo e dell'angolo mandibolare tendono ad essere incomplete nel bambino.

TRAUMI ZIGOMATICI E MASCELLARI Le fratture zigomatiche sono di solito causate da impatto diretto sulle ossa della guancia. La pneumatizzazione del seno mascellare è necessaria per consentire la dislocazione ossea, il che spiega perché tali fratture siano rare nei bambini. Le fratture zigomatiche si associano ad emorragie congiuntivali, tumefazione dei tessuti molli e depressione del profilo della guancia, asimmetria ossea alla palpazione della rima orbitale. La proiezione radiografica più idonea è la sub-mento-vertice o la TC.

Le fratture di Le Fort sono caratterizzate dalla mobilità della mascella rispetto alla base cranica e presentano sintomi differenti e diversi gradi di gravità. Tutte hanno in comune un'elevata energia di impatto.

Sono descritti 3 tipi:

- *frattura Le Fort I*: risulta dall'impatto sul segmento inferiore della mascella. I seni mascellari sono fratturati trasversalmente. Non sono presenti fratture orbitarie o nasali. L'apofisi pterigoidea ed il vomere sono fratturati nello loro porzione inferiore;
- *frattura Le Fort II*: frattura più ampia, conseguente a violento impatto sulla mascella e sulle ossa nasali con direzione supero-inferiore. La frattura decorre inferiormente e lateralmente attraverso la parete mediale ed il pavimento dell'orbita e prosegue lungo le pareti laterali dei seni mascellari. L'apofisi pterigoidea è fratturata nel suo terzo mediano;
- *frattura Le Fort III*: corrisponde ad una completa disgiunzione in conseguenza di un trama ad alta energia sulle ossa nasali. Decorre attraverso le ossa nasali, le pareti laterali delle orbite e l'arco zigomatico. Il setto nasale e l'apofisi pterigoidea sono fratturate superiormente. È possibile un'estensione della frattura alla base cranica.

RACHIDE

EPIDEMIOLOGIA I traumi spinali in età pediatrica possono avere conseguenze catastrofiche. I bambini hanno differenti profili lesionali rispetto all'adulto in seguito ai differenti quadri anatomici e fisiologici ed all'esposizione a differenti fattori di rischio. I traumi vertebro-midollari nell'età pediatrica sono relativamente rari. Essi non sono molto frequenti a causa della più elevata mobilità ed elasticità della colonna in crescita e della minore massa corporea dei bambini, dell'incompleta ossificazione e della maggiore comprimibilità dell'osso rispetto all'adulto. Nei Paesi anglosassoni la frequenza dei traumi del rachide, accompagnati o meno a dislocazione vertebrale senza lesioni mieliche, raggiunge il 2,7-3% di tutti i traumi in età pediatrica; i traumi associati a lesioni mieliche costituiscono invece il 16-20% di tutti i traumi spinali, con una frequenza dello 0,6 % di tutti i traumi pediatrici. Nello 0,1-0,2% di tutti i bambini traumatizzati e nel 4,5-6% dei traumi spinali in età pediatrica sono presenti lesioni mieliche in assenza di alterazioni vertebrali (SCIWORA, *Spinal Cord Injury WithOut Radiological Abnormality*) con una maggior frequenza nei bambini di età inferiore agli 8 anni. I politraumi ed i traumi toracici aumentano sia il rischio di lesioni e dislocazioni vertebrali che di lesioni midollari. I traumi della strada rappresentano il 50% dei traumi spinali del bambino, seguiti dalla cadute dall'alto. Le fratture craniche sono le più frequentemente associate. Gli incidenti stradali costituiscono la causa più frequente di traumi spinali in particolare nella prima infanzia. Le cadute sono più frequenti tra i 2 ed i 9 anni, mentre i traumi correlati all'attività sportiva tra i 10 ed i 14 anni.

I traumi cranici sono associati nel 37% dei casi. Il tratto vertebrale più frequentemente interessato è quello cervicale (36-40%), seguito dal tratto toracico (34%) e dal tratto lombare (29%). Le lesioni plurisegmentarie contigue sono presenti nel 34% e quelle non contigue nel 7%. I bambini di età inferiore presentano con maggior frequenza una lesione del tratto cervicale superiore. L'apice della curva cervicale in flessione è localizzata a livello differente nei bambini (C2-C3) rispetto all'adulto (C4-C6). Il 28,7% presenta lesioni discali isolate, o lesioni radicolari, della cauda o fratture dei processi traversi o spinosi senza ulteriori associazioni. Le lesioni toraciche sono presenti nell'11.4% dei pazienti con traumi spinali.

MODALITÀ DI INDAGINE RADIOLOGICA La radiografia della colonna conserva il suo valore di indagine di accesso nella valutazione del trauma spinale, in particolare a livello cervicale. Nelle linee guida dell'Associazione Americana dei Neurochirurghi si sottolinea tuttavia che l'indagine radiologica può non essere necessaria in bambini svegli, in grado di parlare, senza deficit neurologici o rigidità muscolare nucale, senza dolore conseguente al trauma distrattivo e che non presentano segni di intossicazione. L'applicazione di tali criteri nello studio Nexus (*National Emergency X-ray Utilixation Study*) ha ridotto la necessità di imaging alla colonna nel 20% della popolazione pediatrica.

La proiezione radiografica latero-laterale è essenziale nella valutare il trauma spinale e da sola possiede il 79% di sensibilità. Nei traumi del tratto cervicale l'ispessimento dei tessuti molli paravertebrali ha un basso valore predittivo nell'età pediatrica. Il ruolo delle manovre di flesso estensione è a tutt'oggi controverso e la sua applicazione sembra più utile nel valutare la presenza di lesioni legamentose.

La TC deve essere limitata, per ragioni protezionistiche, al solo tratto sospetto e non deve essere estesa a tutta la colonna, come nell'adulto. Nello studio del tratto cervicale può essere utile l'impiego di schermi di bismuto a protezione della tiroide, che porta ad una riduzione della dose di circa il 30%. Le acquisizioni isotropiche della TC multistrato volumetrica consentono ricostruzioni multiplanari, proiezioni MIP osso e ricostruzioni volumetriche tridimensionali. Ad eccezione dei gravi politraumi, in cui l'accesso diretto alla TC è indicato, negli altri casi l'eventuale scelta di questa indagine deve essere conseguente alla valutazione clinico-radiologica.

La RM è indicata in tutte le alterazioni mieliche. La relativa frequenza di SCIWORA nella popolazione pediatrica giustifica il suo impiego in assenza di anomalie radiologiche del rachide. È compito della RM il rilievo di lesioni edematose e legamentose, di contusioni/lacerazioni mieliche, di emorragie intra ed extra-assiali, di sublussazioni/dislocazioni dei somi vertebrali, di fratture occulte o concomitanti alterazioni discali. Tali alterazioni sono riscontrate nel 31% dei pazienti con radiografia normale.

VALUTAZIONE DEI TRAUMI SPINALI Uno dei requisiti più importanti nella valutazione del trauma pediatrico, in particolare in quello del tratto cervicale, è stabilire se la lesione sia stabile o instabile. La stabilità dipende non solo dall'integrità delle strutture ossee radiologicamente visibili, ma anche dall'integrità delle strutture posteriori muscolari, legamentose e capsulari. L'indagine radiologica di un trauma cervicale non è semplice, necessita di esperienza. La valutazione clinica è sempre necessaria, potendo escludere la necessità di un esame radiologico.

Fra tutte le proiezioni radiologiche del rachide, la proiezione laterale è la più importante per valutare la stabilità o l'instabilità della colonna, in particolare a livello del tratto cervicale. Lo studio radiologico si differenzia in funzione del grado di collaborazione del paziente, se conscio, soporoso o inconscio. Quando possibile, vanno eseguiti radiogrammi in proiezione antero-posteriore, latero-laterale e a bocca aperta per il processo odontoideo dell'epistrofeo, senza muovere il paziente dal tavolo. Se la proiezione a bocca aperta non è ottenibile (paziente intubato) si procede all'esecuzione di una TC. Inoltre nella prima infanzia e nei bambini fino ai 5 anni di età appare difficile ottenere la posizione a bocca aperta per lo studio del processo odontoide. I radiogrammi in flessione possono essere utili per escludere o dimostrare lesioni occulte e legamentose posteriori. La TC è utile per la visualizzazione di frammenti fratturativi endorachidei e per un bilancio di stabilità delle strutture ossee. Nello studio del passaggio vertebro-occipitale la TC è utile nell'evidenziare fratture occulte o dei condili occipitali. Molte delle fratture del processo odontoide nei bambini al di sotto di 2 anni di età avvengono attraverso la sincondrosi dente-corpo dell'epistrofeo e possono essere visualizzate nella proiezione laterale.

Un elemento di valutazione del trauma in corrispondenza del dente dell'epistrofeo è la misura dell'ampiezza predentale. In età pediatrica vi sono variazioni molto più importanti che nell'adulto. Nel bambino una distanza di 3-4 mm deve essere considerata normale. Questa può cambiare grandemente nelle posizioni in flessione ed estensione, con variazioni di solito di 2 mm. Tale reperto deve essere valutato con prudenza.

Lesioni specifiche dello scheletro assiale in crescita sono le lesioni delle limitanti somatiche cartilaginee e le fratture a livello delle sincondrosi del dente dell'epistrofeo, la dislocazione atlo-occipitale tipica dell'età infantile, le dislocazioni atlo-assiali rotatorie e traslatorie. Le fratture del processo odontoide sono provocate da forze da strappamento, quali si verificano negli scontri automobilistici frontali ad almeno 40km/h, associati ad improvvisa decelerazione.

Nel bambino i corpi vertebrali hanno aspetto ovale e con la crescita diventano cuboidi e poi rettangolari, raramente appiattiti. Gli archi neurali ed i processi spinosi evidenziano un'ampia variabilità. Sono frequentemente presenti ossicini aberranti nel basicranio e nel tratto cervicale che, a differenza dei frammenti fratturativi, presentano frequentemente contorni arrotondati.

Il rachide del bambino, soprattutto a livello cervicale, presenta peculiarità fisiologiche che vanno ben conosciute e non devono essere erroneamente interpretate come quadri di trauma con dislocazione e/o frattura (Tabella 6.2). I muscoli del collo sono meno sviluppati, la compliance nelle ossa è più elevata, aumentando la frequenza di lesioni traumatiche dei tessuti molli senza fratture associate. Le differenze anatomiche del rachide cervicale del bambino, rispetto a quello dell'adulto, sono marcate fino all'età di 8 anni e persistono in grado minore fino all'età di circa 12 anni. Lo sviluppo della colonna cervicale superiore è differente da quello della colonna cervicale inferiore. La vertebra C1 si sviluppa da 3 centri di ossificazione (corpo e due archi neurali). Le anomalie sono presenti quando vi sia assenza di sviluppo di uno di questi centri o vi sia una mancata fusione. L'arco posteriore si fonde normalmente all'età di 3 anni. La vertebra C2 si sviluppa da 4 centri di ossificazione (corpo, odontoide e due archi neurali). Questi sono presenti alla nascita e si fondono anch'essi all'età di 3 anni. Il corpo e l'odontoide sono uniti dalla sincondrosi dento-centrale ed il corpo e gli archi neurali sono uniti da due sincondrosi neuro-centrali. La colonna cervicale inferiore si sviluppa da 3 centri di ossificazione, uno vertebrale centrale e due archi neurali uniti anch'essi da due sincondrosi neuro-centrali che si fondono tra i 3 ed i 6 anni di età. Le vertebre cervicali e toraciche hanno inoltre 5 centri di ossificazione secondari (uno per il processo spinoso, due per i trasversi e due apofisi ad anello).

Tabella 6.2. Rachide cervicale: reperti fisiologici nell'età pediatrica

Arco anteriore di C1 elevato in iperestensione
Aumentata distanza interspinosa tra C1 e C2 in flessione
Aumento della distanza tra C1 ed il dente dell'epistrofeo
Dislocazione somatica posteriore
Angolatura di C2-C3
Dislocazione anteriore di C2 su C3 (Hangman)
Wedging fisiologico di C3 e C4
Epifisi ad anello
Pseudoampliamento del canale rachideo
Pseudofratture da erroneo posizionamento del rachide cervicale superiore
Aumento della distanza tra masse laterali di C1 e dente dell'epistrofeo nei <2 anni

Fisiopatologia I meccanismi alla base dei traumi spinali sono quelli della flessione, della flessione laterale, dell'estensione, della rotazione, della compressione assiale (Fig. 6.13) e dello strappamento. La flessione induce lesioni spinali più frequentemente dell'estensione (Fig. 6.14). La peculiarità anatomica dei vari segmenti influenza la comparsa di vari tipi di lesione: l'orientamento orizzontale delle fac-

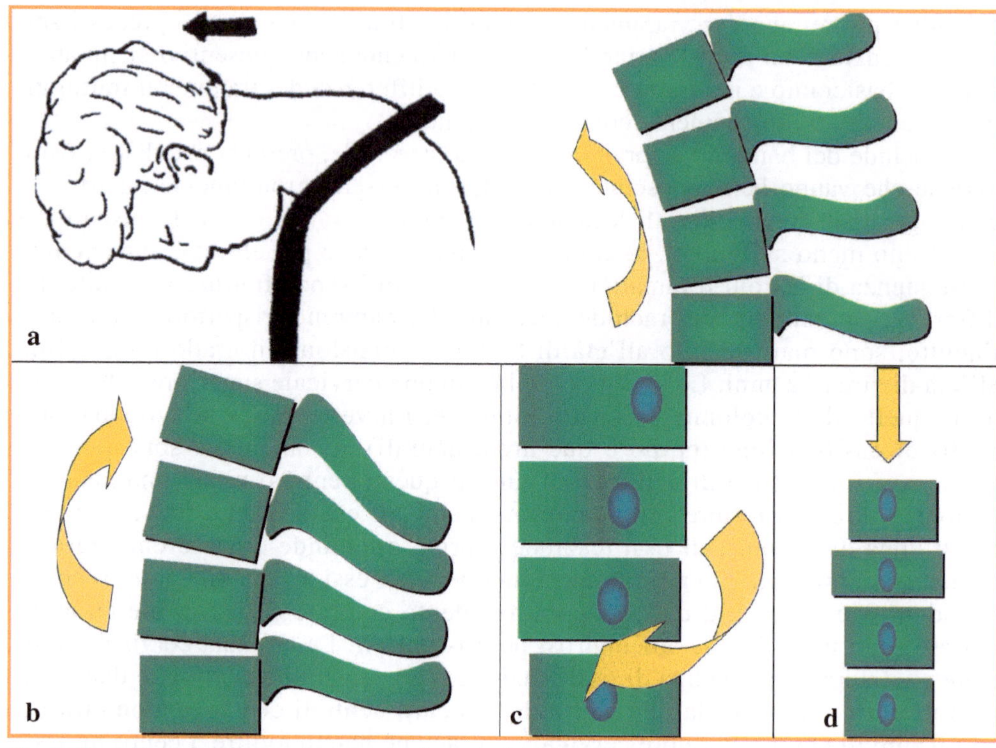

Fig. 6.13a-d. Forze implicate nei meccanismi traumatici del rachide. **a** Flessione (+%). **b** Estensione. **c** Rotazione anteriore (+%) e posteriore. **d** Compressione assiale

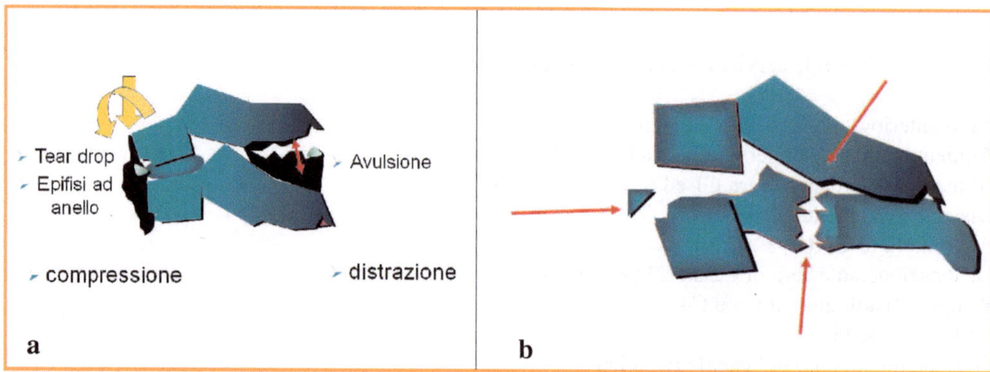

Fig. 6.14a, b. **a** Lesioni conseguenti al trauma in flessione e compressione anteriore. **b** Lesioni conseguenti al meccanismo traumatico in estensione

cette articolari interapofisarie del tratto cervicale favorisce la dislocazione e la rottura del disco intersomatico senza frattura. Nel tratto lombare, per contro, la direzione prevalente verticale delle faccette induce delle fratture delle stesse apofisi articolari e delle fratture lineari dei somi. Ad un grave trauma può conseguire una dissoluzione del corpo vertebrale (Fig. 6.15). Nei bambini maltrattati le fratture da

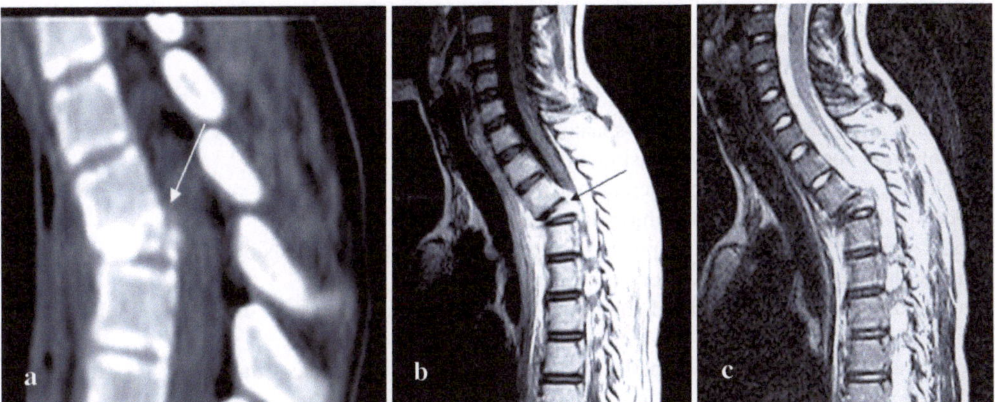

Fig. 6.15a-c. Lesione traumatica non mielica in bambina di 12 anni durante esercizio di karate. Comparsa di dolore. Esame TC eseguito 2 mesi dopo il trauma. **a** MPR sagittale. **b** RM T1W sagittale. **c** RM T2W sagittale. Dissoluzione del soma di D8 ed alterazione del muro posteriore. L'evento traumatico ha provocato il collasso in vertebra affetta da istiocitosi di Langherans. Presenza di tessuto patologico epidurale in corrispondenza del muro posteriore della vertebra collassata

compressione associate all'iperflessione possono risultare silenti. Se la compressione vertebrale è molto marcata si può, in diagnostica differenziale, considerare tali alterazioni come conseguenti a mucopolisaccaridosi, istiocitosi di Langherans o altre patologie favorenti la frattura vertebrale. La dislocazione laterale dei corpi vertebrali è di solito associata a gravi lesioni fratturative. Possono essere riconosciute alterazioni dell'ampiezza intersomatica, un'anomala configurazione delle articolazioni apofisarie, un ampliamento delle articolazioni di Luschka, un ampliamento della distanza interspinosa, una deviazione laterale dei processi spinosi o un ampliamento dello spazio interpeduncolare.

La determinazione dell'instabilità della colonna cervicale si basa sul riconoscimento di segni radiologici specifici (Tabella 6.3), alcuni di facile rilievo, altri in cui la sola radiologia convenzionale può non essere esaustiva ed in cui il ruolo della TC diventa significativa.

Traumi cervicali superiori La colonna dei neonati e dei bambini è particolarmente vulnerabile ai traumi da distrazione secondari a lesione legamentosa del tratto cervicale superiore. Nei bambini al di sotto dei 9 anni il 78% dei traumi cervicali sono localizzati nel tratto superiore e nel 68% presentano sublussazione senza frattura o SCIWORA. La dislocazione atlo-occipitale è più frequente tra i 5 ed i 9 anni di età. Le distrazioni/disgiunzioni spinali sono rare nei bambini e sono spesso fatali per le concomitanti lesioni del tronco encefalico. Coloro che sopravvivono presentano grave tetraplegia. Vi sono alcune condizioni patologiche che favoriscono l'insorgenza di tali evenienze: fra queste la sindrome di Klippel-Feil, la sindrome di Grisel e la sindrome di Down.

Nelle disgiunzioni/dissociazioni atlo-occipitali viene valutato, nella proiezione radiografica latero-laterale, il rapporto BC:OA, misurando la distanza tra basion ed

Tabella 6.3. Segni d'instabilità cervicale

Dislocazione anteriore, posteriore o laterale del corpo vertebrale
Ampliamento o restringimento dello spazio intersomatico
Articolazioni apofisarie ampliate, ristrette o dislocate
Ampliamento localizzato delle articolazioni di Luschka
Blocco delle faccette, bilaterale o monolaterale
Separazione dei processi spinosi, più o meno associata a frattura da avulsione
Fratture da strappamento in flessione o estensione
Fratture da compressione del bordo anteriore con dislocazione posteriore del corpo vertebrale interessato
Ampliamento dello spazio predentale; dislocazione esterna delle masse laterali di C1 (frattura di Jefferson)
Dislocazione anteriore di una delle masse laterali di C1 (dislocazione rotatoria)
Frattura del dente, con o senza dislocazione
Frattura da scoppio del corpo vertebrale

arco posteriore di C1 diviso per la distanza tra opistion ed arco anteriore dell'atlante. Un rapporto maggiore di 1,0 è considerato diagnostico (valore normale 0,77). La TC è da considerarsi la metodica di scelta. La RM consente una valutazione dei tessuti molli e legamentosi e valuta in particolare l'eventuale lesione della membrana tettoria.

INSTABILITÀ OCCIPITO-ATLO-ASSIALE Le articolazioni atlo-occipitali consentono le manovre di estensione e di flessione con conseguente traslazione di C1 e C2. Movimenti superiori ai 5 mm ed ai 3 mm, in bambini rispettivamente al di sotto ed al di sopra degli 8 anni, indicano la presenza di instabilità atlo-assiale conseguente a lassità legamentosa e/o alla rottura del legamento trasverso. I radiogrammi in flessione possono essere utili, se eseguiti con prudenza.

La valutazione di una sublussazione rotatoria può essere indagata con la TC dinamica per verificare il movimento dell'arco anteriore di C1 rispetto al dente dell'epistrofeo, con scansioni in posizione indifferente e successiva rotazione da ambo i lati della testa sul collo.

Le fratture di Jefferson di C1 sono rare in età pediatrica e sono il risultato di un eccessivo carico dall'alto o al contraccolpo della testa conseguente ad un tuffo. Diversamente dagli adulti, nei quali la frattura è più frequentemente anteriore e posteriore, nei bambini è più spesso unica con perno sulla sincondrosi (Fig. 6.16).

FRATTURE DELL'ODONTOIDE Le fratture dell'odontoide nei traumi acuti sono riscontrate più raramente in età pediatrica rispetto all'adulto. L'angolazione anteriore dell'odontoide è altamente suggestiva di frattura in un trauma acuto. La RM è più sensibile nel rilevare l'edema spongioso che accompagna la rima di frattura, in particolare a livello della sincondrosi dento-centrale (Fig. 6.17). La TC consente una

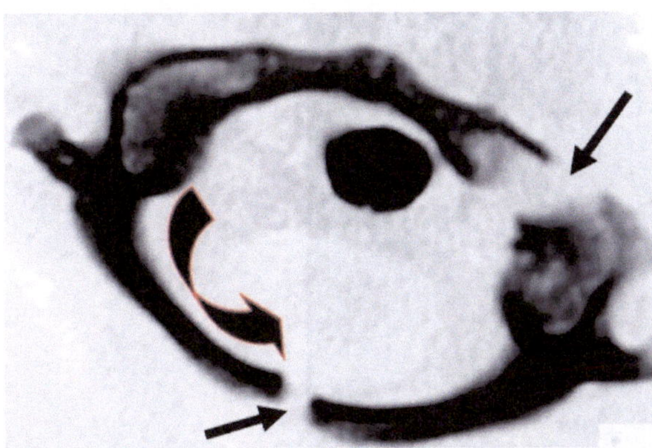

Fig. 6.16. Trauma sportivo in bambino di 14 anni. Scansione TC assiale. Frattura di Jefferson. Frattura dell'arco anteriore di C1 a sinistra, anteriormente all'apofisi articolare, e disgiunzione dei frammenti ossei. Concomitante frattura mediana dell'arco posteriore di C1. Dislocazione laterale del dente dell'epistrofeo. Lesione ad elevata instabilità

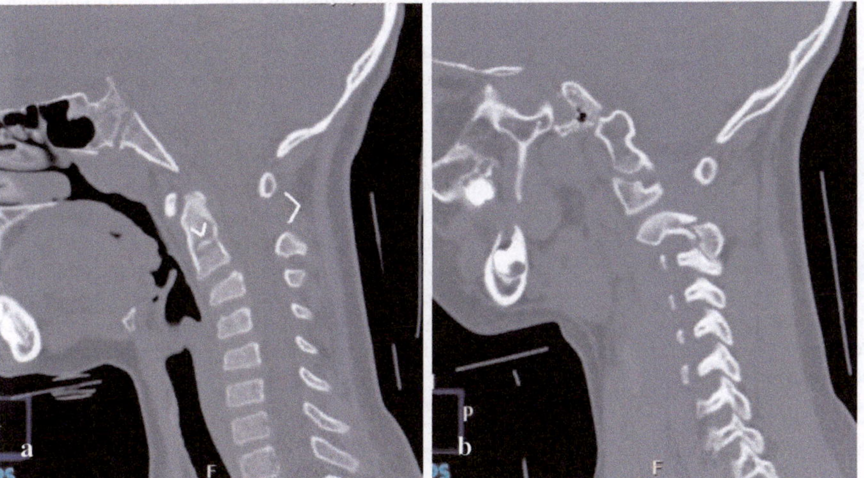

Fig. 6.17a, b. Ricostruzioni MPR sagittale mediana (**a**) e paramediana (**b**). A livello di C2 si riconosce il normale aspetto della sincodrosi tra dente dell'epistrofeo e soma di C2, da non confondere con linea di frattura. Pseudo-anterolistesi di C2 su C3, reperto nei limiti. Normali i rapporti atlo-occipitali

dettagliata valutazione del tipo di frattura e permette una valutazione dell'eventuale stato di cronicità della stessa. Anderson e D'Alonzo hanno classificato le fratture dell'odontoide in 3 tipi:

- *tipo I*: frattura da avulsione per strappamento del legamento alare. La presenza di un os odontoideum può rendere tale diagnosi problematica;
- *tipo II*: frattura trasversa che si estende alla base dell'odontoide e risulta spesso in una disgiunzione (Fig. 6.18). Utili le ricostruzioni TC sagittali e coronali, dal momento che la frattura può non essere riconosciuta sul piano assiale;
- *tipo III*: la frattura si estende al corpo di C2 ed è relativamente frequente nei bambini al di sotto dei 7 anni. Spesso la frattura attraversa la sincondrosi dentocentrale. La sincondrosi rimane aperta fino alla tarda infanzia.

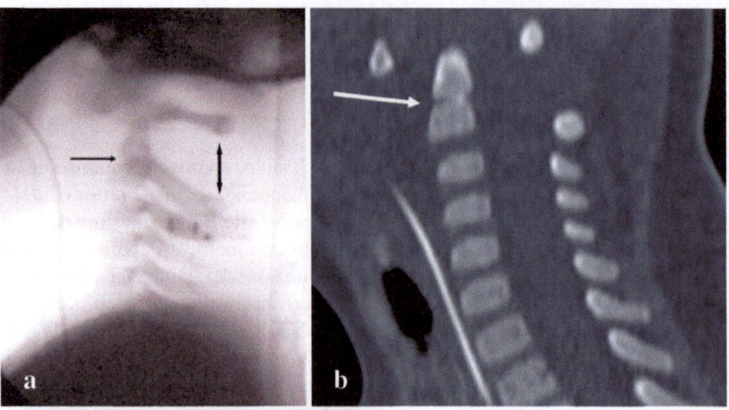

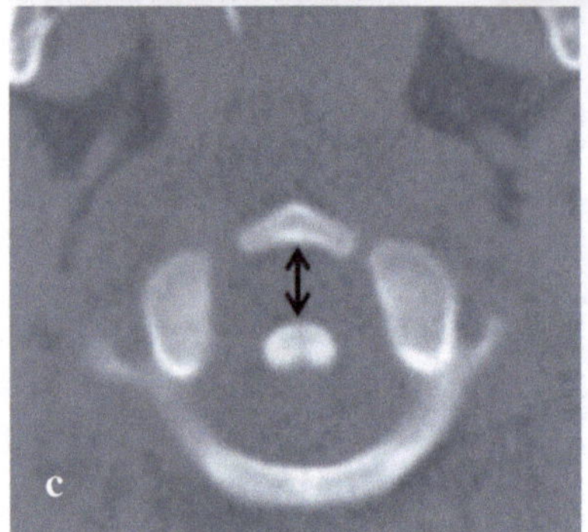

Fig. 6.18a-c. Lesione traumatica non mielica da incidente automobilistico con iperflessione della testa sul collo in bambino di 5 anni in. **a** RX in proiezione L-L. **b** MPR sagittale mediana. **c** Scansione assiale a livello del dente dell'epistrofeo. Si evidenzia l'incremento della distanza tra il profilo posteriore dell'arco anteriore di C1 (*freccia* in **a** e *doppia freccia* in **c**) e il profilo corticale anteriore del dente dell'epistrofeo, con integrità della colonna anteriore di C2, per rottura del legamento trasverso dell'odontoide. Aumento della distanza tra arco posteriore di C1 e processo spinoso di C2 (*doppia freccia in **a***) per rottura del complesso ligamentoso e aponeurotico posteriore, conseguente al meccanismo di iperflessione. Riduzione delle dimensioni trasverse del canale rachideo con dimensioni sufficienti a non esercitare compressione sul midollo. La sincondrosi tra la base dell'epistrofeo e il dente appare ancora incompletamente saldata (*freccia* in **a** e **b**), non sicuri segni di frattura a tale livello. Lesione altamente instabile che richiede fissazione

La TC è diagnostica nei casi difficili. La maggioranza di queste lesioni risulta nella dislocazione posteriore del dente e può essere altamente instabile e causare compressione midollare. L'ampliamento della sincondrosi e la sua angolazione anteriore sono sinonimi di lesione.

Fratture da estensione dell'atlante e dell'epistrofeo La più frequente è la frattura dell'arco posteriore di C1, cui segue la frattura del dente dell'epistrofeo e la classica frattura di Hangman di C2.

Le fratture dell'arco posteriore di C1 possono essere uni o bilaterali e possono essere isolate o in associazione con altre. Possono produrre lesioni da stenosi in conseguenza dell'angolazione del dente. Nella loro valutazione è di estrema utilità la TC.

Nella frattura di Hangman di C2 sono presenti fratture bilaterali attraverso gli archi neurali, i peduncoli vertebrali e la lesione dei legamenti anteriormente. La frattura unilaterale dell'arco può essere di più difficile diagnosi perché di solito non associata ad instabilità cervicale posteriore. Nei bambini più piccoli una frattura di Hangman può anche risultare silente.

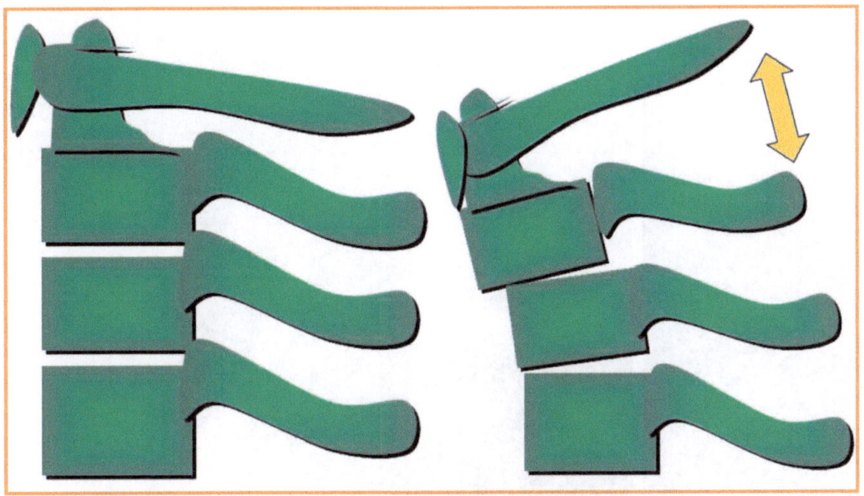

Fig. 6.19. Meccanismo traumatico in flessione del rachide cervicale

TRAUMI DA FLESSIONE DELLA COLONNA CERVICALE INFERIORE Questi traumi causano lesioni dei corpi vertebrali e dei rispettivi legamenti, delle articolazioni apofisarie e dei rispettivi legamenti, dei processi spinosi e dei rispettivi legamenti. Tali lesioni sono più frequenti nei bambini di maggiore età. Le forze compressive si localizzano anteriormente e le distrattive posteriormente e, in molti casi, è presente una lesione triangolare da avulsione o strappamento, più frequente in corrispondenza dello spigolo antero-inferiore del corpo vertebrale avulso. Le forze di distrazione posteriore, associate alle lesioni da iperflessione, portano a lesioni legamentose attraverso le faccette articolari e tra gli archi neurali e le apofisi spinose. La dislocazione del corpo vertebrale può essere minima e la dislocazione di circa 3 mm può essere considerata anormale. Per contro, l'angolazione anteriore maggiore di 12°-15° deve essere considerata anch'essa anormale. A livello degli archi neurali e dei processi spinosi la lesione legamentosa risulta in una separazione delle apofisi spinose interessate con ampliamento della distanza interspinosa (Fig. 6.19) e raramente nelle fratture di avulsione degli elementi posteriori. Se vi è un'alterazione dei legamenti longitudinali antero-posteriori, dei legamenti delle articolazioni apofisarie, degli archi neurali e dei processi spinosi il risultato è l'instabilità (Figg. 6.20, 6.21). La RM è di particolare utilità nel rilievo delle alterazioni osteo-legamentose.

TRAUMI DA ESTENSIONE Nelle fratture in estensione lo strappamento interessa lo spigolo antero-superiore. Se invece, viene evidenziata una frattura *tear drop*, è corretto sospettare una lesione instabile da iperflessione. Nei bambini l'equivalente di questa frattura consiste nel dislocamento del normale anello epifisario vertebrale. Le lesioni da estensione sono caratterizzate dalla presenza di forze compressive posteriori e distrattive anteriori, fratture prevalenti a carico delle faccette articolari, delle colonne e degli elementi posteriori. L'ampliamento dello spazio intersomatico avviene per rottura del legamento longitudinale anteriore e può essere associato ad una frattura da strappamento anteriore da estensione, con interessamento

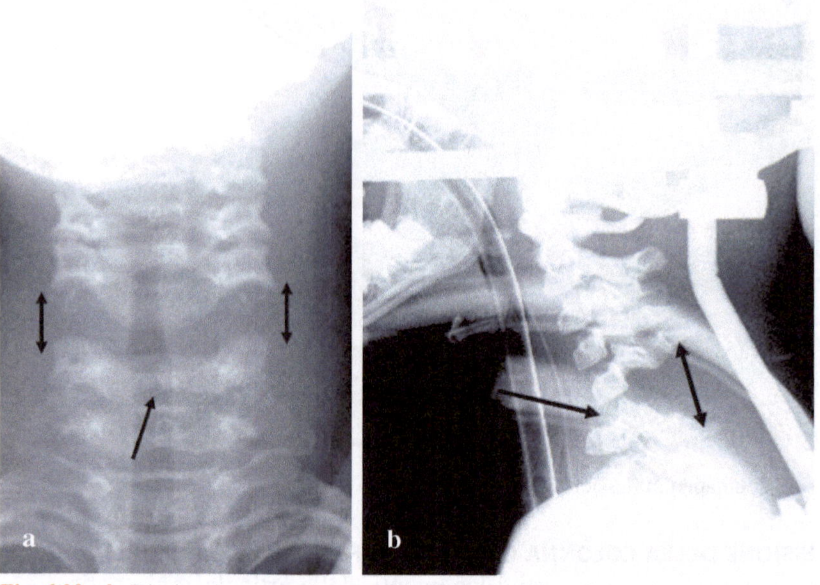

Fig. 6.20a, b. Disgiunzione completa tra C5 e C6 in bambino di 6 anni, con conseguente tetraplegia acuta, da inciente stradale. RX in proiezione A-P pre-fissazione (**a**) e post-fissazione in L-L (**b**)

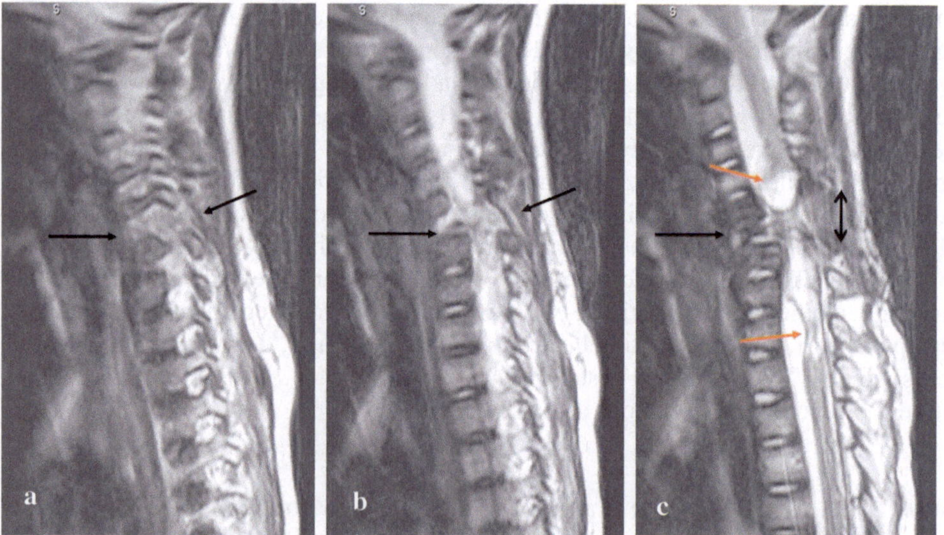

Fig. 6.21a-c. SRM sagittale dello stesso paziente della figura precedente. Si riconosce la disgiungione vertebrale tra C5 e C6. Ampia la lesione ligamentosa e fasciale posteriore. Estesa lesione mielica con focolaio lacero-contusivo emorragico e marcato edema midollare che si estende per circa 7 segmenti

dello spigolo superiore del corpo vertebrale. Il tessuto prevertebrale si rigonfia solo quando vi è la rottura del legamento longitudinale anteriore; se le fratture dell'arco posteriore sono unilaterali la frattura non è particolarmente instabile; lo è, al contrario, se le fratture sono bilaterali.

Fratture della regione toraco-lombare Le fratture-dislocazioni nel tratto dorso-lombare sono solitamente causate da traumi ad alta energia. Sono rare (2,5% di tutti i traumi spinali) e nel 50-70% sono plurisegmentarie. Nei traumi in bambini maggiori di 8 anni di età i quadri radiologici sono simili a quelli dell'adulto, mentre al di sotto degli 8 anni non è raro riscontrare, anche in questo tratto, la presenza di lesioni mieliche in assenza di anomalie radiografiche del rachide (SCIWORA). Sono più frequentemente causate da cadute dall'alto, ad esempio dal trampolino (Fig. 6.22). Un'angolazione inferiore a 10° dell'asse spinale richiede il solo riposo a letto, mentre al di sopra è richiesta l'immobilizzazione in estensione per 2 mesi. Una compressione vertebrale superiore al 50% richiede una stabilizzazione chirurgica. Le fratture possono interessare ciascuna delle tre colonne di Denis. Anche a tali livelli deve essere valutata l'instabilità (Fig. 6.23). È più frequente riscontrare una frattura rispetto ad una dislocazione dei corpi vertebrali o la presenza di una compromissione discale, in relazione alla maggior resistenza delle strutture legamentose rispetto all'osso. Nei traumi da cintura di sicurezza (più frequenti a livello L1-L3) si osserva una compressione anteriore della vertebra, con associate lesioni agli organi interni. Deve essere riconosciuta, con la TC, la presenza di frammenti ossei liberi, dislocati nel canale rachideo, la presenza di fratture dell'arco neurale ed il blocco delle articolazioni interapofisarie.

La compressione somatica è il reperto più comune. La presenza di una lesione a livello della giunzione dorso-lombare, al di sotto dei 2 anni, evoca la presenza di un trauma non accidentale. Nelle compressioni minori si evidenzia una lesione in corrispondenza degli spigoli somatici, che appaiono schiacciati, con aspetto concavo delle limitanti somatiche; nelle compressioni intermedie si riconosce l'aspetto a cuneo anteriore del corpo vertebrale o la perdita di concavità del muro posteriore; nelle compressioni severe è evidente il collasso del corpo vertebrale, che appare appiattito

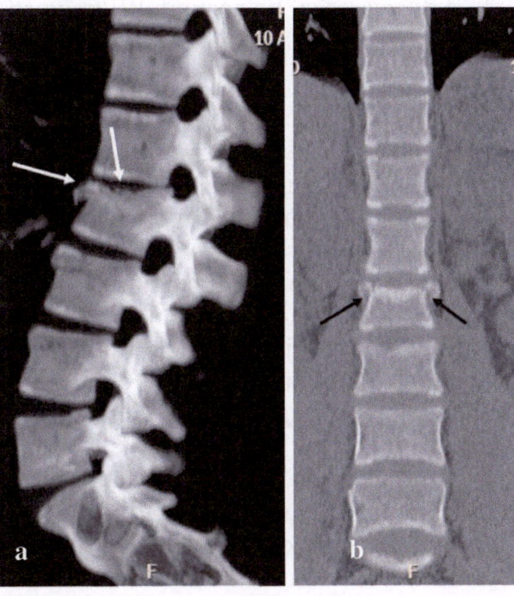

Fig. 6.22a, b. TC del rachide dorso-lombare in politrauma non mielico in bambino di 12 anni. a MIP osseo. b MPR coronale. Frattura di L2 da iperflessione e compressione verticale per caduta da un muro. Avvallamento del piatto somatico con cuneo anteriore e frammenti da scoppio in sede latero-anteriore (*frecce*). Non riconoscibili alterazioni dell'arco posteriore. Frattura stabile

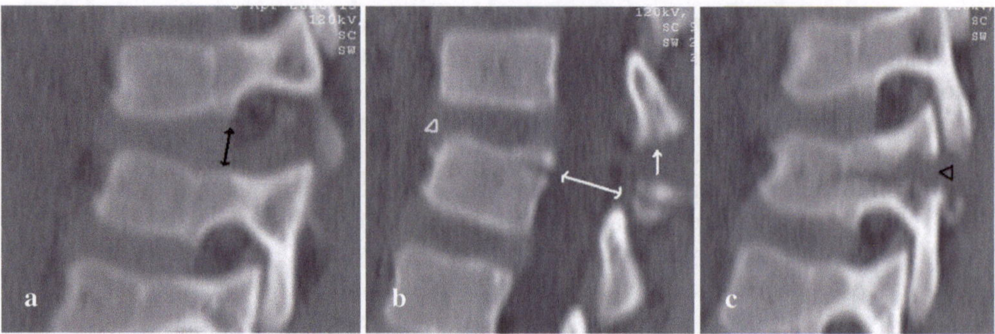

Fig. 6.23a-c. Trauma fratturativo in iperflessione con fulcro su L2. MPR sagittali. Instabilità posteriore. Piccolo distacco somatico marginale antero-superiore (*testa di freccia* in **b**), frattura trasversa con diastasi dell'arco neurale e dei peduncoli vertebrali con apertura posteriore da strappamento e lacerazione dei tessuti molli corrispondenti (*freccia piccola* in **b** e *testa di freccia* in **c**). Ampliamento dello spazio intersomatico posteriore di L1-L2 (*doppia freccia* in **a**). Frattura trasversa del piatto vertebrale superiore e del complesso apofisario posteriore (*doppia freccia* in **b**)

con alterazione del muro posteriore con possibilità di compressione midollare.

La lesione da strappamento delle limitanti somatiche (Salter-Harris I o II), associata o meno a protrusione del disco intersomatico, è riscontrabile nel periodo adolescenziale. Sono riscontrabili avulsioni con frammenti apofisari lombari, fratture dei processi traversi. Anche in occasione di lesioni traumatiche minori possono essere presenti gravi lesioni degli organi interni (60% a carico dei reni, 35% al fegato).

Un tipo particolare di lesione è la *Chance fracture*, caratterizzata da dislocazione bilaterale delle faccette articolari, frattura dei peduncoli vertebrali o delle lamine dell'arco neurale, estensione della rima di frattura lungo il corpo vertebrale (Fig. 6.23). Tale lesione, di possibile difficile diagnosi sia all'indagine radiologica convenzionale che alla TC, non è rara nelle lesioni da cintura di sicurezza. Le spondilolisi traumatiche sono rare.

Scheletro toraco-costale

Traumi toraco-costali Le lesioni traumatiche della parete toracica sono di notevole importanza dal momento che solitamente esse avvengono in relazione a meccanismi traumatici che causano altre gravi lesioni associate. Dal momento che la gabbia toracica dei bambini è più elastica di quella degli adulti, una minore forza di impatto è assorbita dalla parete toracica e proporzionalmente maggiore è l'energia trasmessa agli organi intratoracici (che provoca, ad esempio, contusioni polmonari). Le lesioni interne sono spesso presenti in assenza di danni visibili alla parete toracica stessa. Una frattura costale secondaria ad un trauma toracico chiuso è un importante indicatore della gravità del trauma stesso. Maggiore è il numero delle coste fratturate, più gravi sono le complicanze.

Le cause più frequenti di trauma toracico sono gli incidenti stradali, sebbene tali lesioni siano frequentemente presenti nei bambini maltrattati. La mortalità è di solito il risultato di traumi associati, in particolare, a traumi cranici. Nelle varie casistiche della letteratura la mortalità conseguente al solo trauma toracico varia dal 4

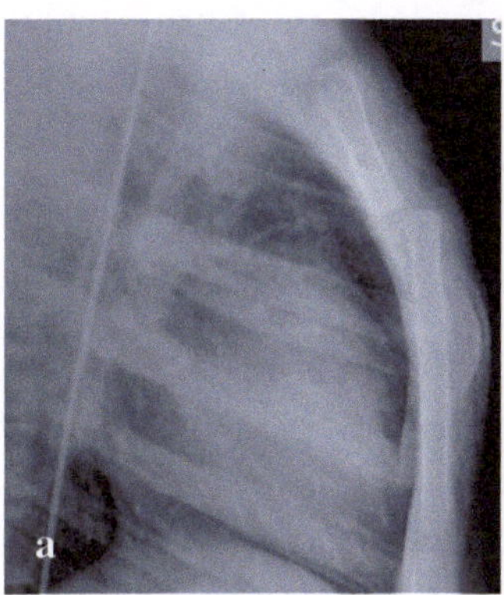

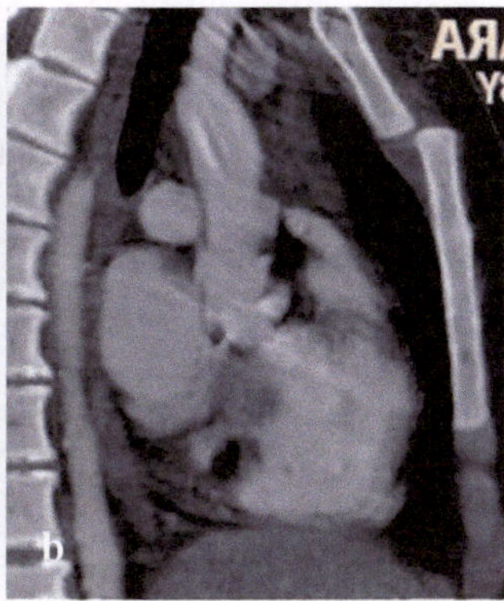

Fig. 6.24a, b. Politrauma da incidente stradale in bambina di 14 anni. RX in proiezione L-L (**a**) e TC MPR in sagittale (**b**). Si riconosce la frattura-lussazione del manubrio sternale. Non lesioni polmonari al di sotto della frattura. Non lesioni claveari

al 14%, mentre nei casi di trauma cranico associato al trauma toracico la percentuale aumenta al 28-37%. Le lesioni toraciche del bambino differiscono da quelle dell'adulto a causa della maggiore flessibilità delle strutture costali.

Il *flail chest* legato a fratture multiple di una costa, a frammenti isolati, è raro nei bambini. Una diagnosi precoce è necessaria per evitare conseguenti complicanze polmonari. La percentuale di pazienti trattati conservativamente è di circa il 97% nei traumi costali.

Le fratture costali sono associate, in ordine decrescente, a lesioni traumatiche delle estremità, craniche, spleniche, epatiche, fratture sternali e scapolari, rotture dell'aorta toracica, fratture scapolari e, raramente, lesioni cardiache.

Le fratture sternali sono rare nei bambini e possono conseguire a traumi diretti od indiretti. Esse insorgono generalmente per traumi chiusi di non eccessiva energia cinetica. Una particolare attenzione deve essere rivolta, nei casi di frattura sternale ad alto impatto, a concomitanti lesioni spinali. Frequente è la frattura della corticale anteriore, rare invece le fratture della giunzione manubrio-sternale (Fig. 6.24). Non raramente le fratture sternali si associano a traumi spinali in iperflessione del rachide dorsale, con linee di forza trasmesse allo sterno tramite le clavicole per azione muscolare in iperestensione del torace.

Nei bambini sani le fratture costali hanno un'alta specificità per il *child abuse*. Le fratture costali acute possono essere difficilmente evidenziate alla radiografia del torace. La scintigrafia ossea o la TC possono essere necessarie per valutare le fratture in fase acuta; tuttavia non sono indicate se non per la ricerca di lesioni parenchimali polmonari o del rachide associate. La maggior parte delle fratture è evidenziabile a distanza di 2 settimane dal trauma grazie alla formazione del callo osseo. Al di sotto dei 3 anni le fratture costali costituiscono un valore predittivo positivo per maltrattamento. Le fratture da maltrattamento si localizzano più frequentemente in corrispondenza degli archi posteriori, in prossimità dei processi trasversi. Nei bambini al di sotto dell'anno di età, in circa l'80% dei casi esse sono dovute a maltrattamento; il restante 20% a traumi diretti o a malattie metaboliche. Sono molto rare nei neonati. Possono altresì risultare da manovre di rianimazione (0,6%). Radiograficamente sono riconoscibili come linee di diafania in corrispondenza di tutto l'arco costale; risultano utili le proiezioni oblique.

7 ARTO SUPERIORE

DOMENICO BARBUTI, ENZO PACCIANI, MARCO CIRILLO, ANDREA MAGISTRELLI,
LAURA TANTURRI DE HORATIO

SPALLA E BRACCIO

Nei bambini la clavicola rappresenta una delle ossa più frequentemente sede di frattura. Nella maggior parte dei casi l'immobilizzazione è il trattamento di scelta; solo eccezionalmente si rende necessario il trattamento chirurgico, riservato ai casi in cui la frattura è scomposta con esposizione dei capi ossei. Nel neonato possono verificarsi fratture da parto naturale, soprattutto in bambini macrosomici con peso superiore ai 4 kg, o da trauma compressivo sulle spalle in corso di parto distocico. Nei bambini più grandi il trauma responsabile della frattura è in genere rappresentato da una caduta sulla spalla con trauma diretto o a braccio disteso.

La maggior parte della fratture coinvolge il terzo medio della diafisi clavicolare, rendendo sufficiente la sola proiezione radiografica antero-posteriore per la diagnosi. Tuttavia nei lattanti e nei bambini più piccoli sono frequenti lesioni incomplete con sottili rime di frattura e normale allineamento osseo, talvolta misconosciute radiograficamente per le ridotte dimensioni o per la loro posizione non tangente al fascio radiogeno. In questi casi in cui la sintomatologia (tumefazione, immobilità, dolore alla mobilizzazione) non sia in accordo con la negatività del quadro radiografico, l'ecografia può individuare sottili soluzioni di continuità senza ricorrere a proiezioni radiografiche aggiuntive (Fig. 7.1a, b). In tali evenienze la frattura si rende evidente radiograficamente in un eventuale controllo a distanza che documenta la presenza del callo osseo riparativo (Fig. 7.1c, d).

Nei lattanti il riscontro di fratture dell'estremo acromiale della clavicola è sospetto per lesione non accidentale da maltrattamento. Nei bambini più grandi e negli adolescenti le fratture sono più frequentemente scomposte, con abbassamento della spalla dal lato affetto, tumefazione loco-regionale e dolore; il trattamento si basa sull'immobilizzazione mediante bendaggio ad anello conformato "ad otto".

La lussazione di clavicola è rara in età pediatrica. In corrispondenza dell'articolazione acromion-clavicolare si osservano più frequentemente fratture della porzione laterale della clavicola mentre a livello dell'articolazione sterno-claveare le fratture sono molto rare e coinvolgono la fisi (fratture di Salter-Harris di tipo I o II). L'avulsione della fisi mediale con dislocazione posteriore del frammento può causare una compressione della trachea, dei vasi succlavi o del plesso brachiale.

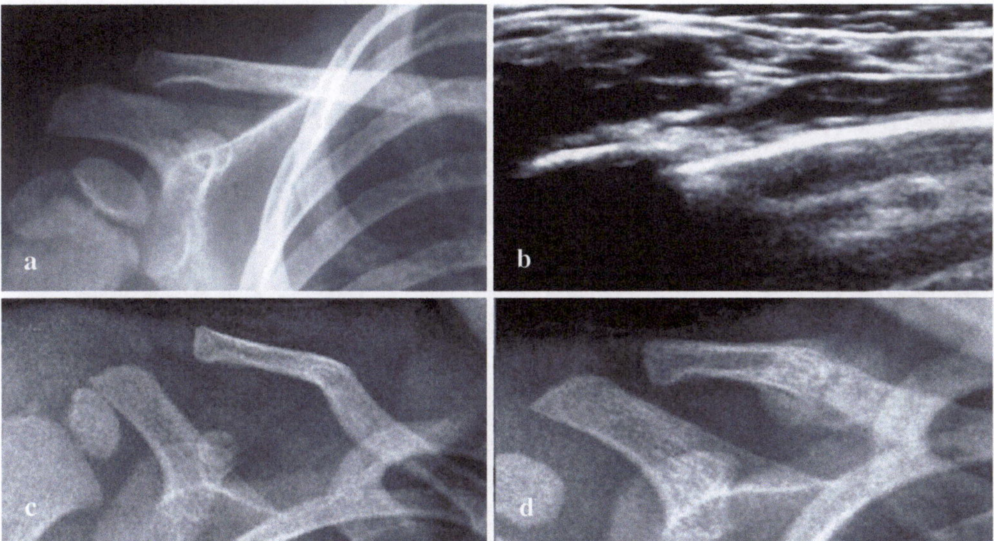

Fig. 7.1a-d. Frattura di clavicola. Bambina di 3 anni con sospetta frattura della clavicola non apprezzabile all'esame radiografico (**a**), mentre l'ecografia (**b**) documenta una sottile interruzione della corticale ossea a livello del terzo medio-esterno. **c, d** Radiogramma della clavicola di un bambino di 11 mesi nel quale è evidente angolatura della clavicola senza sicura visibilità di rima di frattura (**c**), mentre al controllo eseguito a distanza di 20 giorni (**d**) sono chiaramente riconoscibili la rima di frattura ed il callo osseo per fenomeni osteo-riparativi

La valutazione di questo tipo di lesioni è appannaggio della TC, che consente di documentare la posizione del frammento dislocato posteriormente e di individuare le eventuali complicanze che costituiscono indicazione al trattamento chirurgico.

Le fratture della scapola sono rare, causate in genere da traumi ad elevata energia e spesso associate a lesioni traumatiche delle strutture scheletriche limitrofe (clavicola, coste, vertebre dorsali, omero) o a lesioni polmonari (lacerazioni/contusioni, pneumotorace). Le lesioni traumatiche interessano più frequentemente la coracoide (Fig. 7.2), l'acromion e la glenoide e possono associarsi a lesioni dell'articolazione acromion-claveare e gleno-omerale. I numerosi nuclei di ossificazione della scapola possono simulare lesioni fratturative. Più rare in età pediatrica, rispetto all'adulto, le fratture del collo e del corpo della scapola, in genere dovute ad un trauma diretto di notevole entità (Fig. 7.3). Le proiezioni radiografiche A-P e L-L della scapola sono in genere diagnostiche; la TC può fornire ulteriori informazioni soprattutto nelle fratture del collo della scapola, evidenziando l'estensione alla glenoide della rima fratturativa.

Le lesioni traumatiche dell'estremo prossimale dell'omero sono più frequentemente rappresentate dai distacchi epifisari e dalle fratture della metafisi prossimale dell'omero, queste ultime più frequenti nella I e II infanzia (Fig. 7.4). La valutazione radiografica di questo tipo di lesioni deve essere eseguita nella proiezione frontale e laterale trans-toracica per verificare l'allineamento dei capi ossei nei piani ortogonali. La presenza di lussazione della testa omerale costituisce indicazione all'intervento chirurgico; in questi casi è quindi opportuno effettuare un

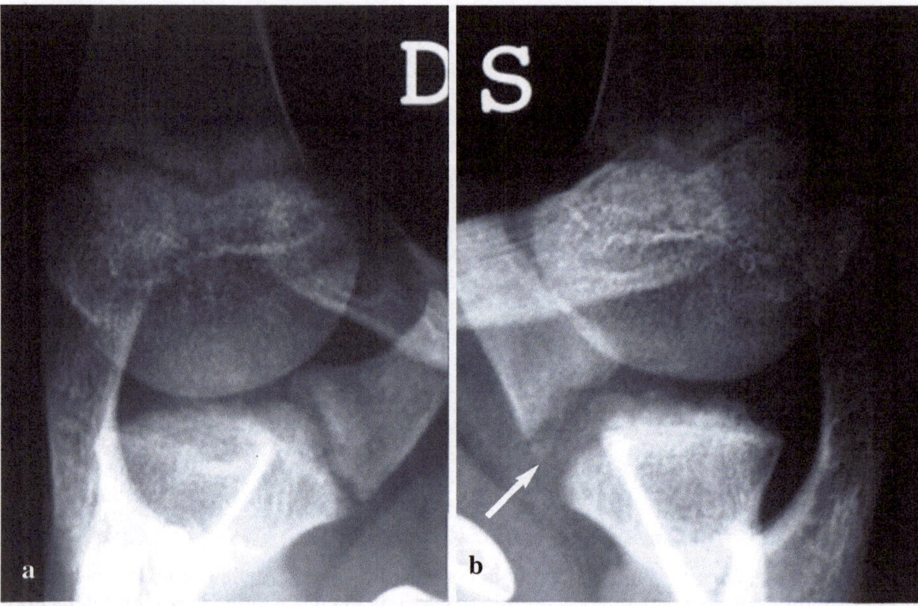

Fig. 7.2a, b. Avulsione della coracoide. Lo studio radiografico comparativo delle spalle in proiezione assiale documenta un distacco della coracoide di sinistra (*freccia* in **b**)

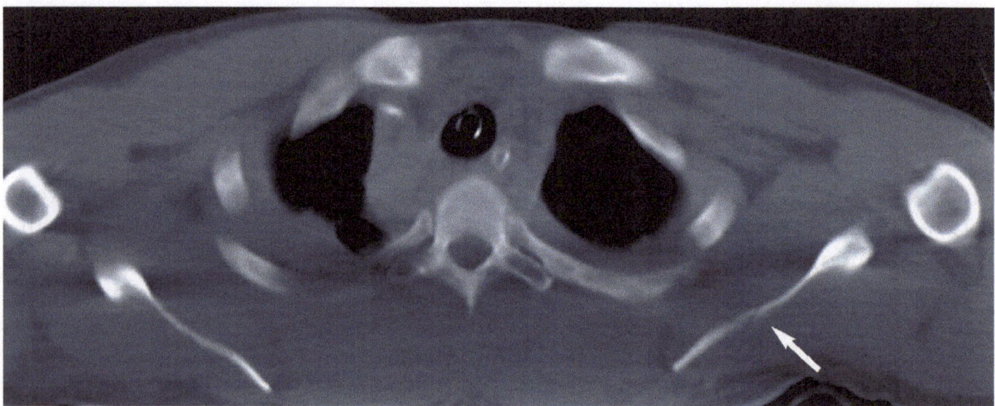

Fig. 7.3. Frattura di scapola. Scansione TC assiale che documenta una sottile rima di frattura del corpo della scapola (*freccia*) in politraumatizzato di 16 anni

esame TC, completato da ricostruzioni 3D, per valutare in modo più accurato la posizione dei capi ossei (Fig. 7.5).

Vengono più raramente riscontrate le fratture del nucleo epifisario prossimale dell'omero. I distacchi traumatici dell'epifisi prossimale dell'omero, quasi esclusivamente di I e II tipo della classificazione di Salter-Harris, possono talvolta essere di difficile valutazione radiologica, soprattutto nei casi in cui l'epifisi sia ancora completamente cartilaginea; nei casi di dubbio diagnostico (particolarmente nei

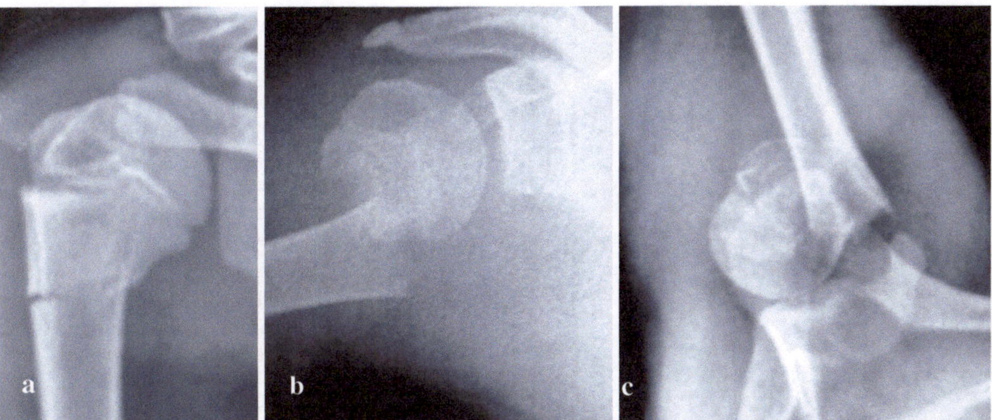

Fig. 7.4a-c. Frattura della metafisi prossimale dell'omero. **a** Radiogramma A-P di un paziente di 7 anni che mostra frattura della metafisi prossimale dell'omero con frammenti ingranati e minima angolatura in varo. **b, c** Proiezione A-P ed assiale in paziente di 8 anni che documentano una frattura scomposta del collo chirurgico dell'omero

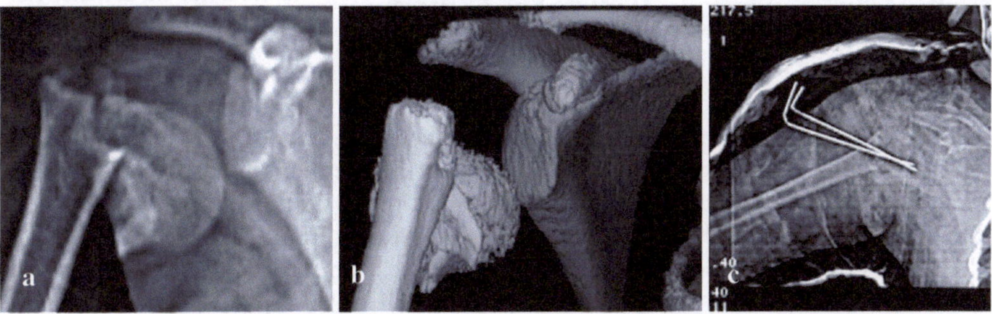

Fig. 7.5a-c. Frattura-lussazione della testa omerale. **a** La proiezione A-P (scout-view) documenta la presenza di frattura-lussazione della testa omerale (bambino di 10 anni). **b** La TC, completata da ricostruzioni 3D, mostra in modo più accurato la posizione dei capi ossei e la tipologia della lussazione ai fini del trattamento chirurgico. **c** Nel controllo radiografico, in immobilizzazione gessata dopo sintesi chirurgica con 2 fili metallici, si osserva buon allineamento dei capi ossei e riduzione della lussazione

casi di distacco tipo I di Salter-Harris, senza scomposizione, sia da lesione acuta che da traumatismo cronico come nella *little league shoulder*, quest'ultima con un picco di incidenza tra i 12 ed i 15 anni) l'ecografia, e soprattutto la RM, possono essere di aiuto nella diagnosi (Fig. 7.6). I distacchi epifisari prossimali dell'omero si verificano più frequentemente negli adolescenti, in genere per caduta sull'arto abdotto o per un trauma diretto. Le complicanze sono rare, più frequentemente può essere osservato l'accorciamento dell'omero conseguente al danno della cartilagine di accrescimento. Le dismetrie possono essere un'importante ed invalidante conseguenza delle lesioni della fisi e la loro eventuale entità è proporzionale al potenziale di accrescimento della cartilagine interessata. Nell'arto superiore la fisi prossimale dell'omero contribuisce per circa l'80% alla crescita di quest'osso lungo,

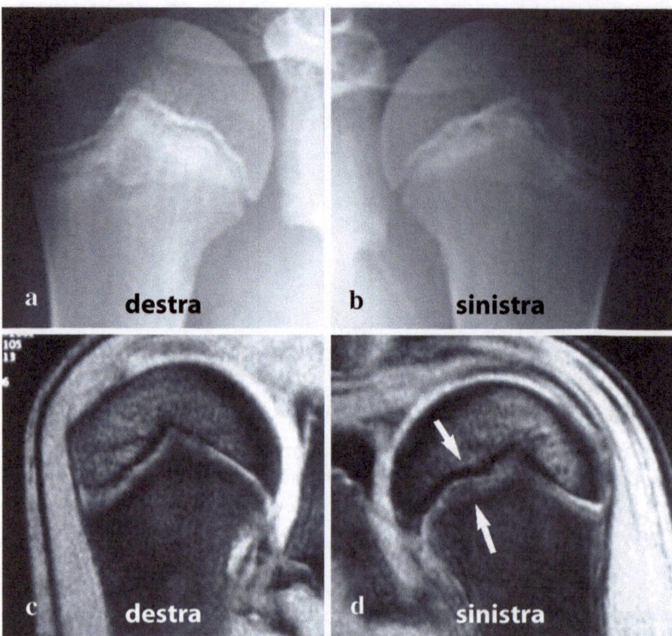

Fig. 7.6a-d. Distacco epifisario prossimale dell'omero (little league shoulder). Radiogrammi in proiezione A-P e scansioni RM coronali gradient-echo, eseguite in comparativa, in bambino di 12 anni. **a, b** Radiograficamente non si apprezzano sicure lesioni delle fisi. **c, d** In RM si evidenzia un ampliamento della fisi prossimale di sinistra sul versante interno (*freccia*) in rapporto a frattura di Salter-Harris tipo I

che per il 20% è assicurata invece dalla sua fisi distale, e questo è il motivo per cui le lesioni della fisi prossimale di associano più frequentemente a dismetrie anche rilevanti. Nell'avambraccio, invece, la maggior parte dell'accrescimento osseo è appannaggio delle fisi distali (circa il 75% per il radio e l'80% per l'ulna).

In caso di fratture dell'omero prossimale con anamnesi di un trauma di lieve entità è inoltre necessario escludere la presenza di fratture patologiche, in quanto l'omero rappresenta la sede più frequente di lesioni ossee benigne, in primis la cisti ossea solitaria.

Le lussazioni traumatiche dell'articolazione gleno-omerale si verificano in genere per traumi indiretti; in più del 90% dei casi si tratta di lussazioni anteriori, mentre più rare sono quelle posteriori ed inferiori. Nel caso di lussazione anteriore, il paziente tiene l'arto addotto ed intraruotato. Sebbene la diagnosi di lussazione sia clinica, l'esame radiografico è importante per individuare la presenza di eventuali fratture associate della glena o della testa omerale (lesione di Hill-Sachs) (Fig. 7.7) e per verificare la correttezza dei rapporti articolari dopo la manovra di riduzione (Fig. 7.8). Come nell'adulto, la RM può meglio documentare le lesioni ossee e del labrum cartilagineo. Tra le possibili complicanze di lussazione di spalla vanno ricordate un'eventuale lesione del nervo ascellare, l'osteonecrosi della testa omerale e le lussazioni recidivanti di spalla.

Le fratture della diafisi omerale si osservano più comunemente nei neonati in seguito a trauma da parto e necessitano di una valutazione clinica per escludere una lesione del plesso brachiale. Nei bambini più grandi non è infrequente una concomitante lesione traumatica del nervo radiale, nel suo decorso lungo la doccia omerale.

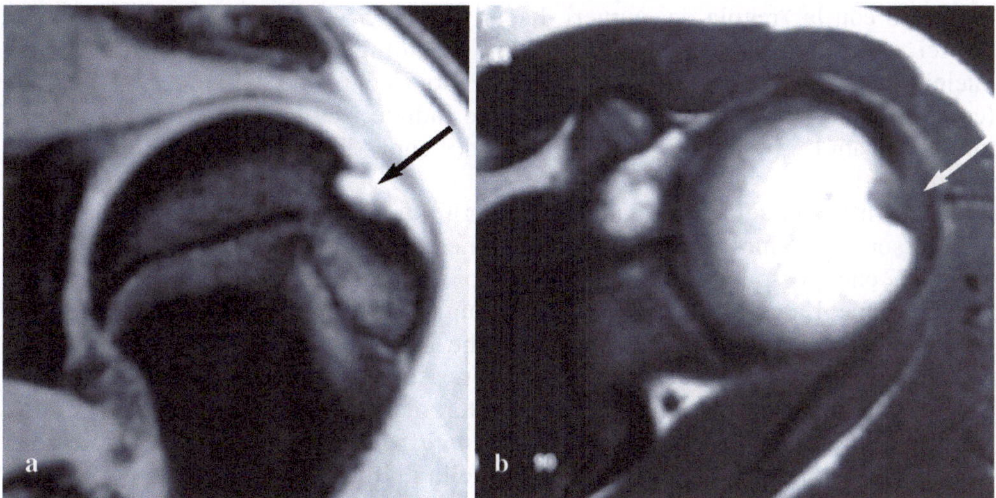

Fig. 7.7a, b. Frattura di Hill-Sachs. Scansioni RM coronale gradient-echo (**a**) e assiale T1-pesata (**b**) che mostrano la presenza di una lesione da impatto (*frecce*) dell'epifisi omerale in rapporto a frattura di Hill-Sachs in pregressa lussazione di spalla

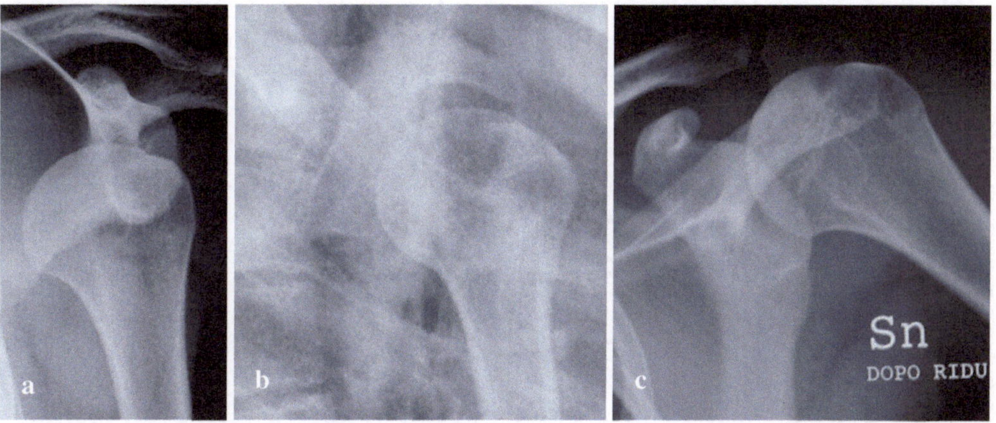

Fig. 7.8a-c. Lussazione scapolo-omerale in paziente di 15 anni. Radiogrammi in proiezione A-P (**a**) ed in proiezione trans-toracica (**b**) che documentano la presenza di lussazione inferiore della testa omerale. **c** Il controllo radiografico dopo riduzione mostra il ripristino dei rapporti articolari e documenta, al contempo, la presenza di lesione da impatto di Hill-Sachs

Gomito e avambraccio

Il gomito del bambino è una regione a notevole complessità anatomica legata alla presenza di numerosi nuclei di accrescimento che compaiono in età diverse, con un intervallo di circa 2 anni l'uno dall'altro, sebbene vi sia una notevole variabilità. Le femmine presentano inoltre una comparsa più precoce dei nuclei di ossificazione di circa 1 o 2 anni rispetto ai maschi. L'acronimo CRITOE e l'identificazione di questo con la "regola dei numeri dispari" (1, 3, 5, 7, 9, 11) costituiscono utili artifici per la memorizzazione dell'ordine cronologico di comparsa dei diversi nuclei secondari di ossificazione e, per ciascuno, l'età media di comparsa : Condilo (condilo omerale - 1 anno), Radio (capitello radiale - 3 anni), Interno (epicondilo interno - 5 anni), Troclea (7 anni), Olecrano (9 anni), Esterno (epicondilo esterno - 11 anni) (Fig. 7.9).

Per le difficoltà legate alla valutazione radiologica delle lesioni traumatiche del gomito sono state inoltre proposte alcune linee di riferimento, o segni radiografici indiretti, che possono aiutare il radiologo nell'interpretazione delle immagini radiografiche. La *linea omerale anteriore* è una retta tangente alla corticale ventrale dell'omero nella proiezione laterale e che interseca, in condizioni normali, il capitello radiale a livello del terzo medio; in caso di frattura sovracondiloidea dislocata posteriormente tale linea incrocia il terzo anteriore del capitello o si colloca anteriormente ad esso (Fig. 7.10). La *linea radio-condilare,* nelle proiezioni ortogonali, è una linea passante per l'asse della diafisi radiale, la quale deve intersecare il condilo omerale; in caso contrario il segno è suggestivo di una dislocazione dell'epifisi radiale (Fig. 7.10b). Il *segno della lacrima* è rappresentato, nella

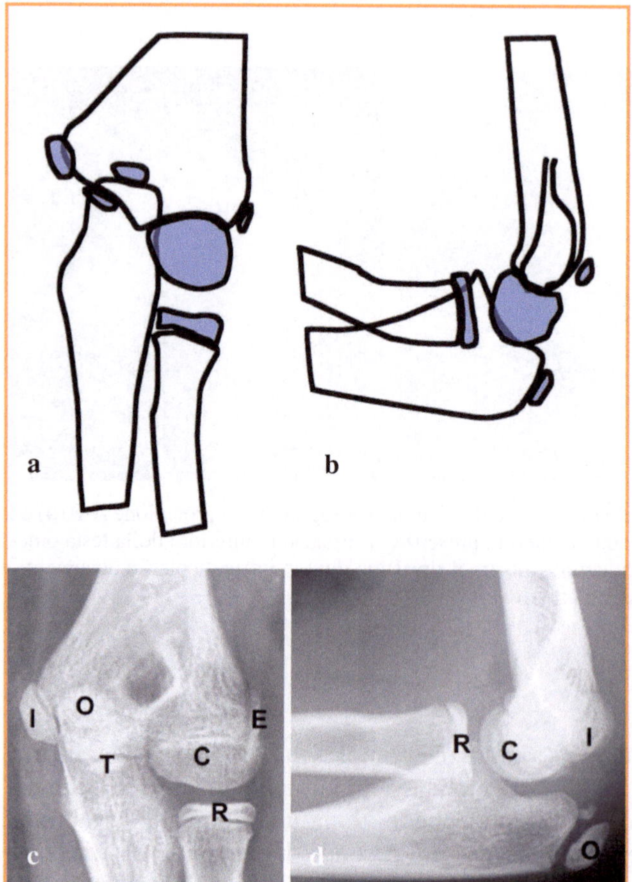

Fig. 7.9a-d. Schema (**a, b**) e radiogrammi (**c, d**) che illustrano i nuclei di ossificazione del gomito in bambina di 10 anni

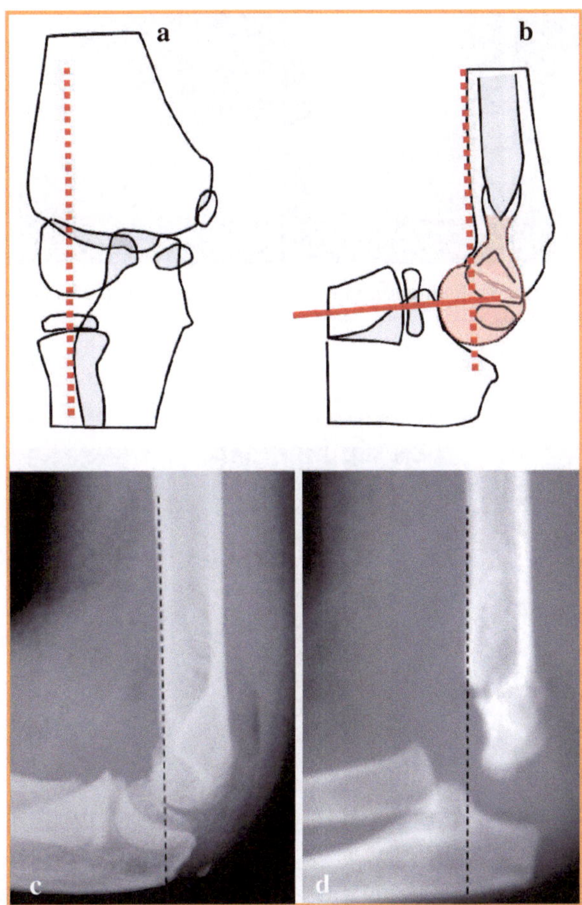

Fig. 7.10a-d. Rappresentazione schematica frontale (**a**) e laterale (**b**) del gomito in accrescimento. **c, d** Radiogrammi in proiezione laterale del gomito: evidente versamento articolare senza riconoscibile frattura (**c**); presenza di frattura sovracondiloidea con versamento articolare (**d**). La linea omerale anteriore (*tratteggio in rosso* negli schemi ed in *nero* nei radiogrammi), normalmente interseca la porzione intermedia del condilo omerale. In caso di frattura sovracondiloidea con frammento distale angolato, il condilo omerale si colloca posteriormente rispetto a tale linea (**d**). La linea radio-condilare (*linea rossa continua* in **b**) interseca centralmente il nucleo condilico omerale. La "lacrima" è evidenziata in *rosa* in **b**

proiezione laterale del gomito, dal profilo corticale preso d'infilata della fossetta coronoidea (ventralmente) e della fossetta olecranica (dorsalmente) e dal condilo omerale, che ne costituisce la porzione inferiore; in caso di frattura sovracondiloidea dell'omero si determina la deformazione dell'immagine della "lacrima". L'attendibilità dei segni radiologici indiretti, com'è ovvio, è strettamente dipendente dalla correttezza tecnica di esecuzione dei radiogrammi del gomito.

Le fratture sovracondiloidee rappresentano le fratture di gomito più frequentemente riscontrate in età pediatrica (circa il 50%) e costituiscono circa un terzo delle fratture degli arti in questa fascia di età. In genere si verificano nei bambini di età compresa tra i 3 e i 10 anni, con picco d'incidenza tra i 5 ed i 7 anni. Nel 96-98% dei casi le fratture sovracondiloidee sono in genere causate da una caduta sulla mano aperta a gomito esteso (fratture in iperestensione) (Fig. 7.11a, b); tale meccanismo traumatico fa in modo che l'ulna ed il muscolo tricipite esercitino una forza tra loro opposta sull'omero distale, con dislocazione posteriore del frammento distale della frattura. Più raramente, nel 2-4% dei casi, le fratture sovracondiloidee si verificano in seguito ad un trauma diretto sulla porzione dorsale del gomito

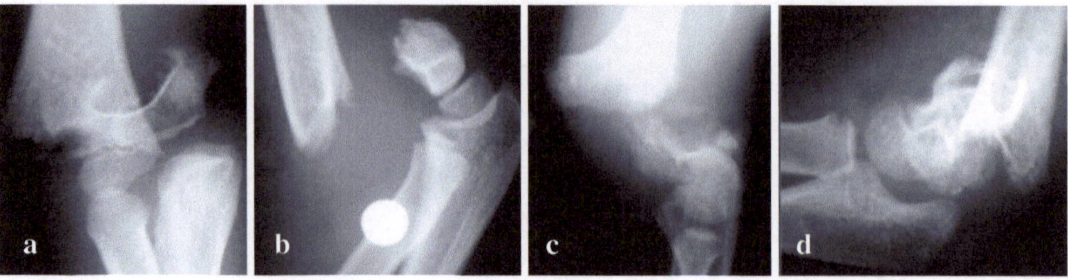

Fig. 7.11a-d. Fratture sovracondiloidee di gomito. Si distinguono in fratture in estensione (**a, b**) (frequenza 96-98%), e fratture in flessione (**c, d**) (2-4%)

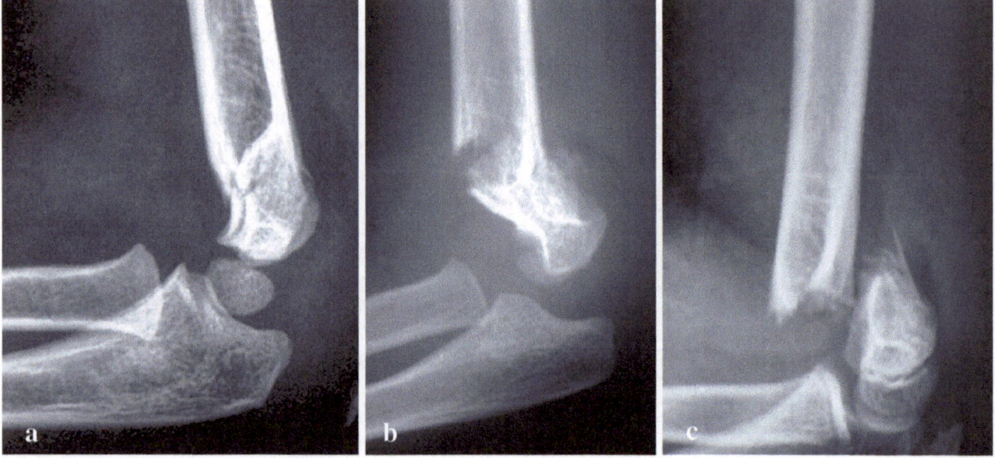

Fig. 7.12a-c. Stadiazione delle fratture sovracondiloidee secondo Gartland. **a** Tipo I. **b** Tipo II. **c** Tipo III

flesso, con dislocazione antero-laterale del frammento distale (fratture in flessione) (Fig. 7.11c, d). In caso di frattura sovracondiloidea l'esame obiettivo dovrà essere mirato alla valutazione della tumefazione e delle strutture vascolari e nervose. La dislocazione anteriore del frammento osseo prossimale può lacerare i vasi brachiali o provocare un danno del nervo mediano. Una cospicua tumefazione deve porre il sospetto di una possibile sindrome compartimentale. In caso di mancanza o debolezza dei polsi arteriosi si rende necessario un esame doppler dei vasi distali alla frattura. Le fratture sovracondiloidee in ipertensione del gomito possono essere classificate in 3 tipi, secondo Gartland (Fig. 7.12):

- *tipo I*: composte;
- *tipo II*: scomposte, con angolazione dei frammenti e corticale posteriore integra;
- *tipo III*: completamente scomposte con frammento osseo distale dislocato posteriormente.

Tale classificazione ha soprattutto la finalità di differenziare le fratture stabili (tipo I e II), per le quali può risultare sufficiente un trattamento conservativo, dalle fratture instabili (tipo III), nelle quali è necessario il trattamento chirurgico.

Nelle fratture composte non sempre è possibile ottenere radiograficamente una chiara visualizzazione della frattura, pertanto deve essere rivolta particolare attenzione alla valutazione dei segni indiretti, utili nella diagnosi di fratture occulte. Il *segno del cuscinetto adiposo* è un reperto aspecifico di emartro, o più in generale di versamento articolare, ed è rappresentato da un'immagine a morfologia triangolare, radiotrasparente, visualizzabile nella proiezione laterale del gomito, sia davanti al profilo anteriore della porzione distale dell'omero, superiormente alla fossetta coronoidea, che dietro al profilo corticale posteriore dell'omero, superiormente alla fossetta olecranica. Una dislocazione di modesta entità del cuscinetto adiposo anteriore può anche essere normale; al contrario, una dislocazione cospicua con comparsa del *segno della vela* è indicativo di distensione della capsula articolare e, pertanto, anche in assenza di una chiara evidenza di frattura in un gomito traumatizzato può essere ritenuto segno indiretto di frattura occulta. La visualizzazione del cuscinetto adiposo posteriore non è mai un reperto normale ed anche in caso di mancata visualizzazione diretta della frattura è richiesta l'immobilizzazione del gomito ed il follow-up clinico e radiografico, come se si trattasse di una vera e propria frattura sovracondiloidea composta (Fig. 7.13).

La frattura del condilo omerale (Fig. 7.14a) è in genere la conseguenza di una caduta sulla mano aperta e rappresenta la lesione traumatica più comunemente osservata nel gomito pediatrico, dopo le fratture sovracondiloidee, rappresentandone circa il 20%; la frattura della troclea rappresenta invece un'evenienza rara e non deve essere confusa con un distacco del suo nucleo di accrescimento. Il quadro radiografico di una frattura del condilo laterale è in genere rappresentato dalla presenza di un frammento osseo metafisario dislocato posteriormente (frammento di

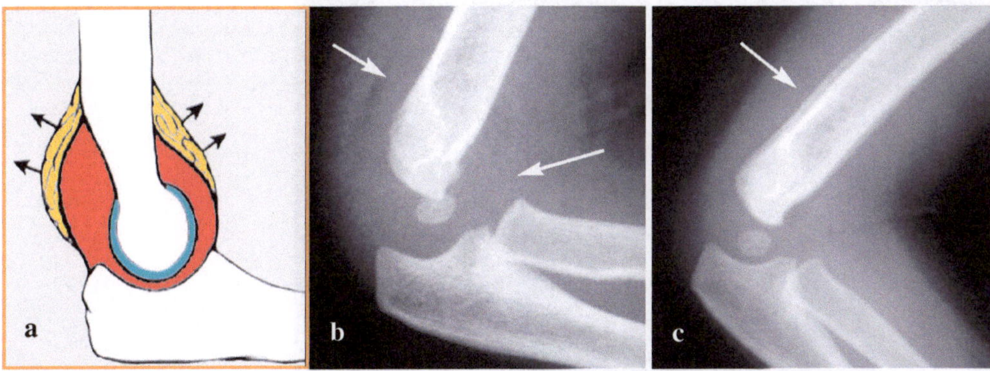

Fig. 7.13a-c. Frattura sovracondiloidea occulta. **a** Schema che illustra la tumefazione dei tessuti molli con spostamento dei cuscinetti adiposi (fat pad sign). **b** Radiografia in proiezione L-L che non mostra segni di frattura, ma dislocazione dei cuscinetti adiposi del gomito (*frecce*). **c** Radiogramma in proiezione L-L nel controllo eseguito a 15 giorni di distanza che evidenzia la comparsa di apposizione periostea riparativa (*freccia*)

Thurston-Holland). In caso di frattura con minima dislocazione del frammento osseo (Fig. 7.14 b) la diagnosi può essere più difficoltosa ed è utile ricorrere alle proiezioni oblique del gomito; nell'evenienza di una minima dislocazione, il frammento osseo può essere confuso con un centro di ossificazione. La RM e l'ecografia possono essere utilizzate per valutare l'estensione della frattura del condilo laterale alla cartilagine epifisaria distale dell'omero. Le fratture del condilo omerale laterale hanno decorso obliquo (dall'esterno verso l'interno) ed interessano in genere la metafisi distale omerale, attraversano la fisi e l'epifisi e raggiungono distalmente la superficie articolare del gomito; possibile, ma più rara, la presenza di fratture che non interessino la metafisi distale omerale. Secondo la classificazione di Milch queste fratture possono essere distinte in base al punto in cui raggiungono la superficie articolare:

- *tipo I*: raggiungono l'articolazione a livello del solco condilare, lateralmente alla troclea. In questo tipo di fratture i frammenti sono in genere angolati, ma si tratta di fratture stabili;
- *tipo II*: raggiungono la superficie articolare più medialmente, coinvolgendo l'apice o il terzo esterno della troclea. In questo secondo tipo di fratture la testa del radio e l'olecrano possono dislocarsi lateralmente e l'articolazione del gomito risulta instabile (sublussata o dislocata lateralmente).

Entrambi i tipi di fratture necessitano di riduzione a cielo aperto e fissazione interna nel caso in cui ci sia diastasi del frammento distale maggiore o uguale a 2 mm, per il rischio di mancata consolidazione della frattura o di successiva dislocazione dei capi ossei.

I distacchi epifisari distali dell'omero sono comunemente avulsioni del I tipo di Salter-Harris, più frequentemente osservati nei bambini al di sotto dei 2 anni di età e generalemnte causati da forze rotatorie o da taglio. Nei bambini più grandi

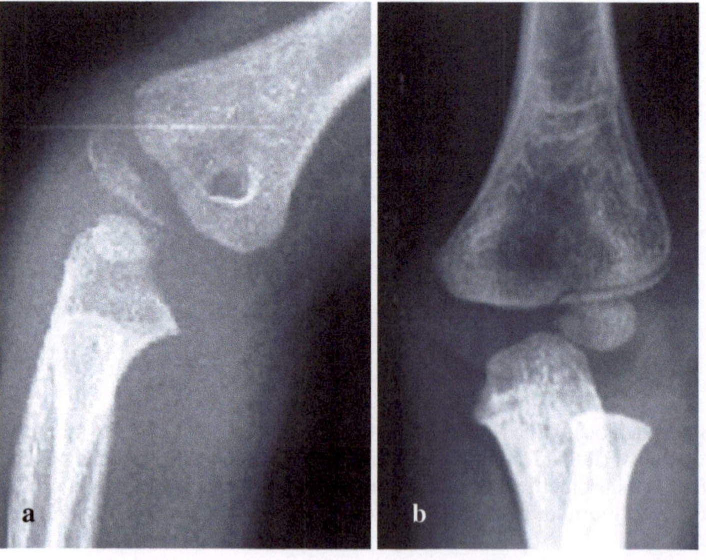

Fig. 7.14a, b. **a** Frattura del condilo omerale con dislocazione del frammento osseo. **b** Frattura composta (in diverso paziente)

possono essere conseguenza di una caduta sulla mano aperta. Radiologicamente i distacchi epifisari distali dell'omero con nucleo completamente cartilagineo possono essere difficili da distinguere dalle lussazioni del gomito. In questi casi è utile l'impiego dell'ecografia per una corretta diagnosi (Fig. 7.15).

L'avulsione dell'epitroclea costituisce più del 12% delle lesioni traumatiche del gomito in età pediatrica e si associa molto frequentemente (nel 50% dei casi) a lussazione di gomito. La lesione è più comune nei bambini di età compresa tra i 7 e i 15 anni e frequentemente osservata nella pratica sportiva in rapporto a traumi in valgo-stress. L'epitroclea è la sede d'inserzione del legamento collaterale mediale e dei muscoli flessori dell'avambraccio. Nei bambini di età superiore ai 6-7 anni l'avulsione dell'epitroclea è facilmente identificata radiograficamente in quanto ossificata (Fig. 7.16). Nel caso di violente lesioni avulsive, il nucleo distaccato può essere dislocato distalmente nell'articolazione omero-ulnare, dove può rimanere incarcerato tra i capi articolari, con conseguente diastasi degli stessi. Nei bambini più piccoli, in cui l'epitroclea non è ancora ossificata, in caso di sospetto clinico si rende necessario lo studio radiografico comparativo dei gomiti, in quanto la dimostrazione del segno indiretto dell'ampliamento dello spazio articolare mediale può essere l'unica dimostrazione di un'avulsione del nucleo epitrocleare cartilagineo e del suo incarceramento tra i capi articolari. Di particolare utilità diagnostica è ovviamente, in questi casi, il completamento ecografico. La valutazione dell'entità della dislocazione del nucleo avulso è fondamentale per la scelta terapeutica con-

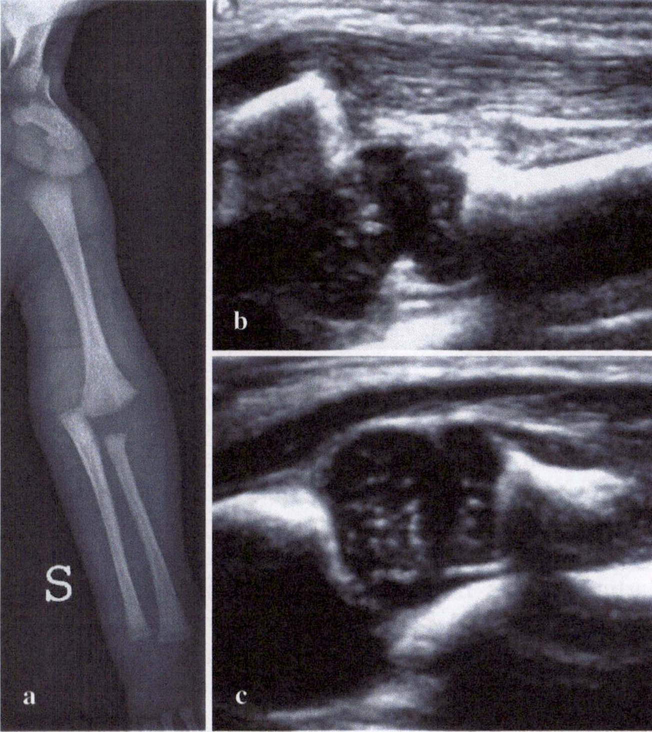

Fig. 7.15a-c. Distacco epifisario distale dell'omero. **a** Il radiogramma del gomito in proiezione A-P mostra una dislocazione mediale delle ossa dell'avambraccio rispetto all'omero. **b** L'ecografia del lato affetto documenta un disallineamento del nucleo epifisario distale cartilagineo dell'omero rispetto alla metafisi, in rapporto a distacco epifisario. **c** L'esame ecografico del lato sano evidenzia un normale allineamento del nucleo cartilagineo distale dell'omero nei confronti della metafisi

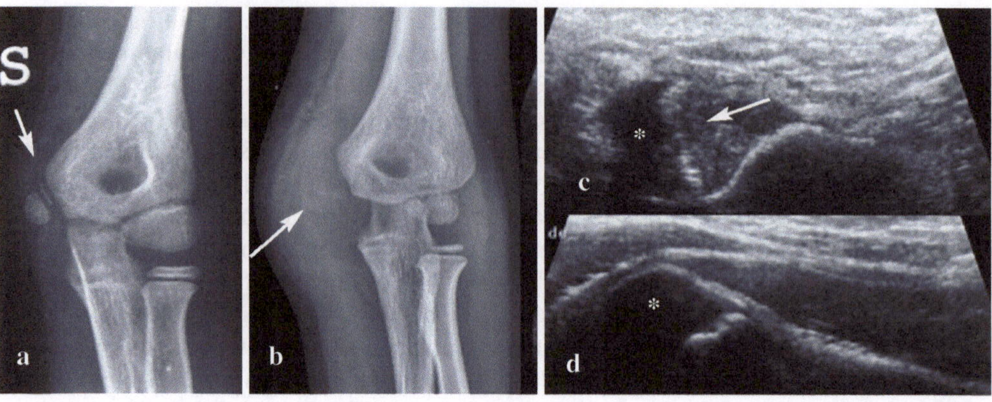

Fig. 7.16a-d. Avulsione del nucleo dell'epitroclea in due pazienti di differente età, ossificato (**a**) e cartilagineo (**c, d**). **a** Avulsione del nucleo di ossificazione dell'epitroclea con distacco di piccola bratta ossea della troclea (*freccia*) in bambino di 10 anni. **b** In un bambino di 7 anni l'esame radiografico mostra piccola formazione ossea (*freccia*) e marcata tumefazione dei tessuti molli epitrocleari. **c** L'ecografia mostra una bratta ossea (*freccia*) comprendente il nucleo epitrocleare cartilagineo (*asterisco*) distaccato dal margine omerale con diastasi da quest'ultimo. **d** Normale posizione del nucleo cartilagineo dell'epitroclea nel controlato (*asterisco*)

seguente. Infatti, l'avulsione del nucleo epitrocleare necessita di una riduzione chirurgica, qualora l'entità della dislocazione sia uguale o superiore a 5 mm. La RM è utile nel dimostrare l'eventuale presenza di una lesione parziale del legamento collaterale mediale, in genere da sovraccarico funzionale in giovani atleti, in assenza di segni radiografici di avulsione dell'epitroclea (Fig. 7.17). Nel caso di fratture con cospicua dislocazione del frammento sono possibili lesioni associate del nervo ulnare, che decorre nella doccia epitrocleo-olecranica. Tra le altre complicanze abbastanza frequenti vanno ricordate la rigidità articolare e la mancata consolidazione del frammento.

Un evento traumatico di frequente riscontro, che non necessita di esame radiografico, è la pronazione dolorosa; consiste nella distrazione del legamento anulare e si riscontra in genere in bambini fino ai 4 anni di età: fino a questa età, infatti, il diametro del capitello radiale e quello del collo radiale hanno la stessa misura; questa condizione anatomica predispone alla distrazione del legamento in seguito a trazione del gomito con braccio pronato ed esteso.

La lussazione del gomito, rara in età pediatrica, è più comune negli adolescenti e si associa frequentemente a fratture ossee. Le lussazioni posteriori, più frequenti, sono in genere dovute ad una caduta sul braccio esteso o parzialmente flesso e supinato, mentre le lussazioni anteriori si verificano per un trauma diretto, come una caduta sull'olecrano. Le lussazioni mediali o laterali sono la conseguenza di un trauma diretto o rotatorio. Il quadro clinico è dominato da dolore intenso al tentativo di mobilizzazione dell'articolazione; importante è un attento esame clinico neurologico periferico e vascolare per evidenziare eventuali lesioni associate delle strutture vascolo-nervose limitrofe (arteria brachiale, nervo mediano e nervo ulnare). Lo studio radiografico, oltre ad identificare il tipo di lussazione, deve essere inoltre mirato ad individuare le lesioni ossee fratturative associate; un'eventuale

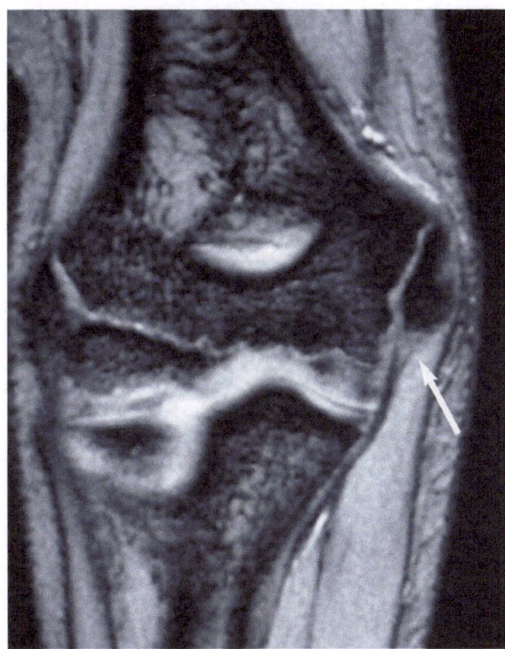

Fig. 7.17. Lesione parziale del legamento collaterale ulnare del gomito. Immagine RM coronale gradient-echo T2-pesata che evidenzia un'alterazione di segnale della porzione prossimale (*freccia*) del legamento per esiti distrattivi, senza diastasi del nucleo dell'epitroclea

TC, eseguita eventualmente dopo riduzione, potrà meglio identificarle e definire la sede di eventuali distacchi (Fig. 7.18). Nella lussazione di gomito si associa frequentemente l'avulsione del nucleo dell'epitroclea, che nella riduzione può rimanere intrappolato tra i capi articolari omero-ulnari.

Le fratture dell'olecrano sono infrequenti (5-7 % delle fratture del gomito in età pediatrica) poichè l'olecrano nei bambini più piccoli è cartilagineo ed in quelli più grandi è protetto da un periostio molto spesso; in genere si tratta di fratture incomplete, senza significativa scomposizione. Si associano, in circa la metà dei casi, a fratture di altre ossa del gomito (Fig. 7.19).

Le lesioni traumatiche dell'estremità prossimale del radio sono più comunemente costituite da fratture del collo radiale, poichè l'epifisi è cartilaginea fino all'età di 3-6 anni ed è quindi maggiormente resistente alle lesioni traumatiche. Le fratture prossimali del radio sono causate da una caduta sulla mano aperta con il gomito esteso e deviato in valgo e si associano, nel 50% dei casi, ad altre lesioni fratturative del gomito che riconoscono il medesimo meccanismo traumatico. Le fratture del collo radiale presentano ampia variabilità radiografica, appena percettibili e senza alcuna scomposizione (Fig. 7.20), oppure caratterizzate da differente angolazione della metafisi prossimale del radio.

Secondo la classificazione di Judet e Judet queste fratture vengono distinte in base al grado di angolazione (Fig. 7.21):
- *grado I*: nessuna dislocazione;
- *grado II*: angolazione <30°;
- *grado III*: angolazione di 30°-60°;
- *grado IV*: angolazione >60°.

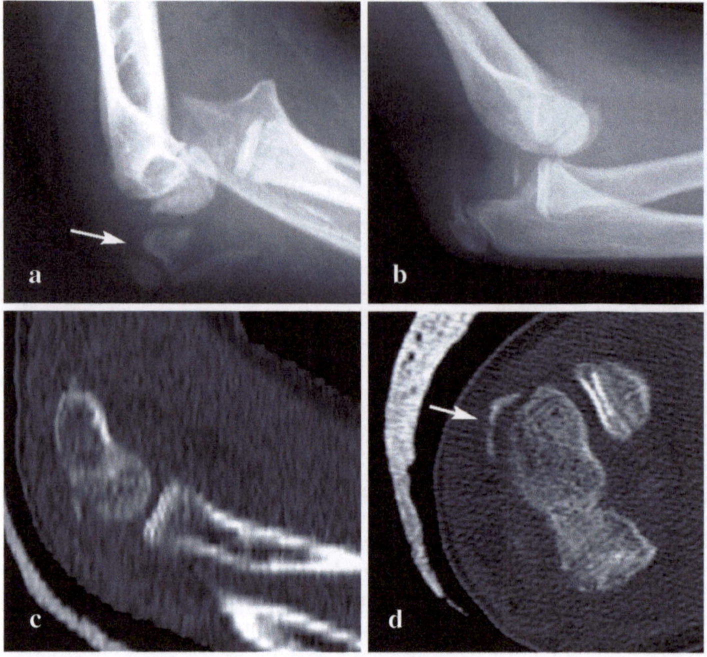

Fig. 7.18a-d. Lussazioni di gomito. **a** Radiogramma in proiezione L-L di lussazione anteriore di gomito con distacco osseo della troclea e del nucleo dell'epitroclea (*freccia*). **b-d** Lussazione posteriore di gomito. **b** Il radiogramma in proiezione laterale identifica la tipologia della lussazione e la presenza di un piccolo distacco osseo. La TC eseguita in gesso documenta, nelle ricostruzioni sagittali (**c**), il ripristino dei rapporti articolari dopo manovra di riduzione ed evidenzia il distacco osseo lamellare posteriore del condilo (*freccia* in **d**)

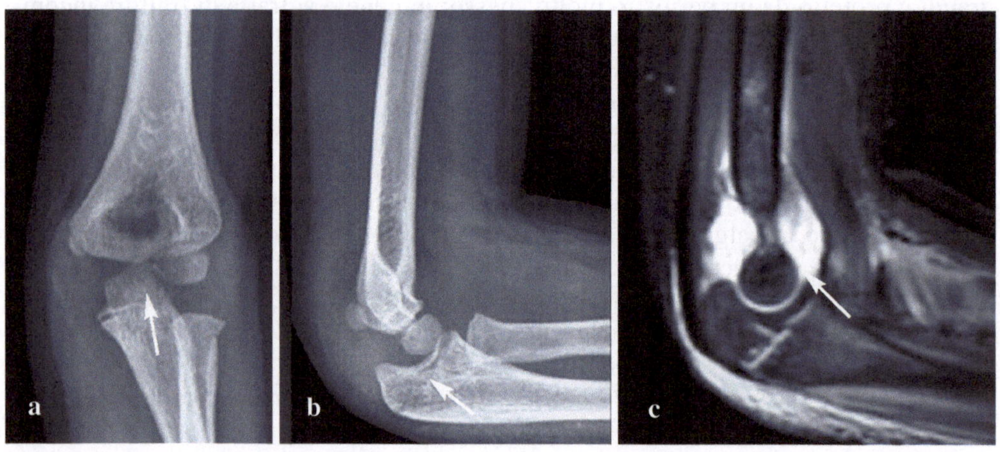

Fig. 7.19a-c. Frattura dell'olecrano in bambina di 5 anni. I radiogrammi del gomito in proiezione A-P (**a**) e L-L (**b**) evidenziano la frattura dell'olecrano (*frecce*), cui si associa frattura del collo radiale. **c** L'immagine RM sagittale T2-pesata con soppressione del segnale del tessuto adiposo documenta la completa estensione della rima della frattura (*freccia*) e la presenza di emartro

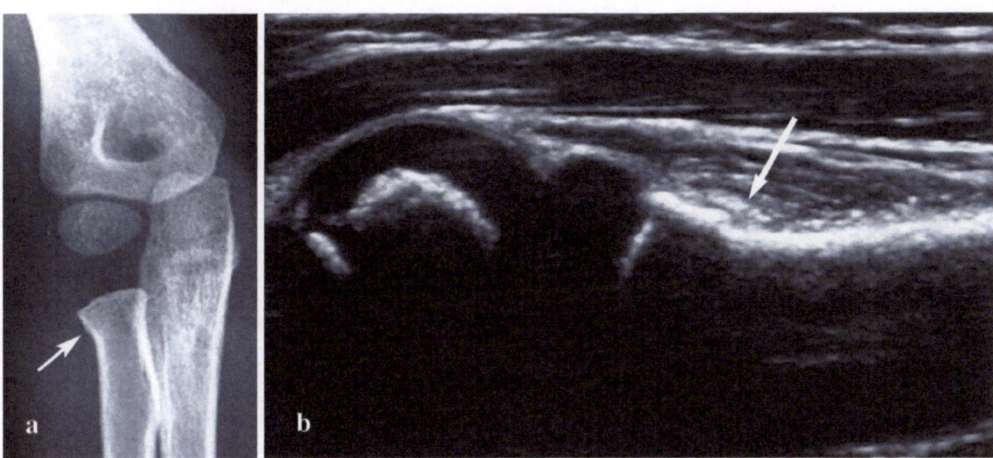

Fig. 7.20a, b. Frattura del collo del radio in bambino di 5 anni. **a** Il radiogramma del gomito in proiezione A-P evidenzia piccola irregolarità del profilo corticale del collo del radio (*freccia*). **b** L'ecografia conferma la presenza di discontinuità della corticale ossea (*freccia*)

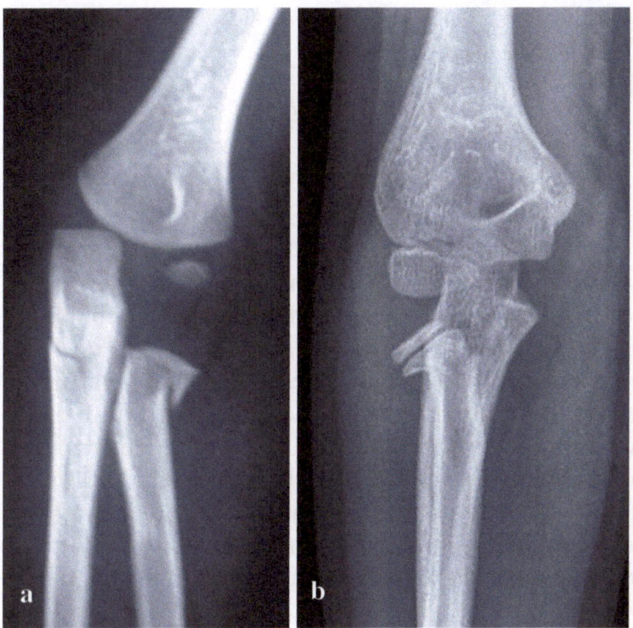

Fig. 7.21a, b. Frattura del collo del radio in due differenti pazienti con diverso grado di angolazione. **a** Frattura con angolazione <30° associata a frattura dell'ulna prossimale. **b** Frattura con angolazione >30°

Le fratture diafisarie del radio e dell'ulna rappresentano il 10-45% delle fratture pediatriche, potendo interessare uno o entrambe le ossa dell'avambraccio; in caso di frattura completa i frammenti ossei possono presentare vari gradi di disassamento, angolazione o sovrapposizione (Fig. 7.22). In seguito a trauma, in genere per caduta sulla mano aperta, possono inoltre verificarsi deformità plastiche delle ossa dell'avambraccio (*bowing fractures*) con interessamento sia del radio che del-

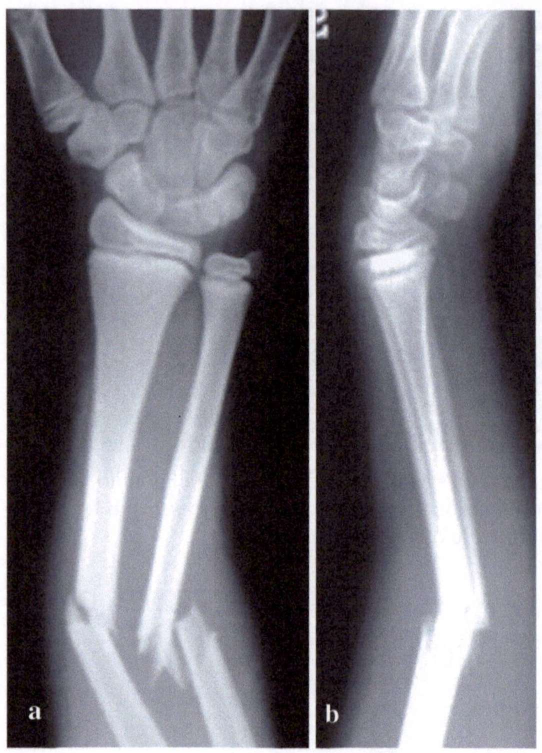

Fig. 7.22a, b. Frattura scomposta della diafisi del radio e dell'ulna

l'ulna ed eventuale associazione con frattura completa o "a legno verde" (Fig. 7.23). In caso di frattura di un solo osso dell'avambraccio, l'indagine radiografica deve comprendere lo studio del gomito e del polso, per escludere un'eventuale concomitante frattura di Monteggia o di Galeazzi. La *frattura-lussazione di Monteggia* (Fig. 7.24) consiste in una dislocazione anteriore del radio prossimale associata ad una frattura del terzo prossimale dell'ulna. In età pediatrica la plasticità delle strutture ossee può comunque determinare una lussazione dell'estremità prossimale del radio in assenza di una frattura dell'ulna. Nella frattura-lussazione di Monteggia il legamento anulare del radio prossimale è lacerato o dislocato rispetto al capitello radiale, potendosi interporre nell'articolazione radio-omerale ed impedendo, soprattutto in caso di ritardata diagnosi, la completa riduzione della testa del radio; in questi casi è utile l'impiego della RM (Fig. 7.25). Nei casi di dislocazione laterale della testa del radio, è relativamente frequente una lesione nervosa ed in particolare dell'interosseo posteriore, ramo del nervo radiale.

Le fratture dell'estremità distale dell'avambraccio rappresentano le lesioni traumatiche più frequentemente osservate in età pediatrica. In rapporto all'entità del trauma, in genere da caduta con braccio esteso e mano aperta, possono osservarsi fratture tipo "torus" (Fig. 7.26a, b), "a legno verde" (Fig. 7.26c, d) o complete. Le fratture della metafisi distale del radio tipo "torus" possono essere di dimensioni talmente minute da essere misconosciute ed associarsi in misura variabile a fratture della porzione distale dell'ulna. Le fratture della metafisi distale dell'avambraccio,

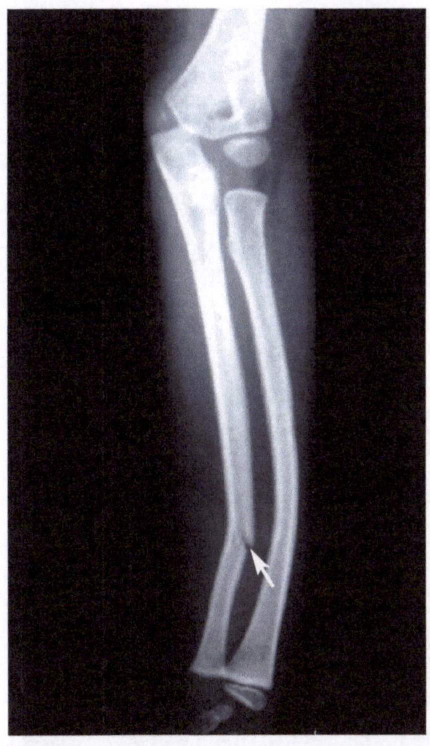

Fig. 7.23. Frattura dell'ulna (*freccia*) con angolazione dei frammenti ossei associata ad incurvamento plastico del radio e dell'ulna

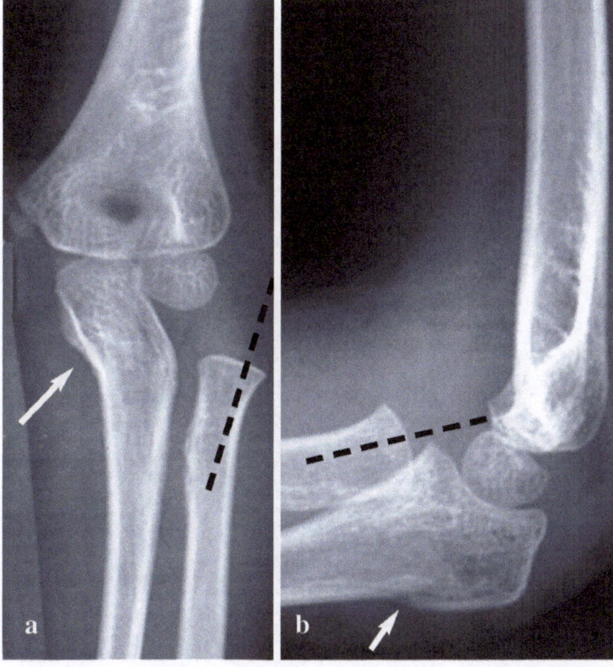

Fig. 7.24a, b. Frattura-lussazione di Monteggia in bambino di 3 anni. Sublussazione laterale ed anteriore del radio (*linee tratteggiate*) associata a frattura dell'ulna prossimale (*frecce*)

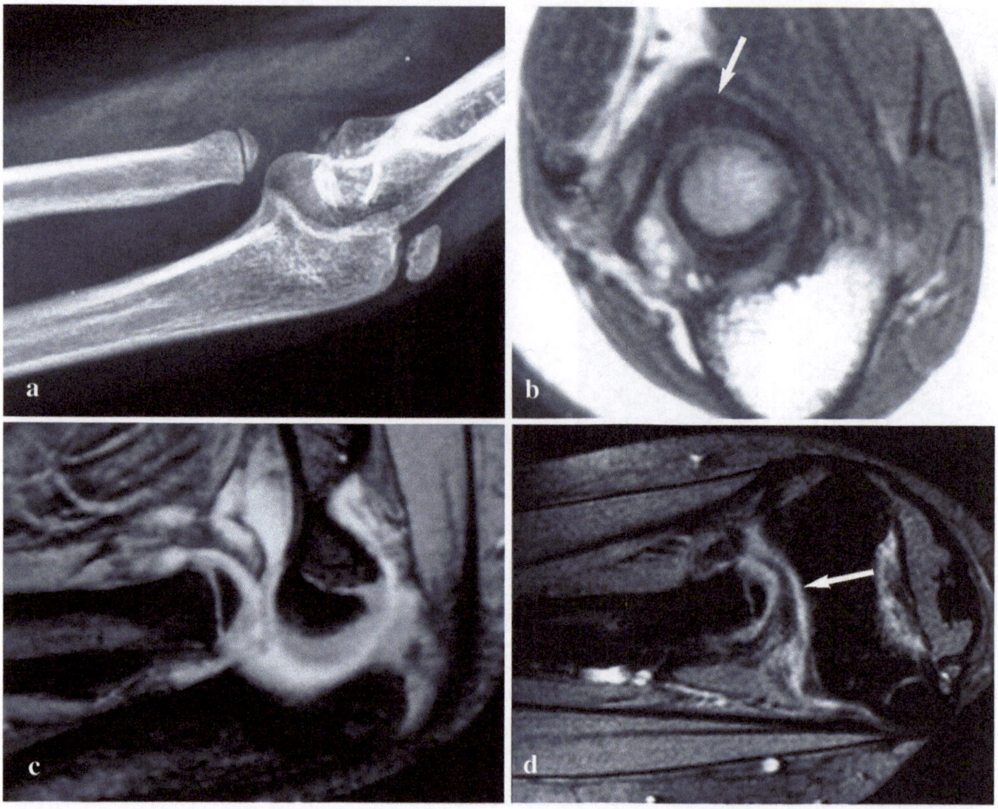

Fig. 7.25a-d. Lussazione del radio in bambina di 10 anni. **a** Immagine radiografica. **b**. L'immagine RM assiale T1-pesata mostra irregolarità strutturale del legamento anulare (*freccia*). Le immagini RM gradient-echo T2-pesate confermano la lussazione del radio nel piano sagittale (**c**) e la dislocazione intra-articolare del legamento anulare nel piano assiale (*freccia* in **d**)

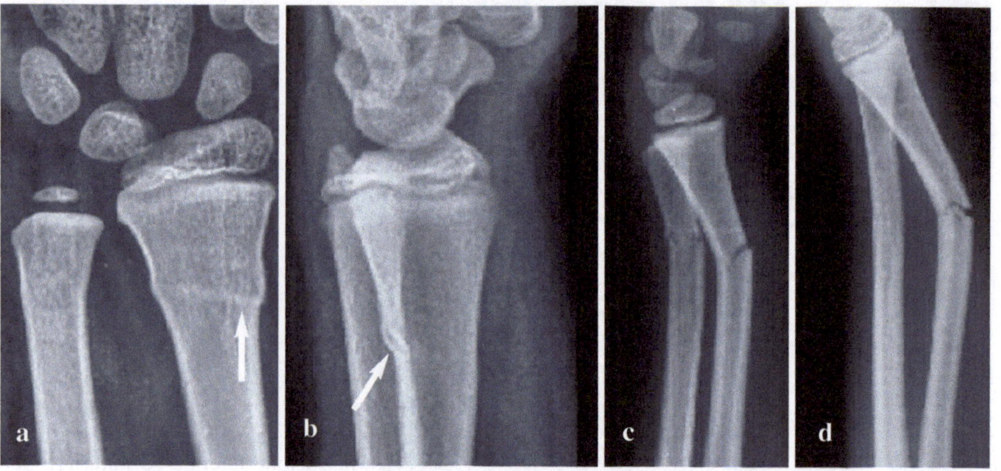

Fig. 7.26a-d. **a, b** Frattura sottoperiostea tipo "torus" della metafisi distale del radio (*frecce*). **c, d** Frattura a legno verde della diafisi del radio e dell'ulna

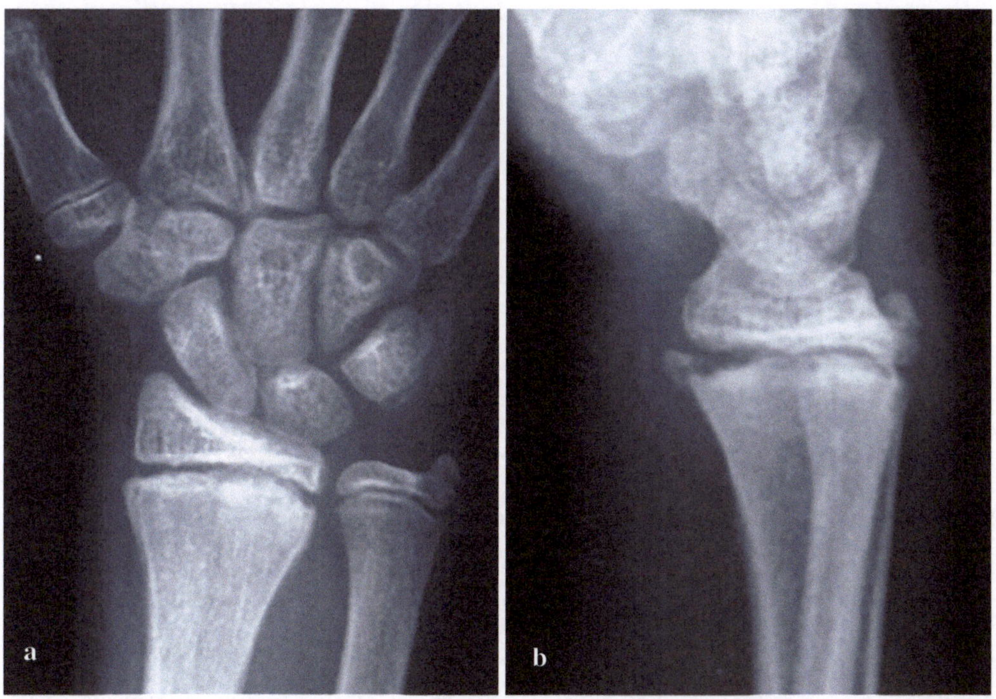

Fig. 7.27a, b. Avulsione epifiso-metafisaria distale del radio con piccolo distacco osseo metafisario sul versante palmare (Salter Harris tipo II)

soprattutto del radio, possono inoltre interessare la fisi con conseguente distacco epifisario; in questi casi il frammento distale può essere lussato o angolato dorsalmente; i distacchi epifisari dell'estremo distale del radio sono infatti comuni (Figg. 7.27, 7.28). Tra le fratture dell'estremo distale del radio e dell'ulna vanno ricordate le *fratture di Colles*, dovute in genere ad una caduta sulla mano estesa e con l'avambraccio pronato in dorsi-flessione, caratterizzate da una dislocazione posteriore del moncone di frattura distale, talvolta dislocato anche lateralmente sul piano frontale, a seconda del meccanismo del trauma (Fig. 7.29). La *frattura di Smith* (detta anche *frattura di Goyrand* o frattura di Colles invertita) è invece caratterizzata da una angolazione volare del frammento distale ed è causata da traumi diretti o cadute sulla mano in flessione palmare. Mentre nell'adulto la soglia di accettabilità dell'angolazione dei frammenti è di circa 10° ed è condizionata dall'interessamento articolare, in età pediatrica queste fratture non coinvolgono l'articolazione e la maggiore capacità di rimodellamento osseo rende tollerabile un'angolazione maggiore prima di dover ricorrere al trattamento chirurgico. La *frattura di Galeazzi*, rara in età pediatrica, consiste in una frattura della diafisi distale del radio con lussazione distale dell'ulna. La frattura di Galeazzi può essere talvolta misconosciuta, soprattutto in caso di sublussazione dell'articolazione radio-ulnare distale; in questi casi la TC, eseguita con scansioni in posizione neutra ed in massima prono-supinazione, può essere utilizzata per una corretta diagnosi della lesione.

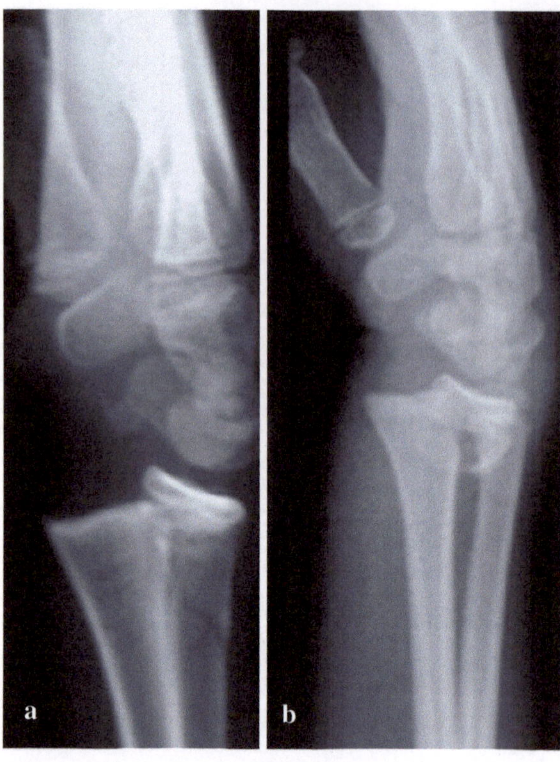

Fig. 7.28a, b. Avulsione epifiso-metafisaria distale del radio in due differenti pazienti con dislocazione dorsale dell'epifisi del tipo I di Salter-Harris (**a**) e del tipo II (**b**)

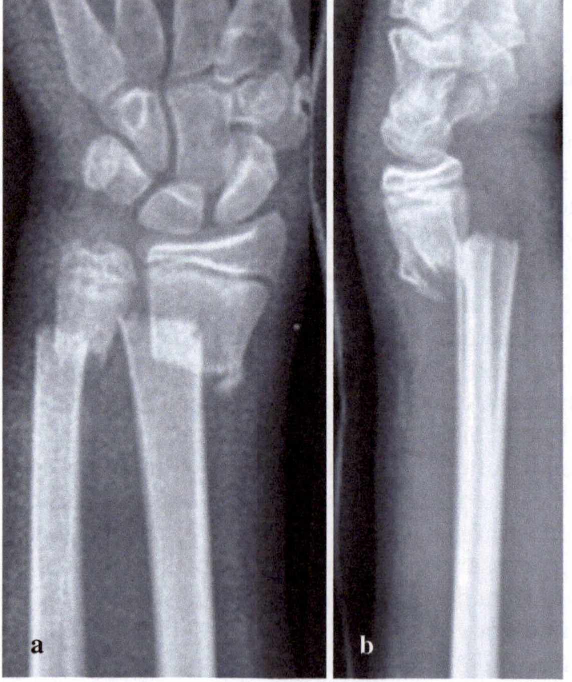

Fig. 7.29a, b. Frattura di Colles con dislocazione dorsale dei frammenti ossei distali del radio e dell'ulna

Polso e mano

Il polso è una regione complessa, costituita dalle epifisi distali del radio e dell'ulna, dalle otto ossa carpali, dalle basi metacarpali e dalle articolazioni radio-ulnare, radio-ulno-carpale, medio-carpale e carpo-metacarpale. L'articolazione radio-ulnare distale consente i movimenti di prono-supinazione. Al contrario di quanto avviene nel gomito, i rapporti dimensionali tra radio ed ulna si invertono a livello del polso. Le ossa carpali sono completamente cartilaginee alla nascita e presentano un'abbondante componente cartilaginea fino all'età adolescenziale; per tale motivo un trauma che nell'adulto causerebbe la frattura di un osso carpale, in età pediatrica determina invece una frattura del radio e/o dell'ulna distali. Il primo nucleo di ossificazione carpale è quello del capitato, già presente a 2-3 mesi di vita, seguito, dopo circa 1 mese, da quello dell'uncinato. A circa 2 anni inizia l'ossificazione del piramidale, a 3 anni del semilunare, a 5 anni dello scafoide, a 6 anni del trapezio e del trapezoide e l'ultimo nucleo di ossificazione a comparire è quello del pisiforme, a 9-10 anni; anche a livello del carpo l'ossificazione è sempre più precoce nelle femmine.

Le fratture carpali, rare in età pediatrica, sono abitualmente associate ad altre fratture; la più frequente, come avviene nell'adulto, è quella dello scafoide (Fig. 7.30), rarissima prima dei 7 anni e osservata in genere negli adolescenti per caduta o trauma ad arto iperabdotto. È possibile l'associazione con lesioni legamentose. La diagnosi di una sospetta frattura di scafoide, oltre che delle proiezioni ortogonali standard, si avvale della proiezione con mano in deviazione ulnare, che consente una più completa visualizzazione dello scafoide stesso. Particolare attenzione va posta, oltre che alla struttura ed ai profili dell'osso, al piano adiposo radiotrasparente adiacente lo scafoide, per evidenziarne, eventualmente a confronto con il lato opposto, un'eventuale dislocazione. La dimostrazione di una sua dislocazione può infatti rappresentare il segno indiretto di un ematoma post-traumatico. Pertanto, nel caso in cui il

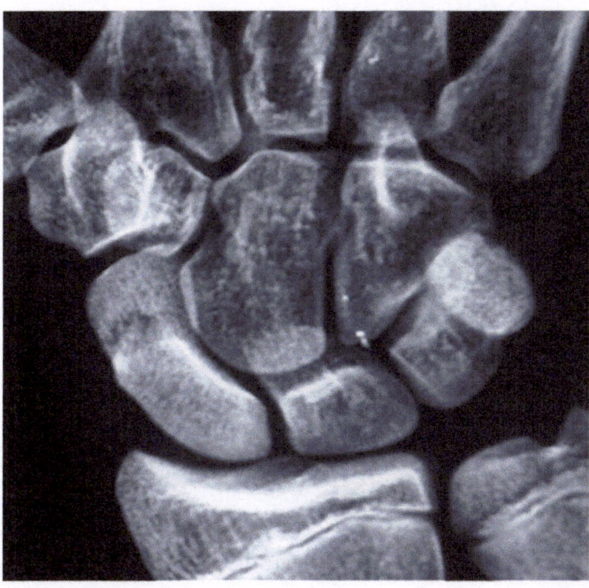

Fig. 7.30. Frattura trasversale composta dello scafoide in paziente di 14 anni

paziente lamenti dolore alla palpazione e limitazione funzionale, e sul radiogramma sia evidente una tumefazione parostale con dislocazione del piano adiposo adiacente, anche in assenza di segni radiografici di frattura, è opportuno integrare con esami di seconda istanza, preferibilmente la RM, per evidenziare una frattura occulta. In caso di limitata disponibilità dell'apparecchiatura è necessario ripetere l'esame radiografico dopo 10-15 giorni, a seguito di immobilizzazione dell'arto in doccia gessata; è infatti frequente documentare in controlli radiografici eseguiti a distanza dall'evento traumatico la presenza di una rima di frattura precedentemente misconosciuta. Le fratture composte vengono trattate con l'immobilizzazione per 4-8 settimane. In caso di fratture scomposte dello scafoide, soprattutto in atleti adolescenti, la riduzione è chirurgica per prevenire l'instabilità carpale e permettere un più rapido recupero. In considerazione della particolare vascolarizzazione di tipo terminale dell'osso, una frattura del polo prossimale dello scafoide, analogamente a quanto avviene nell'adulto, deve far temere la possibile complicanza di un'osteonecrosi avascolare; per tale ragione si deve monitorare radiograficamente il paziente che, in caso di reperti dubbi, deve essere sottoposto ad un esame RM.

Nel bambino sono ancor più rare le fratture delle altre ossa carpali, che interessano prevalentemente l'uncinato, il piramidale (Fig. 7.31) ed il capitato. Spesso la diagnosi viene effettuata solo a posteriori in esami radiografici eseguiti per il controllo di altre fratture associate (quali quelle radio-ulnari distali) nei quali si evidenzia la presenza di addensamento delle ossa carpali in rapporto alla comparsa di fenomeni osteo-riparativi. Come avviene nell'adulto, in caso di sospetta frattura di un osso carpale non evidente all'esame radiografico, può essere utile il completamento diagnostico mediante TC. Praticamente eccezionali nel bambino le lussazioni del polso.

Le fratture delle ossa della mano sono più frequenti di quelle del carpo in età pediatrica e si verificano più frequentemente per cadute o colpi da pallone durante lo svolgimento di varie attività sportive o per trauma da schiacciamento; quest'ultimo

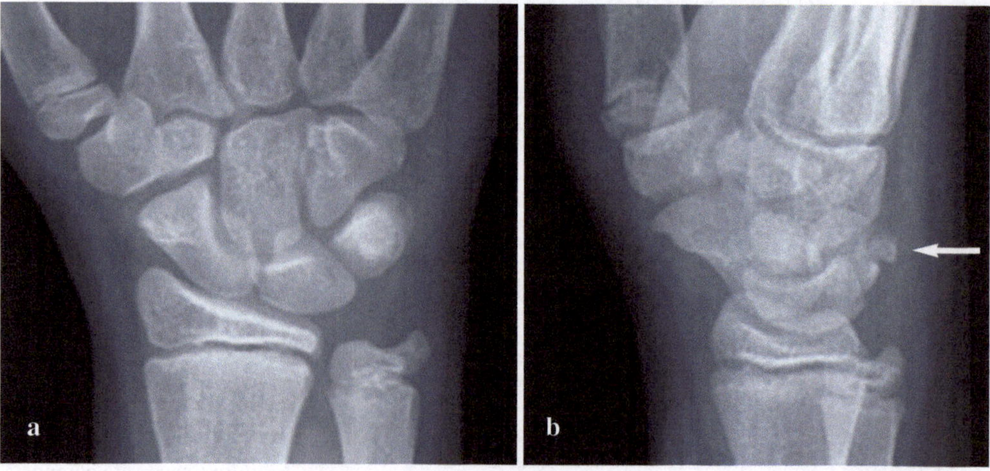

Fig. 7.31a, b. Distacco osseo parcellare del piramidale di destra in paziente di 13 anni (*freccia* in **b**)

meccanismo può causare fratture trasverse, longitudinali o comminute, soprattutto della falange ungueale (Fig. 7.32). Per il I osso metacarpale la radiografia viene effettuata con pollice in appoggio dorsale (proiezione volo-dorsale) ed in proiezione laterale; per le altre ossa metacarpali lo studio radiografico deve essere effettuato con la proiezione dorso-volare in appoggio palmare e con proiezione obliqua, eventualmente con guida fluoroscopica, per un'ottimale visualizzazione del metacarpo; la proiezione laterale non è utile per lo studio delle ossa metacarpali a causa della loro sovrapposizione. Lo studio radiografico delle dita richiede le proiezioni dorso-volare e laterale perfetta, quest'ultima importante per la visualizzazione di eventuale dislocazione dei frammenti ossei. Le fratture della mano richiedono in genere l'immobilizzazione per circa 1 mese in gesso o mediante stecche di alluminio, a seconda della sede. Può essere necessaria la sintesi chirurgica con sottili fili di Kirschner qualora non si ottenga una corretta riduzione della frattura.

Alcune lesioni della mano sono peculiari di determinate attività sportive. Per violenti colpi da pallone si può verificare una lussazione metacarpo-falangea del pollice (Fig. 7.33), caratterizzata da una dislocazione dorsale della falange prossimale e da una marcata angolazione rispetto all'asse diafisario del metacarpo; in queste lesioni i legamenti collaterali dell'articolazione metacarpo-falangea possono essere completamente lesionati. Frequentemente può verificarsi, come nel caso del *gamekeeper thumb*, o pollice del portiere, il distacco di un frammento della base della falange prossimale del I dito, che può estendersi alla cartilagine di accrescimento, configurando una lesione di III tipo, o più raramente di II tipo, di Salter-Harris, dovuta alla trazione da parte del legamento collaterale dell'articolazione metacarpo-falangea del pollice.

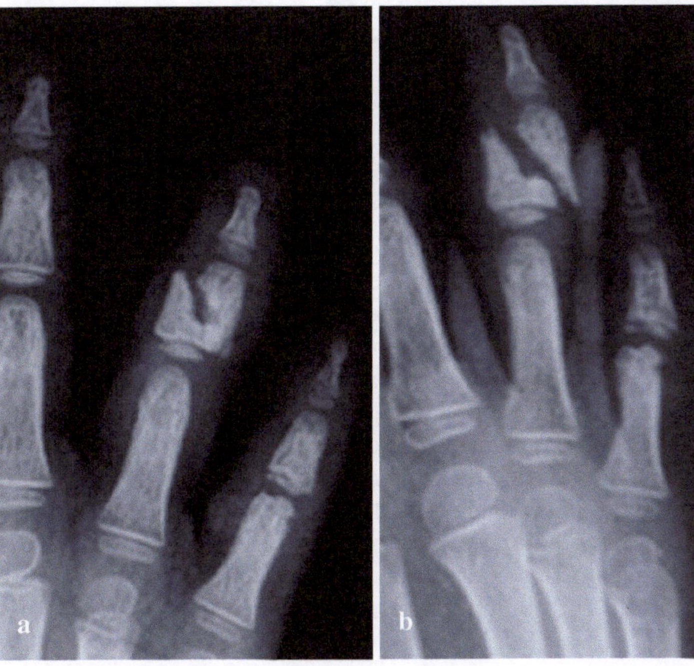

Fig. 7.32a, b. Frattura da schiacciamento longitudinale della falange intermedia del IV dito con diastasi dei frammenti

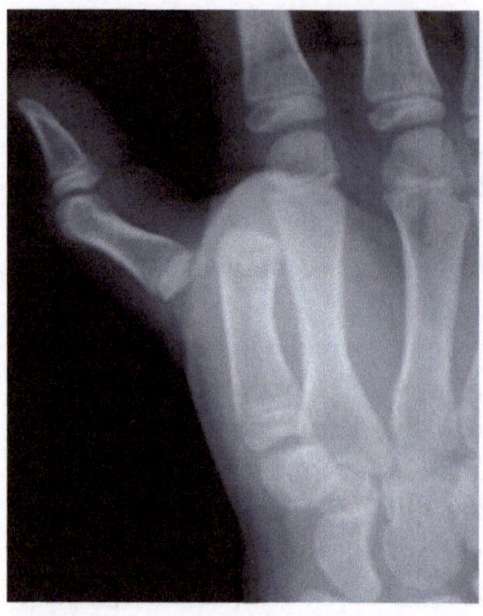

Fig. 7.33. Lussazione completa dell'articolazione metacarpo-falangea del I raggio

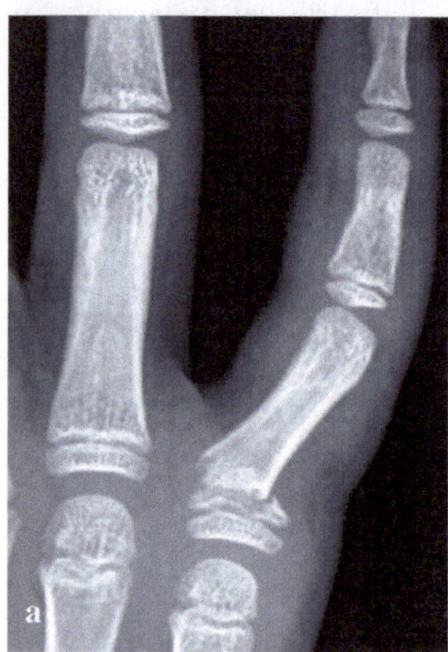

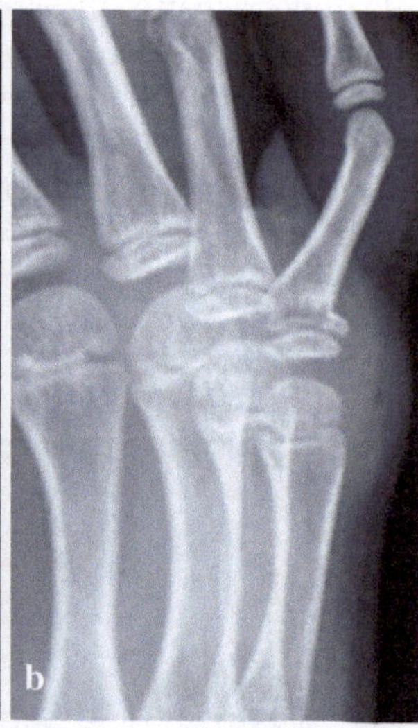

Fig. 7.34a, b. Frattura di tipo II di Salter-Harris della base del V metacarpo con angolazione del frammento distale

Più rare che nell'adulto le fratture delle ossa metacarpali. La frattura della base del I osso metacarpale, spesso dovuta a trauma in iperestensione "da pallonata", viene denominata *frattura di Bennet*, e risulta frequentemente scomposta; può richiedere sintesi chirurgica con filo di Kirschner. La frattura della porzione distale del V osso metacarpale è caratteristica del trauma a pugno chiuso (frattura del boxeur).

A livello delle falangi sono più frequenti i distacchi epifisari, soprattutto in giocatori di pallavolo nell'azione di "muro" alle schiacciate a rete (Fig. 7.34). La lesione *mallet finger* avviene per un meccanismo di flessione forzata sulla porzione distale del dito (in genere il III) a tendine estensore teso, caratteristico della presa del baseball. Nel bambino questo tipo di trauma provoca una lesione della base della falange distale del tipo I o II di Salter-Harris, o anche del tipo III nell'adolescente.

8 BACINO ED ARTO INFERIORE

DOMENICO BARBUTI, ENZO PACCIANI, ANDREA MAGISTRELLI, MARCO CIRILLO, FAUSTO FASSARI, LAURA TANTURRI DE HORATIO

BACINO, ANCA E FEMORE

Il bacino ha la forma di un anello composto dalle ossa iliache, con le loro apofisi, dall'ischio, con le sue apofisi, dalle ossa pubiche, con la sincondrosi interposta, dal sacro e dalle articolazioni sacro-iliache, che per 2/3 sono un'anfiartrosi, poiché tra le due superfici articolari è interposto un disco fibrocartilagineo articolare, e per 1/3 un'articolazione sinoviale. La stabilità dell'anello pelvico è mantenuta dai legamenti ileo-lombari, sacro-iliaci, sacro-tuberosi e sacro-spinosi. La pelvi è riccamente vascolarizzata: l'apporto ematico è fornito prevalentemente dai vasi ipogastrici, o iliaci interni, che decorrono in vicinanza dell'arco pelvico; altri vasi importanti sono le arterie glutee superiori, comunemente lesionate nelle fratture posteriori, e i vasi otturatori e pudendi interni, spesso lesionati nelle fratture dei rami pubici. L'innervazione è data da nervi provenienti dal plesso lombare e sacrale che decorrono nella parte posteriore dell'anello pelvico. La sede della frattura è generalmente predittiva del tipo di lesioni vascolari, neurologiche e viscerali che possono associarsi.

Fondamentali differenze del bacino pediatrico rispetto all'adulto sono: la maggior malleabilità delle ossa; la capacità della cartilagine di assorbire maggiore energia, la maggior elasticità delle articolazioni; è presente la cartilagine triradiata ed il periostio è più spesso: un'apparente lussazione può avere un guscio di periostio e guarire come una frattura.

L'acetabolo ha 3 centri di ossificazione: ileo, ischio, pube; ognuno ha la sua fisi che determina crescita circonferenziale; i 3 centri a livello acetabolare si fondono nella cartilagine triradiata che si ossifica mediamente tra i 13 ed i 16 anni. Nel corso dell'età puberale compaiono diversi centri di ossificazione secondaria che è importante conoscere per non confonderli per fratture:

- *os acetabuli*: forma la parete acetabolare anteriore, compare a 12 anni e si fonde a 18;
- epifisi acetabolare (epifisi dell'ileo): forma gran parte della parete acetabolare superiore;
- centro di ossificazione secondario dell'ischio;
- cresta iliaca: compare a 13-15 anni nella porzione antero-laterale, avanzando in direzione postero-mediale e si salda a 16-18 anni, iniziando inversamente dalla

parte postero-mediale. Sulla sua comparsa ed ossificazione si basa il test di Risser, indice di maturità scheletrica;
- apofisi ischiatica: compare a 15-17 anni e si salda a 19-25 anni;
- spina iliaca anteriore-superiore (SIAS): compare a 15 anni e si fonde a 20-25 anni;
- spina iliaca anteriore-inferiore (SIAI): compare a 13-15 anni e si salda a 16-18 anni;
- tubercolo del pube;
- angolo del pube;
- spina ischiatica;
- ala laterale del sacro.

FRATTURE DEL BACINO Le fratture del bacino non sono molto frequenti, costituendo il 2,4-7,5 % delle fratture pediatriche; la loro incidenza, infatti, è 10 volte inferiore che nell'adulto. Esse sono dovute ad incidenti stradali (investimento di pedone soprattutto) nel 98% dei casi, percentuale molto più alta rispetto agli adulti in cui gli incidenti sono la causa nel 50%; cause più rare sono caduta dall'alto e l'abuso. Nella maggioranza dei casi non sono lesioni gravi, ma vi possono essere importanti lesioni associate. Le fratture-avulsione apofisarie del bacino avvengono nei bambini più grandi e negli adolescenti e, generalmente, danno meno problemi. Faremo solo un breve accenno ad esse, poiché vengono trattate in altra sede (Cap. 3). L'avulsione della tuberosità ischiatica (inserzione dei muscoli dell'hamstring) è causata soprattutto da sport come corsa ad ostacoli, calcio, ginnastica, scherma e tennis. Il distacco della SIAS (inserzione del muscolo sartorio) avviene soprattutto nel calcio, ginnastica e scherma. Il distacco della SIAI (inserzione del muscolo retto femorale) avviene soprattutto nel calcio, atletica, tennis, corsa di velocità. Il distacco della cresta iliaca (inserzione dei muscoli addominali) avviene soprattutto nel calcio, ginnastica, tennis.

Le lesioni più gravi derivano da fratture causate da incidenti stradali. I meccanismi traumatici sono gli stessi che nell'adulto. Generalmente, per determinare una frattura dell'anello pelvico o dell'acetabolo, sono necessari impatti ad alta energia che spesso causano lesioni associate di ordine traumatico osteo-articolare, quali fratture delle ossa lunghe o della colonna vertebrale, lesioni di natura vascolare, meno frequenti che nell'adulto, lesioni urologiche, come la rottura della vescica o dell'uretra (quest'ultima prevalentemente nel maschio), o lesioni neurologiche. In questi tipi di traumi è importante un esame fisico generale ed un esame obiettivo locale, per evidenziare aree contusive, abrasioni, lacerazioni, ecchimosi o ematomi della regione pelvi-perineale. Occorre valutare con particolare attenzione le aree "critiche", come la cresta iliaca, le articolazioni sacro-iliache, la sinfisi pubica, la SIAS e la SIAI. Va esaminato il movimento articolare delle anche ed è importante effettuare anche un esame vascolare e neurologico. In caso di traumi compressivi, anche in assenza di fratture evidenti, sono possibili danni alla cartilagine triradiata (lesioni di Salter-Harris tipo V), che possono esitare in arresto di crescita, displasia acetabolare, sublussazione della testa femorale, dismetria degli arti inferiori. Le fratture del collo femorale sono molto rare, ma quando si realizzano sono gravate da un'alta percentuale di complicanze. Le fratture dell'acetabolo attraverso la cartilagine triradiata, per verificarsi, necessitano di minore energia rispetto alle fratture acetabolari dell'adulto.

La valutazione radiografica viene effettuata con la proiezione antero-posteriore del bacino e con le proiezioni *inlet/outlet*, eventualmente con proiezioni oblique, ma spesso è necessaria la TC (eventualmente associata a ricostruzioni tridimensionali). In caso di sospette lesioni dell'apparato urinario può essere importante effettuare una cistografia mediante catetere od una urografia (quest'ultima solo qualora non venga effettuato l'esame TC con mezzo di contrasto per via endovenosa). In caso di traumi importanti la valutazione deve essere attenta in tutto il corpo, alla ricerca di segni di trauma cranico e/o spinale. Per fratture instabili scomposte del bacino, con abbassamento dell'ematocrito, può essere opportuno, dopo la valutazione con TC multistrato, effettuare un'angiografia e, in presenza di ematomi, embolizzare il vaso sanguinante. La RM è l'esame di seconda istanza e può essere indicato per evidenziare un danno della cartilagine triradiata o, più precocemente rispetto all'esame radiografico, segni di necrosi avascolare della testa femorale.

Vi sono vari tipi di classificazione delle fratture pelviche.

La *classificazione di Watts*, modificata da Torode e Zieg, distingue:

- tipo I: fratture da avulsione;
- tipo II: frattura delle ali iliache;
- tipo III: lesioni stabili dell'anello pelvico;
- tipo IV: fratture instabili dell'anello pelvico con frammento osseo libero.

La *classificazione di Tile* distingue:

- tipo A: stabile (Fig. 8.1);
- tipo B: stabile verticalmente, ma con instabilità rotatoria (Fig. 8.2);
- tipo C: instabilità sia verticale che rotatoria (Fig. 8.3).

La *classificazione di Kane* distingue 5 tipi:

- tipo I (58%): avulsione o frattura di un segmento, senza interruzione di un anello. Generalmente non vi sono associazioni;
- tipo II (20%): interruzione di un singolo anello vicino alla sinfisi pubica o all'articolazione sacro-iliaca. Sono possibili associazioni con lesioni addominali e genito-urinarie;
- tipo III (7%): frattura instabile con doppia interruzione dell'anello pelvico. Include la frattura tipo *straddle*, bilaterale ischio-pubica, la *frattura di Malgaigne* (verticale doppia o unilaterale doppio ramo più ileo). Sono frequenti sanguinamenti e lesioni addominali e/o genito-urinarie;
- tipo IV (10%): fratture acetabolari. Frequente associazione con lesioni intra-addominali o genito-urinarie per l'alta energia del trauma;
- tipo V (5%): fratture multiple tipo II+IV o tipo III+IV.

La classificazione di Young e Burgess identifica le fratture secondo il meccanismo traumatico e la direzione della forza, distinguendo:

- forme da compressione laterale (50%);
- forme da compressione antero-posteriore "a libro aperto" (25%);
- forme da forze di taglio verticale (*vertical shears*), come avviene in caso di caduta dall'alto (5%);
- forme miste (20%).

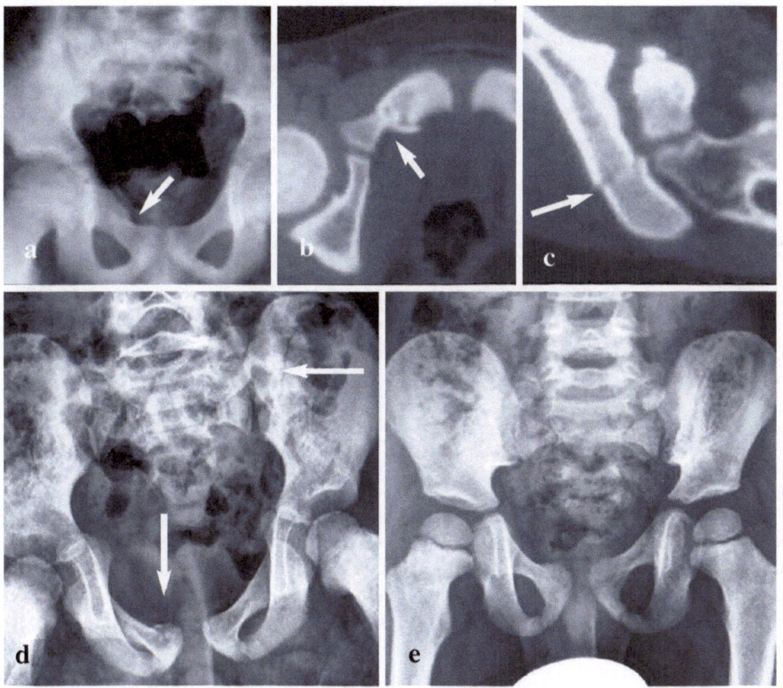

Fig. 8.1a-e. Fratture stabili di tipo A di Tile. **a** Immagine radiografica di frattura della branca ileo-pubica, ben riconoscibile alla TC (**b**), ove si apprezza anche la frattura dell'ala iliaca (**c**), non visibile radiograficamente. **d** In un altro paziente, frattura della branca ileo-pubica con lieve diastasi del pube e dell'articolazione sacro-iliaca sinistra (*frecce*). **e** Buona situazione al controllo dopo 2 mesi

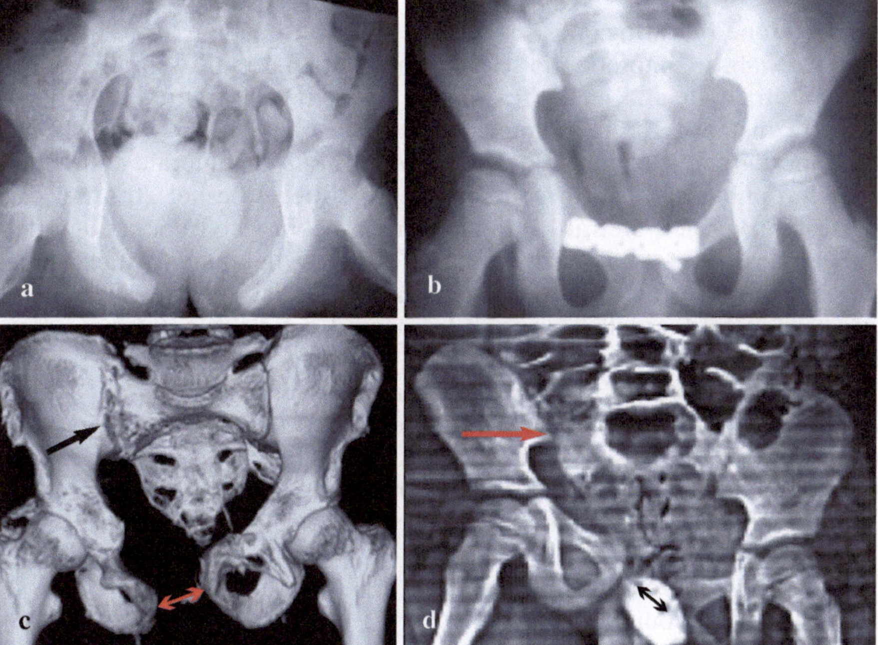

Fig. 8.2a-d. **a** Diastasi del pube, lesione instabile tipo B di Tile. **b** Controllo post-operatorio. **c** Lesione instabile tipo B di Tile con distasi del pube (*freccia*) e della sacro-iliaca di destra (*freccia nera*). **d** Frattura instabile di tipo C di Tile con diastasi del pube (*freccia*) e della sacro-iliaca destra (*freccia rossa*) con instabilità verticale e rotatoria

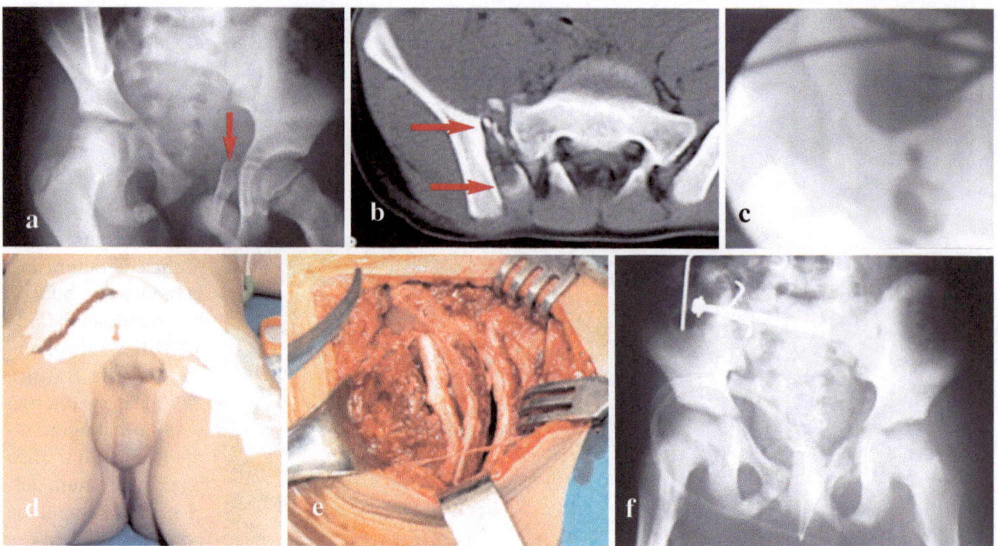

Fig. 8.3a-f. Bambino di 5 anni. Frattura instabile di tipo C di Tile con associata lesione dell'uretra. **a** La radiografia mostra frattura della branca ileo ed ischio-pubica sinistra (*frecce*), associata a frattura del sacro con diastasi della sacro-iliaca destra, meglio evidente alla TC (**b**). **c** Lesione dell'uretra alla cistografia. **d** Aspetto clinico. **e** Visione intra-operatoria. **f** Controllo dopo sintesi (immagini cortesemente concesse dal Prof. M. Oranski)

La classificazione più utilizzata, soprattutto in ambito pediatrico, è quella di Tile. Le fratture stabili comprendono le fratture isolate dei rami ischiatici uni- o bilaterali, le fratture delle ali iliache (*frattura di Duverny*) e le fratture sacrali isolate. Le fratture instabili comprendono la *frattura di Malgaigne* (verticale che interessa entrambi gli archi), la cosiddetta *straddle fracture*, bilaterale delle branche ileo e ischio-pubiche di solito con frammento sollevato e nel 20% dei casi associata a lesioni vescico-uretrali, la dislocazione pelvica con distrazione dell'articolazione sacro-iliaca (ampiezza normale 1-4 mm) e del pube (distanza massima tra le ossa pubiche 5 mm), spesso associata a lesioni genito-urinarie, e la rara frattura "a manico di secchio" in cui è lesionato l'emicingolo anteriore di un lato ed il posteriore del lato opposto.

Le fratture acetabolari (Fig. 8.4) avvengono nel 10% circa dei traumi ed è frequente la loro associazione con lesioni addominali o genito-urinarie, essendo necessaria un'alta energia per determinarle. Esse vengono così classificate:
- tipo A: distacco della parete posteriore con lussazione posteriore dell'anca;
- tipo B: fratture lineari, composte, associate a fratture dell'anello pelvico, generalmente stabili;
- tipo C: fratture lineari con instabilità dell'anca;
- tipo D: fratture-lussazioni mediali;

Specie nelle fratture del tipo B, è possibile una lesione della cartilagine triradiata. Tale lesione può verificarsi per due meccanismi: impatto diretto (lesione di Salter-Harris tipo V) o forze di taglio (lesione di Salter-Harris tipo I-II). Possono associarsi fratture ossee senza o con minima dislocazione dei frammenti. Possibili

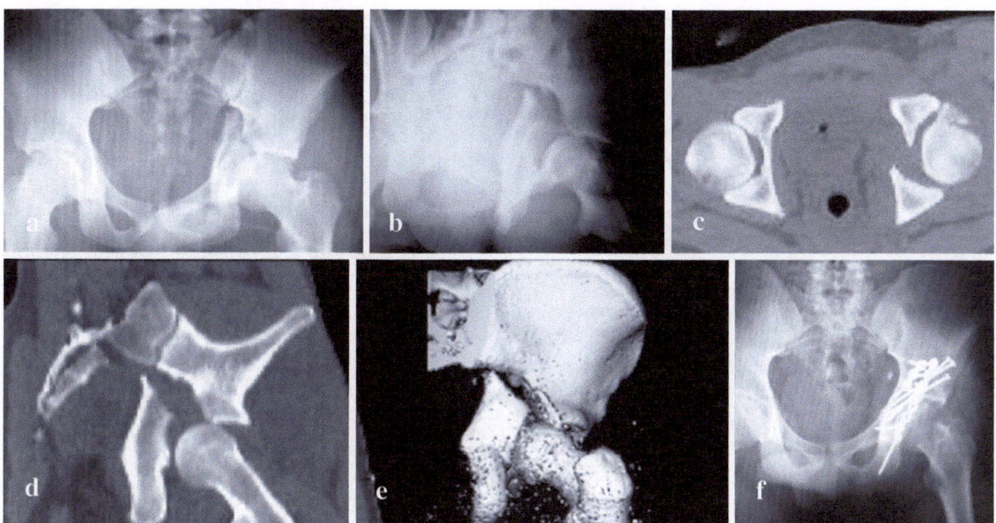

Fig. 8.4a-f. Paziente di 16 anni. **a, b** Frattura acetabolare sul piano trasverso, associata a frattura ischio-pubica. **c** TC assiale. **d** La TC coronale e la TC 3D (**e**) mostrano meglio la scomposizione delle fratture. **f** Controllo dopo sintesi ORIF (immagini cortesemente concesse dal Prof. M. Oranski)

sequele sono: una progressiva displasia acetabolare, per ispessimento della parete acetabolare mediale e conseguente sublussazione della testa femorale, o un'ipoplasia dell'emipelvi, per danno vascolare della cartilagine triradiata che ne determina la fusione precoce. Ovviamente tale evento sarà più grave quanto più avviene in età precoce. In caso di traumi in cui si sospetti un danno alla cartilagine triradiata, sarà opportuno un follow-up prolungato con RM (in assenza di materiali metallici di sintesi) o TC per individuare precoci segni di ossificazione della cartilagine stessa (Figg. 8.5–8.7).

Fratture sacro-coccigee Sono rare, generalmente prodotte da un trauma diretto, e vengono trattate con riposo e analgesici.

Le fratture stabili sono trattate con immobilizzazione in apparecchio gessato per 4-6 settimane. Le fratture instabili possono essere trattate con trazione e successiva immobilizzazione, con fissatore esterno o con sintesi chirurgica (ORIF, *Open Reduction Internal Fixation*). In genere la frattura guarisce dopo circa 8 settimane, mentre nell'adulto il periodo necessario è più lungo. Il bambino va tenuto tuttavia sotto controllo per lungo tempo dopo la frattura, onde escludere blocchi della crescita da ossificazione prematura della cartilagine triradiata con disturbi dell'asse o dismetrie degli arti.

Costituiscono indicazioni alla chirurgia uno spostamento delle articolazioni sacro-iliache maggiore di 1 cm, una diastasi del pube maggiore di 4 cm, fratture acetabolari con spostamento dell'area di carico maggiore di 5 mm, un'instabilità dell'articolazione coxo-femorale, le fratture della colonna acetabolare posteriore con coinvolgimento della superficie articolare maggiore del 50%.

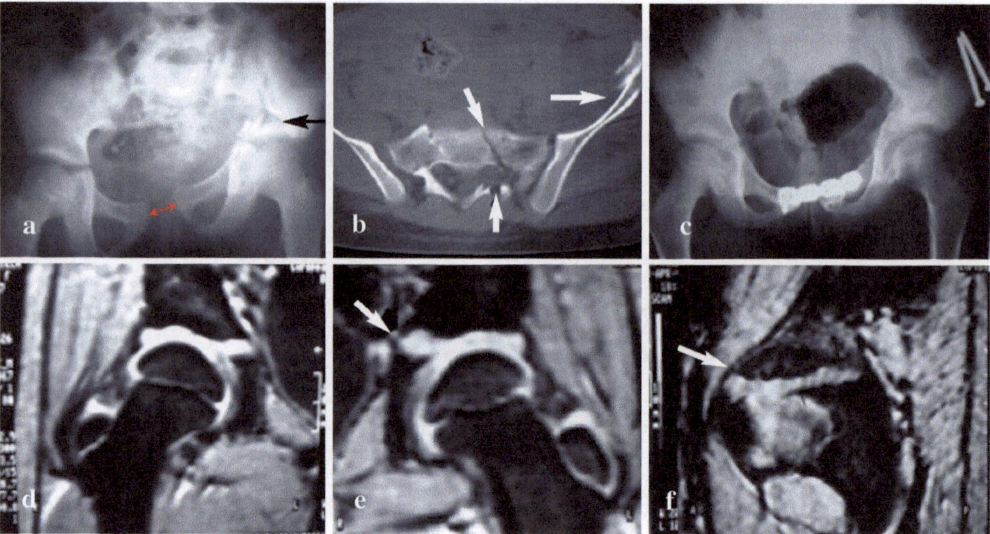

Fig. 8.5a-f. Bambina 11anni. **a** Frattura dell'ala iliaca sinistra (*freccia nera*) e diastasi del pube (*freccia*). **b** All'esame TC oltre alla frattura dell'ala iliaca (*freccia bianca*) sono visibili anche fratture del sacro (*frecce nere*). **c** Controllo post-operatorio (immagine cortesemente concessa dal Prof. M. Oranski). Dopo 1 anno la RM coronale T2-pesata mostra aspetto normale della cartilagine triradiata destra (**d**), mentre a sinistra, in coronale (**e**) e sagittale (**f**) è comparso un ponte di ossificazione (*freccia*)

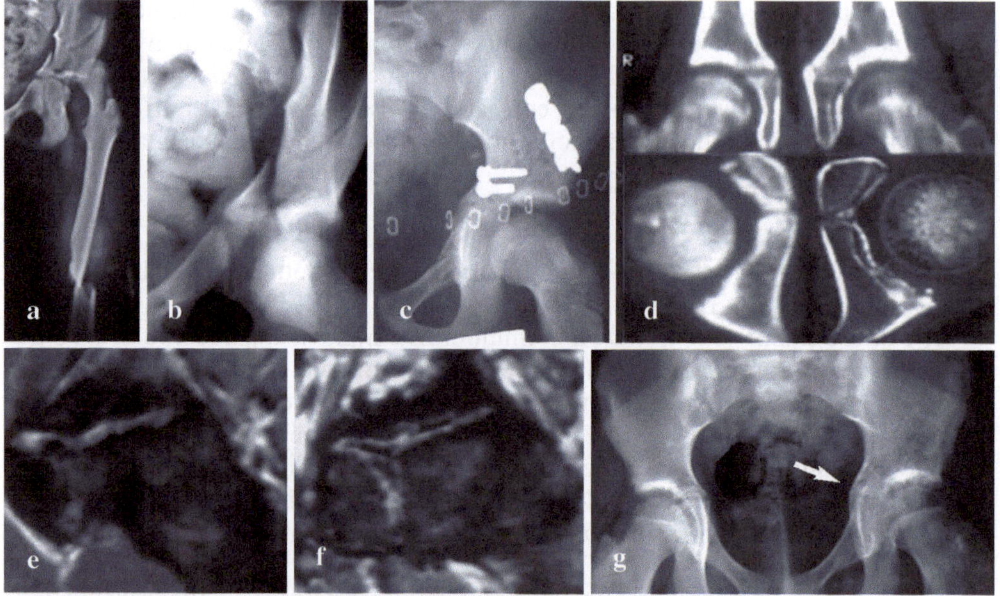

Fig. 8.6a-g. Bambino di 7 anni. **a, b** Frattura della colonna acetabolare anteriore associata a frattura diafisaria femorale. **c** Controllo post-operatorio (immagine cortesemente concessa dal Prof M. Oranski). **d** La TC con ricostruzioni coronali mostra iniziale chiusura della cartilagine triradiata sinistra **e, f** La RM mostra sottili aree ipointense da ossificazione della cartilagine triradiata a sinistra (**f**). **g** Il radiogramma eseguito a 5 anni di distanza dimostra la chiusura completa della cartilagine a sinistra (*freccia*)

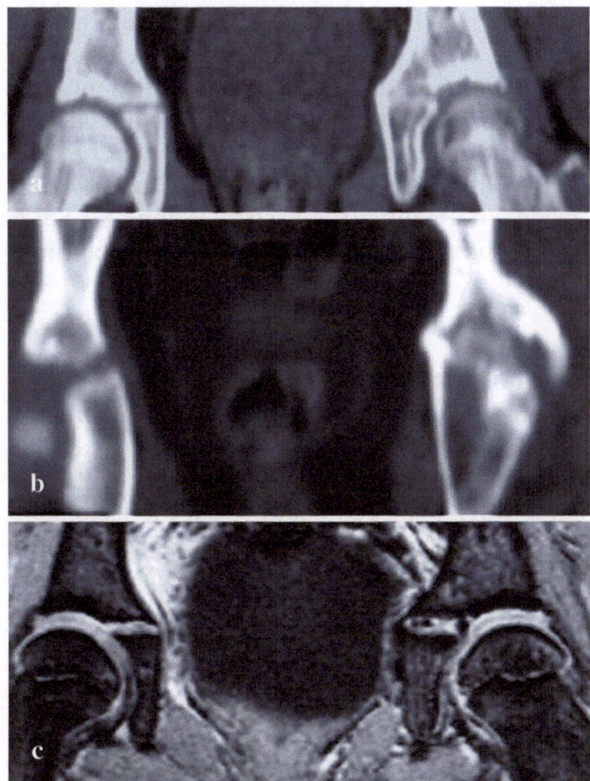

Fig. 8.7a-c. Bambino di 10 anni. Un anno prima trauma pelvico con radiografia riferita negativa. **a, b** La TC coronale mostra avanzata ossificazione della cartilagine triradiata sinistra. **c** Alla RM coronale T2-pesata isole di ossificazione nel contesto della cartilagine triradiata (Lesione di Salter-Harris tipo V)

I meccanismi del trauma, i quadri patologici e le complicanze variano a seconda della maturazione scheletrica. La dislocazione delle articolazioni sacro-iliache è più frequente in pazienti con scheletro immaturo. Il mancato trattamento di fratture instabili può esitare in asimmetrie pelviche con complicanze future. Il trattamento chirurgico di fratture pelvi-acetabolari ha scarse complicazioni quando si consegue una riduzione il più possibile anatomica.

Sono frequenti complicanze le lesioni associate, quali trauma cranico, toracico e viscerale. Reichard e coll. su 120 fratture, hanno rilevato un ematoma retroperitoneale nel 46% dei casi, ma solo nel 3% è stato richiesto un intervento per tamponare il vaso o embolizzazione mediante angiografia; le trasfusioni sono necessarie nell'11-32,6%, più frequentemente per fratture multiple piuttosto che singole (15 contro 9). Le lesioni vescico-uretrali sono meno frequenti che nell'adulto, circa 6-8%, e consistono in rottura vescicale, extraperitoneale nell'80%, con ematuria, dolore sovrapubico e ipotensione. La diagnosi è con TC o cistografia. La lesione uretrale, più frequente nei maschi, avviene generalmente nelle fratture dei rami pubici. È classicamente presente la triade clinica costituita da presenza di sangue nel meato uretrale, distensione vescicale e impossibilità a mingere. La diagnosi è mediante cistografia (Fig. 8.3c). Possono esitare disfunzioni sessuali nei maschi. Lesioni addominali sono riscontrate nell'11-20,4% di casistiche di fratture pelviche in età pediatrica, con le seguenti percentuali: lesioni epatiche 8,4%, spleniche 3,2%, urogenitali 3,2%, colon 2,1%, intestino tenue 1,1% (Ismail e coll.). Lesioni neurologiche, causa di una certa morbilità, sono molto più rare in età pediatrica rispetto all'adulto (21%). Consistono in lesioni delle radici lombari in caso di lesione dell'articolazione sacro-iliaca con deficit del tibiale anteriore ed ipoestesia dorsale del piede nel caso di lesione L5. In caso di frattura sacrale e lesione delle radici S1-S2 con debolezza all'estensione dell'anca ed alla flessione plantare, ipoestesia posteriore della gamba, della pianta del piede e dei genitali; in caso di lesione S2-S5, o di sindrome della cauda equina, si possono riscontrare ipoestesia del perineo, disfunzioni intestinali e vescicali.

Lussazione traumatica dell'anca nei bambini Molto meno frequente che negli adulti, al di sotto dei 6 anni può verificarsi anche per trauma di scarsa importanza come una caduta all'indietro mentre il bambino si sta piegando. In questi casi la riduzione avviene senza problemi e senza sequele. Solo nel 15-20% si associano a fratture acetabolari o della testa del femore, a differenza degli adulti in cui l'associazione avviene in più del 50% dei casi. Nei più grandi avviene per traumi di maggiore entità, come traumi da sport, cadute o incidenti della strada. La diagnosi viene effettuata con esame radiografico. La TC può essere utile per la sua maggior sensibilità nel rilevare piccoli distacchi ossei che potrebbero ostacolare la riduzione. La prognosi è legata all'entità del trauma iniziale, soprattutto se associato a frattura acetabolare o della testa femorale. Nel bambino l'incidenza di necrosi avascolare o di artrosi, secondaria a lussazione traumatica, è molto minore rispetto all'adulto, ma è necessaria una riduzione rapida e corretta, eventualmente chirurgica, specie in caso di frattura associata. Un ritardo di oltre 24 ore nella riduzione aumenta la possibilità di necrosi avascolare. Sono importanti anche l'immobilizzazione e la proscrizione del carico; un carico prima dei due mesi aumenta la percentuale di queste complicanze.

Fratture del femore Le fratture del collo femorale sono rare, solo l'1% si verifica in età pediatrica, ma con alta percentuale di complicanze, costituendo pertanto sempre un'emergenza. *"Hip fractures in children are of interest because of the frequency of complications rather than the frequency of fractures"* (Canale e Bourland).

Mentre negli adulti è più comune un meccanismo di torsione, nei bambini la causa è un trauma diretto, come un investimento da parte di veicoli o una caduta dall'alto con trauma diretto sull'anca. Sono più frequenti le fratture trans-cervicali e basali. Sono possibili fratture patologiche del collo femorale su lesioni cistiche (frequenti in questa sede) o istiocitosi, tumori, emolinfopatie maligne o in caso di sindromi con osteoporosi (osteogenesi imperfetta, artrogripposi, etc.).

Complicanze di queste lesioni sono, in primis, la necrosi avascolare (13% nella serie di 108 casi analizzati da Azour e coll. ma con medie in letteratura fino al 50%), la precoce chiusura della piastra cartilaginea (12%), la deformità in varismo (8,3%) ed il mancato consolidamento (3,7%).

Per spiegare la frequente complicanza della necrosi avascolare nella sequela di tali fratture dobbiamo fare un accenno alla vascolarizzazione della testa e del collo femorale. Ricordiamo come il circolo arterioso della testa del femore sia precario. Alla nascita la cartilagine della fisi è extra-sinoviale. A 3 anni il collo si allunga, crescendo più rapidamente medialmente che lateralmente, e la fisi diventa prevalentemente intracapsulare. L'arteria circonflessa mediale irrora la testa femorale, l'arteria circonflessa laterale il grande trocantere. Questo passaggio da un sistema a piccoli vasi multipli del neonato-lattante a quello successivo di due grandi sistemi (postero-superiore e postero-inferiore) predispone per tutta la vita ad un insulto vascolare del collo femorale per fratture con spostamento.

Per la diagnosi è necessaria la radiografia in proiezione A-P e laterale (*frog-leg* o *Dunlap*). La TC può essere utile nelle forme scomposte per una misura più precisa della dislocazione ai fini dell'intervento chirurgico.

Le fratture del collo femorale nel bambino seguono la *classificazione di Delbet e Chung* (5 tipi):

- tipo I: trans-epifisaria (12%), (Fig. 8.8b). Può essere dovuta ad un trauma da parto che si manifesta con una pseudo-paralisi dell'arto inferiore. La diagnosi è difficile anche per l'assenza di ossificazione del nucleo stesso. Nei più grandi va differenziata dall'epifisiolisi acuta, che in genere interessa bambini di oltre 9 anni, spesso con disturbi endocrini che causano una sofferenza della cartilagine di crescita ed in cui il trauma provocatore può essere banale. Il trattamento è l'immobilizzazione, in assenza di dislocazione, cauta riduzione e sintesi chirurgica in caso di scomposizione. Frequente la complicanza della necrosi avascolare;
- tipo II: trans-cervicale o medio-cervicale (Fig. 8.8d-e). È la più frequente (27-50%) ed è quella più spesso complicata da necrosi avascolare (fino al 50%), (Fig. 8.8g);
- tipo III: basale o cervico-trocanterica (Fig. 8.9). È la seconda più comune frattura del collo femorale (22-35%) e la seconda anche per frequenza di necrosi avascolare. È dislocata nei 2/3 dei casi;

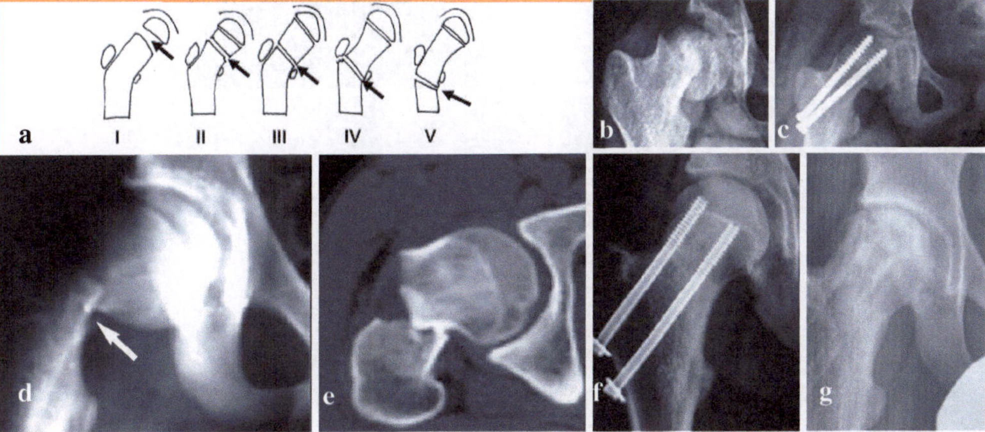

Fig. 8.8a-g. **a** Classificazione delle fratture del collo femorale pediatrico, secondo Debelt-Chung. **b** Frattura tipo I trans-epifisaria. **c** Controllo post-operatorio. **d** Alla radiografia frattura di tipo II trans-cervicale (*freccia*). **e** La TC mostra bene la scomposizione. **f** Radiografia post-operatoria. **g** Dopo 1 anno, rimosse le viti, segni di osteonecrosi avascolare della testa femorale

- tipo IV: intertrocanterica. Poco frequente (10-19,5%). Sono più rare le complicazioni, in particolare la necrosi avascolare è possibile, ma rara (Fig. 8.10a, b);
- tipo V: sottotrocanterica (19,5%), che molti autori non classificano tra le fratture del collo femorale e che comunque in genere non ha le complicanze delle altre forme (Fig. 8.10c-e).

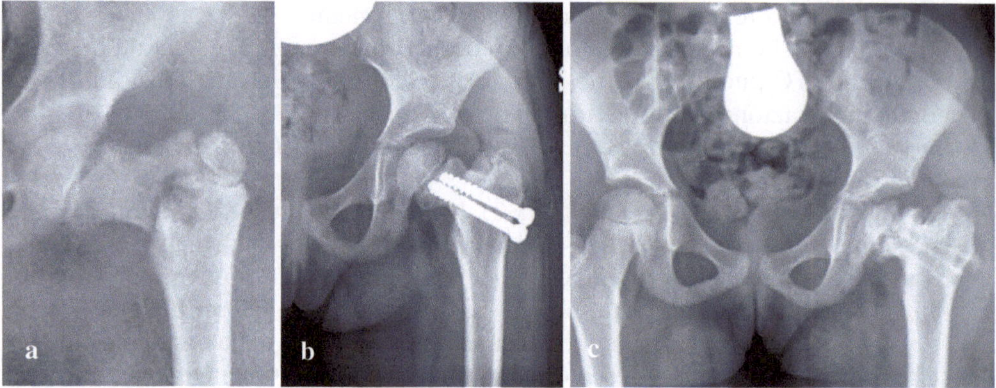

Fig. 8.9a-c. **a** Frattura di tipo III. **b** Controllo post-operatorio. **c** Dopo 1 anno, rimosse le viti, irregolarità della testa e del collo e coxa vara

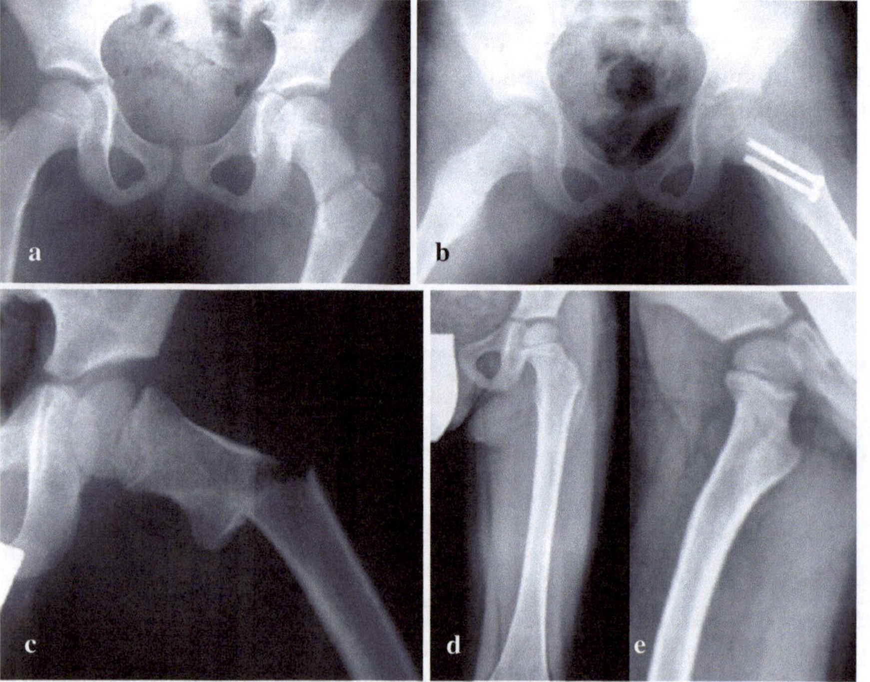

Fig. 8.10a-e. **a** Frattura di tipo IV intertrocanterica. **b** Controllo dopo intervento. **c** Frattura di tipo V sottotrocanterica. **d, e** Buon esito con trattamento conservativo

Il trattamento è generalmente chirurgico e si effettua tramite infissione di uno o due sottili chiodi o viti transcervicali. Un terzo dei casi si associa a fratture del bacino o a traumi cranici, per cui spesso la diagnosi è tardiva.

Il *distacco del piccolo trocantere* (inserzione del muscolo ileo-psoas) è più raro e avviene per brusche contrazioni contro resistenza di questo muscolo, legate ad attività sportiva. In genere la scomposizione è di pochi millimetri, perché l'inserzione dell'ileo-psoas si prolunga nella diafisi. La radiografia è sufficiente alla diagnosi; l'ecografia, e talora la RM, può essere utile per rilevare lesioni muscolo-tendinee associate. Il trattamento è generalmente conservativo. Talora esitano grossolane ossificazioni.

Il *distacco del gran trocantere* (inserzione dei muscoli gluteo medio e piccolo, piriforme, otturatore interno) avviene soprattutto nei bambini dediti all'atletica, in caso di forzate iper-abduzioni ("spaccata").

La *frattura della diafisi femorale* può verificarsi, nei piccoli, per un trauma ostetrico o maltrattamento; nei più grandi una caduta, lesioni da sport con meccanismo di avvitamento, gravi traumi diretti. La violenza richiesta per questo tipo di fratture è minore rispetto all'adulto, per cui è minore anche il sanguinamento. Per la diagnosi è sufficiente l'esame radiografico in duplice proiezione. Il trattamento più semplice, nei bambini più piccoli, è la trazione fino ad ottenere un buon allineamento e, successivamente, l'immobilizzazione in un apparecchio gessato pelvi-podalico. Talora, soprattutto in traumatismi multipli, può essere opportuno applicare un fissatore esterno per la difficoltà ad immobilizzare in apparecchio gessato. Nei bambini più grandi, in genere dopo gli 8 anni, specie se robusti o sovrappeso, si rende spesso necessaria una sintesi, che può essere endomidollare con chiodo di Kuntcher o con chiodi elastici o con un chiodo-placca (Fig. 8.11). Nel confezionamento dell'apparecchio gessato occorre evitare l'iperestensione delle ginocchia, che può predisporre a danni dei vasi poplitei. Sotto i 10 anni è accettabile un accorciamento per sovrapposizione di 1-2 cm (ovviamente maggiore quanto più è piccolo il bambino) che bilancerà la futura ipercrescita ossea secondaria all'iperemia

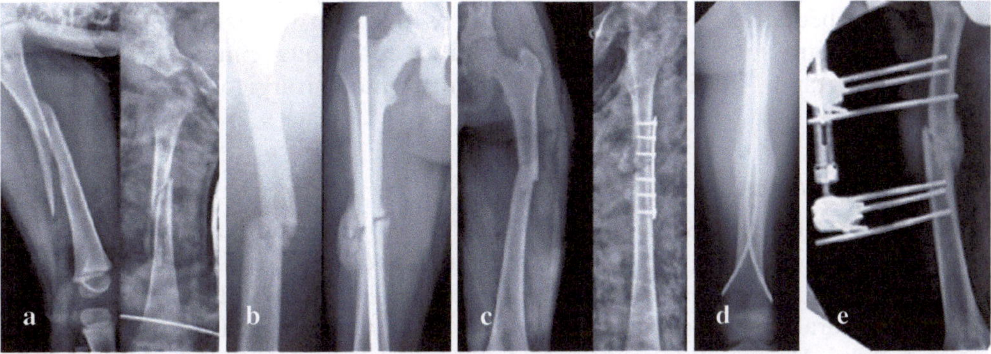

Fig. 8.11a-e. Trattamento di fratture diafisarie del femore. **a** Trazione trans-scheletrica ed immobilizzazione. **b** Chiodo endomidollare tipo Kuntcher. **c** Placca con viti. **d** Chiodi elastici endomidollari. **e** Fissatore esterno

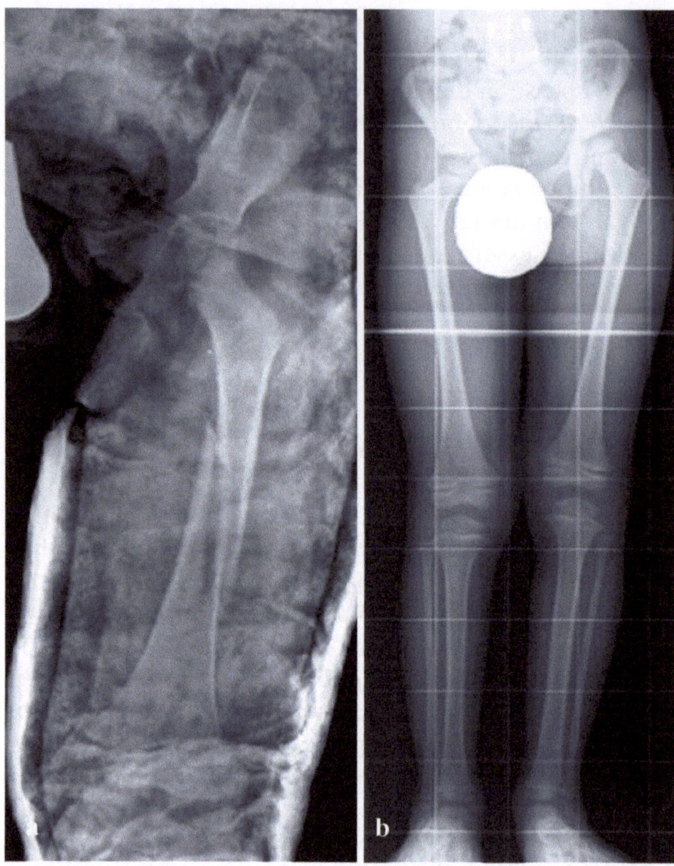

Fig. 8.12a, b. **a** Frattura diafisaria spiroide del femore. **b** Ipermetria al controllo dopo 1 anno

regionale legata alla riparazione della frattura. Sopra i 10 anni non è accettabile un accorciamento di 2 cm che non sarebbe recuperato dalla crescita. Complicanze, peraltro rare, sono dismetrie, più frequentemente ipercrescita (Fig. 8.12), disturbi dell'asse in valgo, varo, procurvato o recurvato. Sono praticamente quasi sconosciute, in età pediatrica, complicanze quali la pseudoartrosi, i vizi di consolidamento e l'embolia grassosa; quest'ultima, pur rara, va comunque temuta e prevenuta nei bambini più grandi, specie se sottoposti ad intervento chirurgico.

Ginocchio e gamba

Fratture dell'epifisi distale del femore Possono conseguire a trauma da parto, in caso di parto distocico, ed in questo caso la diagnosi è più facile perché il nucleo è già ossificato alla nascita, a differenza di quanto avviene nel distacco del nucleo cefalico femorale, non ossificato fino a 3-5 mesi. Generalmente sono traumi del tipo I di Salter-Harris e la scomposizione, di norma, è posteriore. La prognosi solitamente è buona. Sono più frequenti per traumi violenti in bambini di età sopra i 7 anni; queste fratture sono aggravate da un'alta percentuale di accorciamento o deformità angolare (circa il 40%). Dobbiamo infatti ricordare come la cartilagine distale determini l'accrescimento del 70% del femore e del 40% dell'intero arto inferiore. Nei traumi in iperestensione si possono determinare dei danni al fascio vascolo-nervoso popliteo e, se la sintomatologia non migliora dopo riduzione, occorre un'esplorazione chirurgica. Nei bambini i traumi sportivi con meccanismo di valgo, che negli adulti causano lesioni legamentose, possono provocare distacchi epifisari. Talora solo la radiografia in stress può permettere di differenziare un distacco epifisario da una lesione legamentosa.

Nelle forme di tipo I di Salter-Harris, nei bambini più grandi, la dislocazione è in genere anteriore. È necessaria una valutazione attenta del circolo distale. In genere si procede a riduzione incruenta, preceduta da artrocentesi in caso di abbondante emartro. Le lesioni del tipo II e III di Salter-Harris avvengono con trauma in valgismo e possono passare misconosciute, scambiate per lesione legamentosa. Se non vi è scomposizione non occorre alcuna riduzione. (Fig. 8.13a, b). Le forme di tipo IV di Salter-Harris (Fig. 8.13c) devono essere ridotte con sintesi anatomica, spesso possibile solo chirurgicamente, per evitare le frequenti complicazioni (Fig. 8.14). Sono fratture instabili: i genitori devono essere informati dei possibili problemi di crescita e i piccoli pazienti devono essere seguiti con controlli radiografici almeno annuali, fino a maturazione completa. Il 40% degli accorciamenti o delle angolature richiedono una correzione chirurgica.

Distacchi parcellari nell'area laterale della cartilagine di crescita distale possono costituire una frattura cosiddetta del tipo VI secondo Ogden e danneggiare l'incisura di Ranvier, determinando un arresto parziale della crescita nell'area interessata con possibile deformità angolare, tanto più grave quanto più è giovane il bambino.

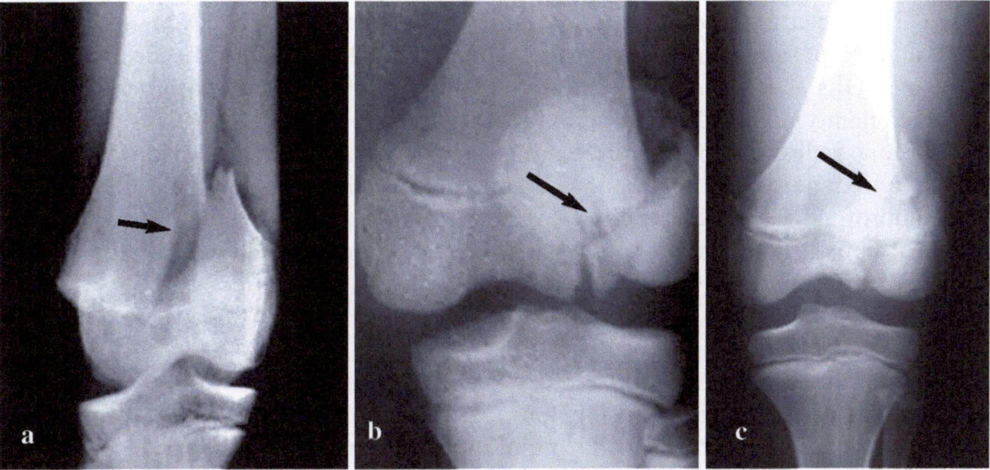

Fig. 8.13a-c. Fratture dell'epifisi distale del femore attraverso la piastra di crescita (*frecce*). **a** Tipo II di Salter-Harris con frammento triangolare metafisario. **b** Tipo III di Salter-Harris con frattura epifisaria, ma non metafisaria. **c** Tipo IV di Salter-Harris con frattura sia della metafisi che dell'epifisi

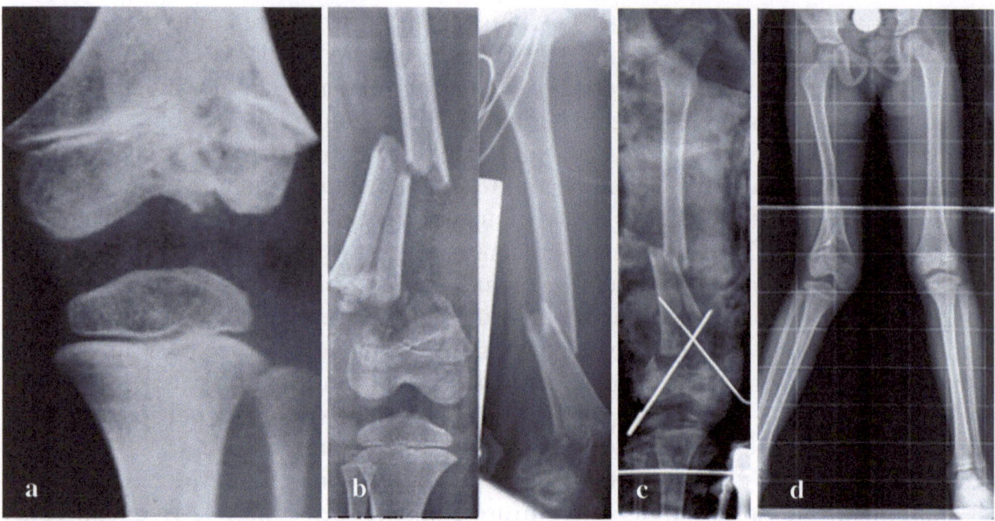

Fig. 8.14a-d. **a** Accorciamento e parziale fusione della fisi distale di femore in esiti di frattura di Salter-Harris tipo V. **b** Frattura multipla della diafisi femorale con interessamento della fisi, trattata con sintesi nella parte distale e con immobilizzazione in gesso (**c**). **d** Dopo un anno, il radiogramma in comparativa documenta ipometria e deviazione in valgo da precoce saldatura della parte laterale della fisi distale del femore destro

FRATTURE DELLA ROTULA Sono meno frequenti che nell'adulto, rappresentando circa l'1% delle fratture. Il meccanismo può essere un trauma diretto o un'avulsione, soprattutto del margine interno in caso di lussazione o sublussazione laterale. Il trattamento è lo stesso che nell'adulto e cioè mirante a ristabilire la superficie articolare ed il meccanismo estensore del ginocchio. La cosiddetta *patellar sleeve fracture* è il tipico caso di frattura della rotula nel bambino, in cui una piccola bratta ossea si distacca portando con sé un ampio guscio cartilagineo. L'età colpita è tra 8-12 anni, è possibile un depiazzamento della cartilagine del polo inferiore e la parte ossea distaccata può essere molto piccola. Il trattamento è conservativo per un depiazzamento minore di 2mm ad apparato estensore integro.

L'esame radiografico in duplice proiezione, integrato dalla proiezione assiale di rotula, è in genere sufficiente per la diagnosi. In qualche caso può essere necessario l'approfondimento con TC o RM. La diagnosi differenziale si pone con le varianti rappresentate dai numerosi nuclei accessori della rotula o con la malattia di Sinding-Larsen-Johansson.

FRATTURE DELLA TIBIA Le *fratture della spina tibiale* interessano prevalentemente i ragazzi di età tra gli 8 ed i 13 anni, con trauma in estensione ed intrarotazione improvvisa, soprattutto da bicicletta. Vengono determinate da traumi di potenza minore rispetto agli adulti. Il meccanismo traumatico, che nell'adulto provoca lesione del legamento crociato anteriore, nel bambino provoca questa lesione.

Meyers e McKeever classificano tali fratture in 3 tipi:
- tipo I: con minimo depiazzamento del frammento distaccato dal resto della spina tibiale. Clinicamente si riscontra dolore senza significativa limitazione della flesso-estensione. Il trattamento è artrocentesi e gesso in iperestensione;
- tipo II: con depiazzamento, in genere sollevamento con angolatura, di 1/3 o della metà anteriore del frammento della spina con aspetto radiografico *beak-like*. Clinicamente è presente dolore e limitazione funzionale;
- tipo III: distacco completo della spina.

Nel II e III tipo è necessaria una riduzione mediante sintesi chirurgica, ma la prognosi è generalmente buona. La diagnosi è effettuata con radiografia in duplice proiezione, eventualmente integrata dalla proiezione del tunnel intercondiloideo. Talora può essere utile una TC, per l'esatta identificazione della posizione del frammento dislocato, o una RM per valutare lo stato del legamento crociato anteriore, generalmente comunque integro in queste forme.

I *distacchi epifisari prossimali della tibia* sono le lesioni più rare, a causa dell'assenza di apparati legamentosi ad inserzione su questa regione. Il trauma avviene generalmente con meccanismo di iperestensione. Talora possono simulare una lesione legamentosa e per la diagnosi può essere necessaria una radiografia in stress. Lesioni di tipo III e IV di Salter-Harris richiedono riduzione con sintesi cruenta.

Le *fratture della tuberosità tibiale anteriore* si determinano con una violenta contrazione del muscolo quadricipite a ginocchio flesso. Watson e Jones ne classificano 3 tipi (Fig. 8.15):
- tipo I: sollevamento del tubercolo;

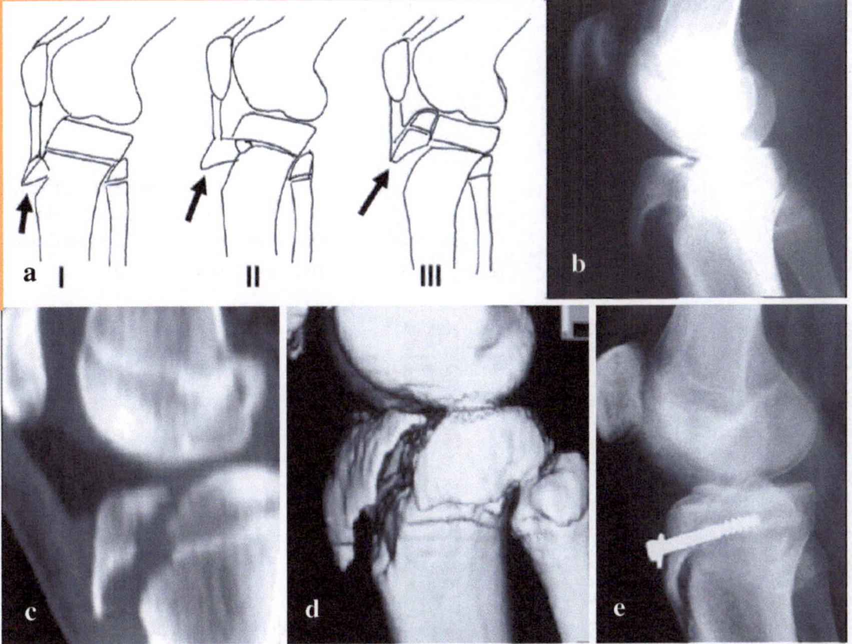

Fig. 8.15a-e. **a** Classificazione delle fratture della tuberosità tibiale anteriore. Radiografia (**b**) TC coronale (**c**) e TC 3D (**d**) di un caso di frattura di tipo III. **e** Controllo post-operatorio

- tipo II: base fratturata con scomposizione;
- tipo III: avulsione e sollevamento, equivalente ad una frattura tipo III di Salter-Harris.

Il tipo I può essere trattato con immobilizzazione in gesso, ma spesso esita in una malattia di Osgood-Schlatter sintomatica. Per i tipi II-III è generalmente richiesta una riduzione chirurgica.

Le *fratture della metafisi prossimale della tibia* non sono frequenti; generalmente vengono trattate conservativamente e hanno prognosi buona. In caso di frattura prossimale della tibia esita un valgismo del ginocchio nel 15% dei casi (Fig. 8.16). I meccanismi responsabili di questa complicanza non sono ancora stati del tutto chiariti. Si ipotizza un danno parziale della cartilagine della fisi (meccanismo tipo V di Salter-Harris) con precoce asimmetrica saldatura della parte laterale, oppure forze di trazione laterali prevalenti o interposizione mediale di tessuti molli.

Le *fratture diafisarie della tibia* sono invece frequenti. Un tipo molto frequente di frattura è la cosiddetta *toddler fracture* (o frattura dei primi passi) che interessa i bambini che da poco camminano da soli, con andatura incerta, e inciampando si provocano facilmente una frattura spiroide diafisaria della tibia, con meccanismo di torsione (Fig. 8.17). Si tratta di una frattura generalmente composta e di agevole trattamento, spesso diagnosticata tardivamente, già in fase di riparazione.

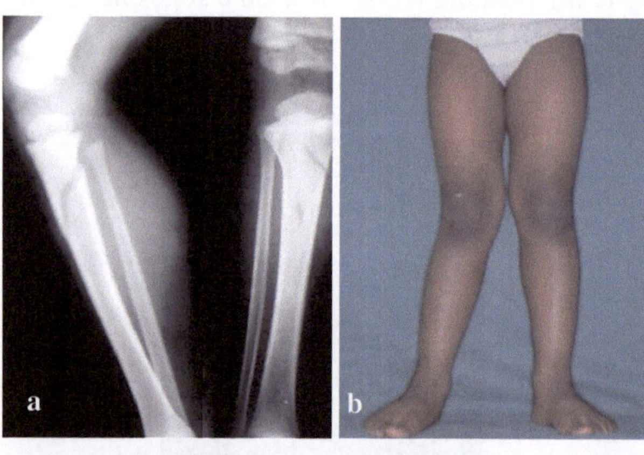

Fig. 8.16a, b. **a** Frattura metafisaria prossimale della tibia senza scomposizione. **b** Dopo 1 anno comparsa di valgismo del ginocchio destro

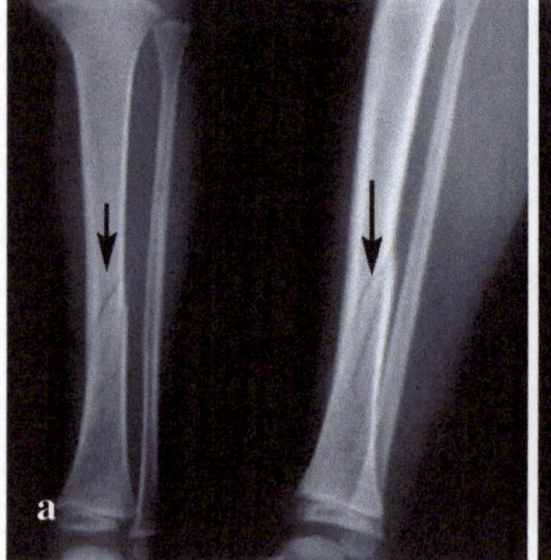

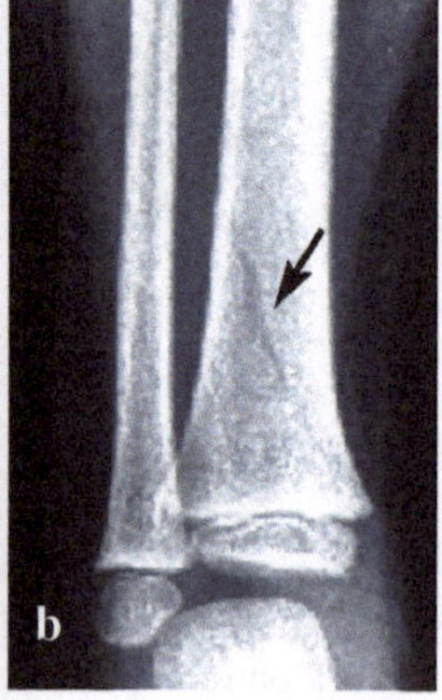

Fig. 8.17a, b. **a, b** Fratture "toddler" della tibia (*frecce*). Si tratta di una rima di frattura composta spiroide, con meccanismo di torsione, talora di diagnosi tardiva

CAVIGLIA E PIEDE

LESIONI DELLA REGIONE DELLA CAVIGLIA La caviglia è una delle sedi più frequente di traumatismi e, anche se spesso sono lesioni legamentose, il Radiologo ha un ruolo importante nella diagnostica. La tibia distale ha un'ampia superficie articolare, un grosso malleolo mediale ed un malleolo posteriore più piccolo; il domo astragalico è un cuneo più ampio anteriormente. L'estremo distale peroneale, o malleolo peroneale, è legato alla tibia tramite i legamenti tibio-fibulari anteriore e postero-inferiore, da un legamento trasverso inferiore e da una sindesmosi. Il malleolo peroneale è legato all'astragalo dai legamenti peroneo-astragalico anteriore (PAA) e posteriore ed al calcagno dal legamento peroneo-calcaneare. Il malleolo tibiale è legato all'astragalo, al calcagno ed allo scafoide, mediante le porzioni superficiale e profonda del legamento deltoideo.

In caso di lesione si ha tumefazione, dolore ed impossibilità al carico. I reperti clinici sono simili sia in presenza di una lesione legamentosa che di una frattura. È perciò indispensabile un esame radiografico che deve essere effettuato in proiezione A-P, L-L ed obliqua intraruotata di circa 20° (proiezione del "mortaio"). Raramente saranno utili altre indagini, come la TC, per una migliore valutazione spaziale della posizione di un frammento di frattura dislocato, o l'ecografia, con tecnica dinamica durante effettuazione della manovra del "cassetto" anteriore, nel sospetto dei lesione dei legamenti laterali (Fig. 8.18), o ancora la RM, in caso di lesioni legamentose complesse o lesioni osteocondrali.

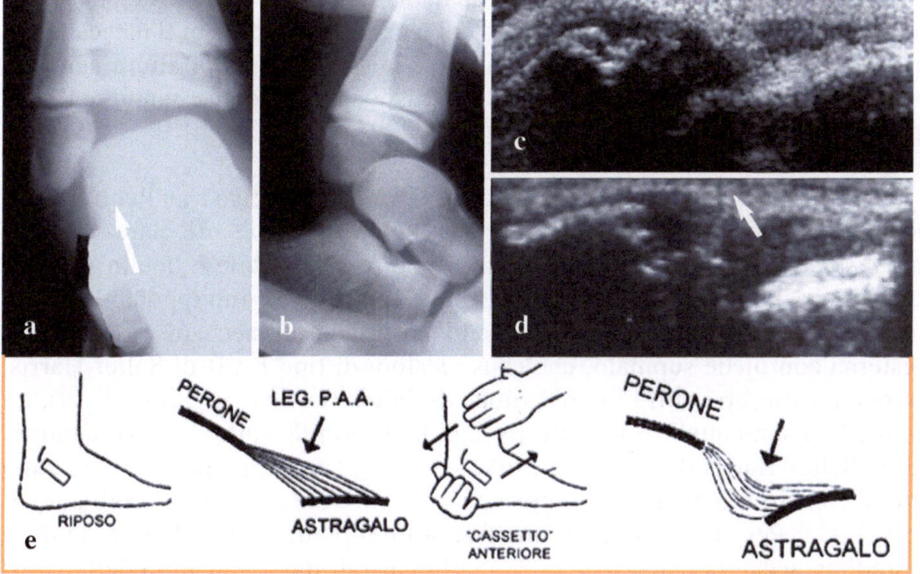

Fig. 8.18a-e. Lesione dei legamenti laterali della caviglia. **a** La radiografia in varo-stress mostra abnorme apertura della rima articolare laterale. **b** La radiografia, durante la manovra del "cassetto anteriore", mostra abnorme traslazione anteriore dell'astragalo rispetto alla tibia. **c, d** All'ecografia aspetto sfilacciato del legamento PAA, che si invagina verso la capsula nella manovra di cassetto anteriore (*freccia*). **e** Schema di esecuzione dell'ecografia dinamica

Le lesioni della caviglia possono avvenire con 4 meccanismi (*classificazione di Weber*):

- supinazione-adduzione (Weber A) si determina, dapprima, una lesione dei legamenti laterali, peroneo-calcaneare per primo, con frattura trasversa del malleolo peroneale, e secondariamente l'astragalo addotto determina, per impatto, frattura obliqua del malleolo tibiale;
- supinazione-extrarotazione (Weber B) è il meccanismo più frequente, che provoca 4 lesioni sequenziali: lesione dei legamenti tibio-peroneali anteriore-inferiore; secondariamente frattura obliqua del perone, frattura del malleolo posteriore ed, infine, frattura trasversa del malleolo tibiale e lesione del legamento deltoideo. A queste si può associare (nel 38% dei casi) lesione del domo astragalico lateralmente;
- pronazione-abduzione (Weber C1) provoca 3 sequele di lesioni: tensione della porzione profonda del legamento deltoideo e frattura trasversa del malleolo tibiale; lesione del legamento tibio-peroneale e, infine, frattura obliqua del malleolo peroneale; una distanza maggiore di 5 mm tra tibia e perone, nella proiezione AP o del mortaio, suggerisce una lesione della sindesmosi;
- pronazione-extrarotazione (Weber C2) provoca 4 lesioni in sequenza: le prime due sono come nella precedente frattura del malleolo tibiale e la lesione della sindesmosi; frattura obliqua o spiroide del perone, mediamente 6-8 cm al di sopra della sindesmosi; infine frattura del malleolo posteriore;
- la frattura di Maisonneuve (Weber C3) è una frattura spiroide del terzo prossimale del perone, associata ad una lesione della sindesmosi tibio-fibulare e ad una lesione della membrana interossea. Si associa una frattura del malleolo tibiale o una lesione del fascio profondo del legamento deltoideo. Il meccanismo non è ben chiarito, probabilmente l'inizio della sequenza è la frattura del malleolo interno. Di diagnosi difficile, ha lo stesso significato che hanno nell'arto superiore le fratture di Galeazzi e Monteggia.

La *frattura del pilone tibiale* è spesso comminuta e coinvolge i malleoli tibiale, mediale e posteriore, ma senza coinvolgimento della superficie articolare.

Tra i *distacchi epifisari tibiali*, il distacco epifisario distale è quello più frequente nell'arto inferiore. Si determina, generalmente, per intrappolamento del piede nei raggi della bicicletta o per incidenti sullo skate. Il meccanismo è di rotazione esterna con piede supinato, che causa lesioni di tipo I o II di Salter-Harris, ma possono riscontrarsi tutti i tipi di lesione di Salter-Harris (Figg. 8.19, 8.20). Le fratture mediali sono quelle a più alto rischio di deformità, sono spesso diagnosticate come Salter-Harris di tipo I o II, ridotte incompletamente, ma in realtà sono del tipo IV con rischio di arresto di crescita mediale e successiva deformità angolare (Fig. 8.21). Per questo motivo, una frattura del malleolo tibiale interno deve essere studiata accuratamente (Fig. 8.22) e, in caso di interessamento della cartilagine di crescita, trattata chirurgicamente.

La *frattura di Tillaux* è una lesione di Salter-Harris tipo III che interessa la metà laterale del nucleo epifisario tibiale nell'età pre-adolescenziale, epoca in cui inizia la chiusura della cartilagine centralmente (Fig. 8.23a, b).

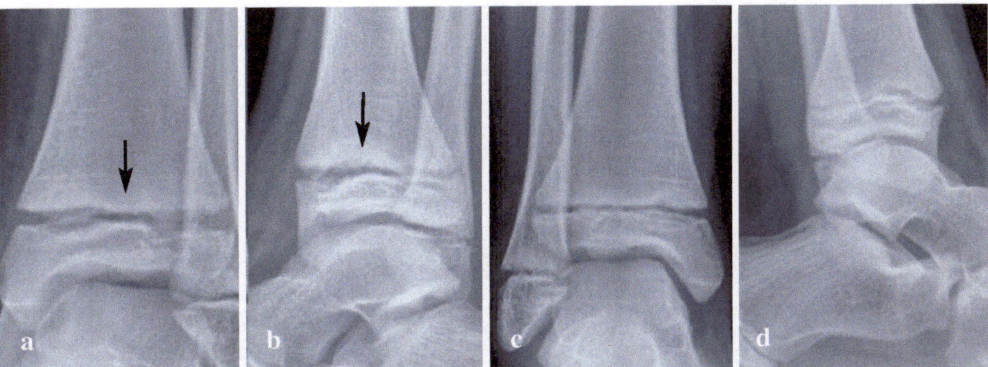

Fig. 8.19a-d. Frattura Salter-Harris tipo I distale della tibia in bambina di 11 anni. **a, b** Ampliamento della cartilagine di accrescimento distale della tibia senza dislocazione del nucleo (*freccia*). **c, d** Lato sano per confronto

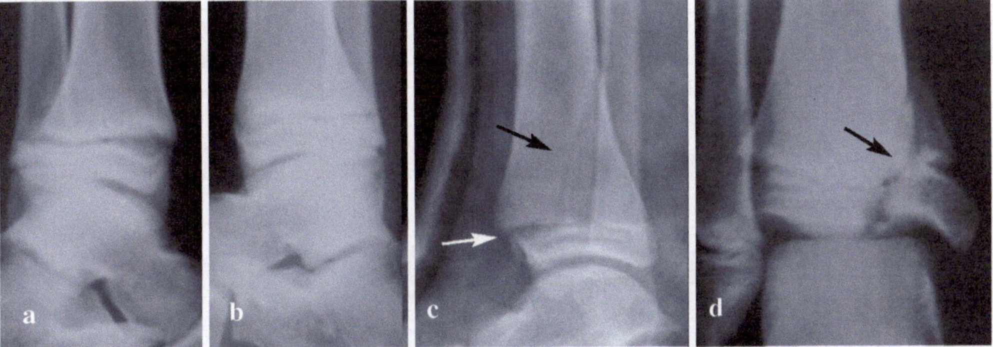

Fig. 8.20a-d. **a** Frattura di Salter-Harris tipo I dell'epifisi distale della tibia con nucleo appena retroposto. **b** Confronto con il lato sano. **c** Frattura di Salter-Harris tipo II, nucleo epifisario distale distaccato (*freccia bianca*) e frattura verticale obliqua della metafisi (*freccia nera*). **d** Frattura di Salter-Harris tipo IV che interessa la metafisi distale, la cartilagine di accrescimento ed il nucleo epifisario (*freccia*)

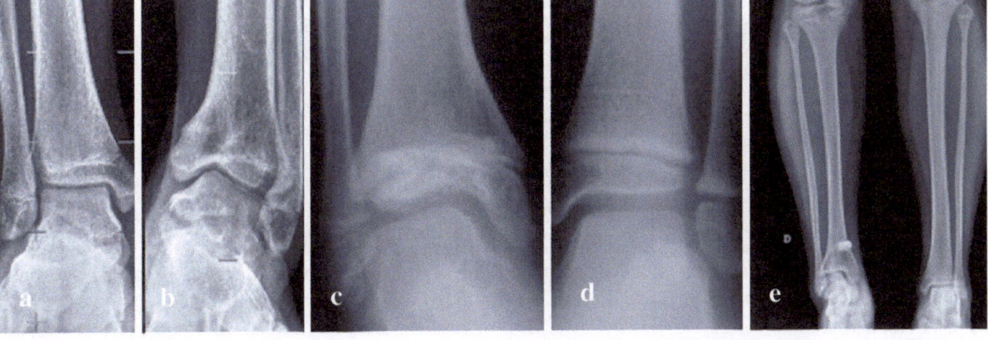

Fig. 8.21a-e. **a** Lato sano. **b** Esiti di frattura con lesione della cartilagine di accrescimento: fusione asimmetrica della fisi alcuni anni dopo un trauma, con esito in grave varismo della tibio-tarsica. **c** Fusione parziale della cartilagine di accrescimento, in un altro paziente, dopo un trauma con radiografia riferita negativa. **d** Lato sano a confronto. **e** Dopo 4 anni ed intervento di osteotomia per correzione dell'asse esita un'evidente ipometria. In programma allungamento a fine crescita

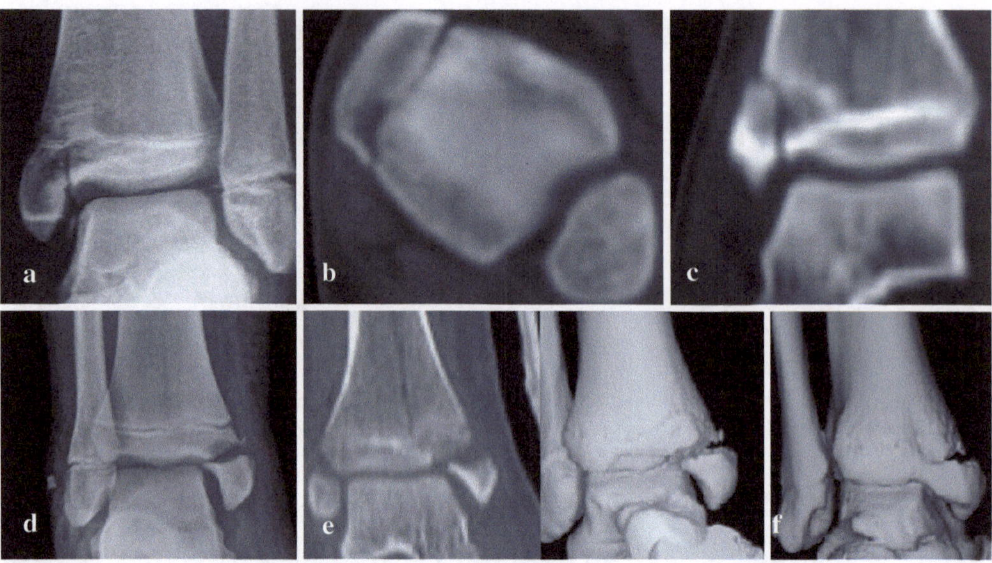

Fig. 8.22a-f. **a** Rima di frattura del malleolo tibiale estesa alla fisi. La scansione TC assiale (**b**) e ricostruzione TC coronale (**c**) mostrano come, in realtà, si tratti di una frattura di Salter-Harris tipo III. **d** Apparente distacco del malleolo tibiale. Le ricostruzioni TC coronale (**e**) e 3D (**f**) mostrano estensione della rima di frattura alla fisi ed alla metafisi distale della tibia: in realtà si tratta quindi di una frattura Salter-Harris di tipo IV

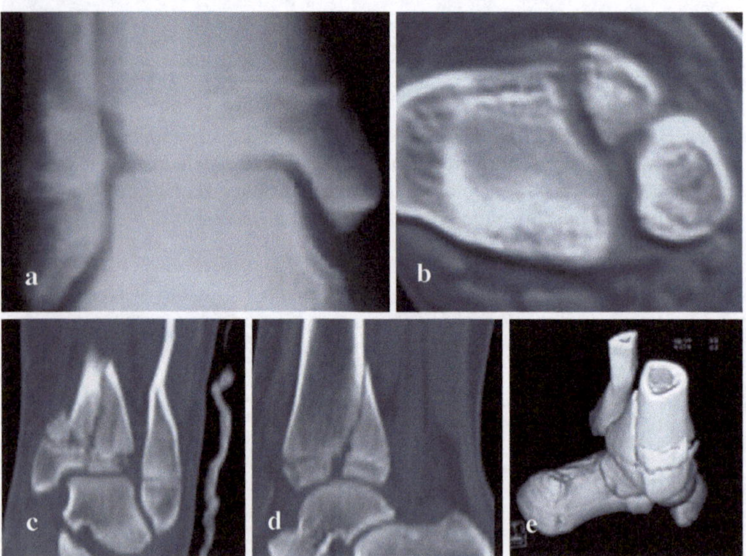

Fig. 8.23a-e. **a** Radiogramma che mostra frattura di Tillaux. **b** La TC mostra il grado di diastasi del frammento distaccato. Ricostruzione TC coronale (**c**) sagittale (**d**) e 3D (**e**) di frattura triplana

La *frattura triplana*, tipo IV di Salter-Harris, interessa anch'essa l'età pre-adolescenziale, con meccanismo di rotazione esterna, spostamento postero-laterale della porzione laterale del piatto epifisario, o con flessione plantare forzata e compressione assiale della regione metafisaria (Fig. 8.23c-e).

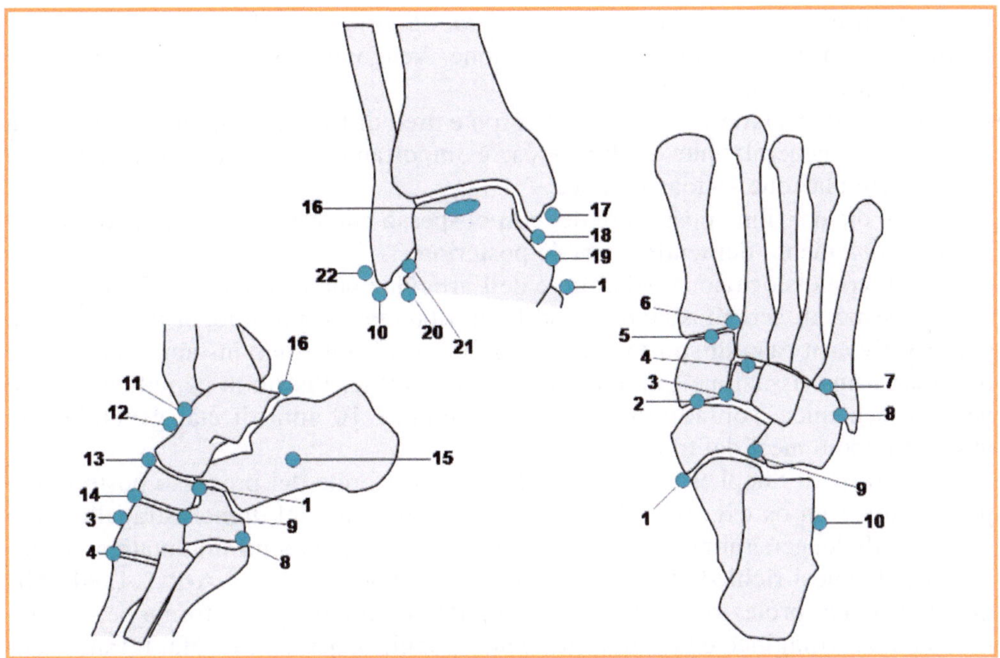

Fig. 8.24. Ossa sovrannumerarie più frequenti a livello del piede: (1) tibiale externum; (*2*) scafo-cuneiforme; (*3*) intercuneiforme; (*4*) cuneo-2° metatarsale; (*5*) cuneo-1° metatarsale; (*6*) intermetatarsale; (*7*) intermetatarsale; (*8*) os vesalium; (*9*) cuboideum secundarium; (*10*) sottoperoneo; (*11*) talo-tibiale; (*12*) suprata-lare; (*13*) sopra-scafoideo; (*14*) sotto-scafoideo; (*15*) trocleare del calcagno; (*16*) os trigonum; (*17*) sottotibiale; (*18*) talus accessorius; (*19*) sustentaculum tali; (*20*) talus secundarius; (*21*) intercalare del perone; (*22*) os retinaculi

FRATTURE DEL PIEDE Alla nascita, delle ossa tarsali sono ossificate solo il calcagno e l'astragalo. Il cuboide ossifica dopo qualche mese ed, alla fine del primo anno, anche il cuneiforme laterale. Lo scafoide è l'ultimo ad ossificare ed i nuclei tarsali sono tutti presenti tra i 3 ed i 4 anni, ma la conformazione simile a quella dell'adulto inizia ad aversi solo all'inizio della seconda decade. All'inizio dello sviluppo le ossa sono più ovali e meno sfaccettate, nel calcagno non esiste ancora l'angolo di Bohler ed il seno del tarso non è sviluppato. La maggior elasticità e l'abbondanza di cartilagine rende più rare le fratture delle ossa tarsali, possibili solo per traumi violenti in incidenti della strada, caduta sul piede di un oggetto spigoloso e cadute dall'alto. Il piede rappresenta la sede anatomica con il maggior numero di ossa accessorie, la cui conoscenza è necessaria per non incorrere nell'errata diagnosi di un distacco osseo parcellare (Fig. 8.24) ed anche perché lo stesso osso accessorio può essere sintomatico e sede di patologia.

FRATTURE DELL'ASTRAGALO Sono rare, dovute a cadute in dorsiflessione forzata. La diagnosi è con esame radiografico, ma talora, per fratture complesse o per una migliore valutazione dello spostamento dei frammenti, può essere necessaria la TC.

Sono differenziate in 4 tipi secondo la *classificazione di Hawkins*:
- tipo 1: senza o con minima dislocazione. Vengono trattate con riduzione, se necessaria, ed immobilizzazione;
- tipo 2: dislocazione posteriore del corpo e area di frammentazione mediale. La riduzione generalmente è chirurgica; è importante ripristinare la congruenza dell'articolazione sottoastragalica;
- tipo 3: dislocazione posteriore del corpo, spesso con rotazione interna di 90° ed intrappolamento del tendine tibiale posteriore;
- tipo 4: con dislocazione del collo e dell'articolazione astragalo-scafoidea.

In assenza di scomposizione, o se lo spostamento è minimo, il trattamento è conservativo. In caso di spostamento maggiore o di riduzione instabile può essere necessaria una fissazione interna con una vite sottile. Possibile complicanza è la necrosi ischemica, soprattutto nei bambini sopra i 10 anni di età; generalmente avviene dopo 6 mesi dal trauma.

La frattura di Shepherd interessa il tubercolo laterale del processo posteriore e può simulare un os trigonum. Il distacco osteocondrale del domo astragalico può essere mediale, generalmente di dimensioni maggiori, ma meno sintomatico, o laterale. La diagnosi richiede un esame radiografico con proiezioni A-P, L-L ed obliqua intrarotata (proiezione del mortaio). La RM è utile in queste forme per valutare il danno cartilagineo e la sofferenza della spongiosa ossea limitrofa. Il trattamento è generalmente conservativo, ma può essere chirurgico in assenza di risposta entro 6 mesi.

FRATTURE DEL CALCAGNO Sono più frequenti, legate a cadute dall'alto (ad esempio da un albero) e per la violenza dell'impatto possono essere associate a fratture del rachide e/o dell'altro piede. I principali tipi di frattura del calcagno sono: fratture della tuberosità, del sustentaculum tali e del corpo, senza coinvolgimento della sottoastragalica, e fratture da compressione del corpo, coinvolgenti la sottoastragalica. Sono possibili *toddler fractures* nei piccoli sotto i 3 anni, da trauma modesto e difficili da diagnosticare. Nei più grandi sono possibili, anche se rare, fratture da stress. Fratture patologiche sono possibili su preesistenti lesioni ossee focali di tipo litico o in caso di malattie osteopenizzanti, come nell'osteogenesi imperfetta o nei bambini cerebropatici.

La *classificazione di Wiley* è quella più applicabile in pediatria. Essa distingue:
- tipo 1: senza coinvolgimento dell'articolazione sotto-astragalica; include A: a becco; B: verticale; C: orizzontale; D: avulsione del bordo mediale; E: frattura del processo anteriore;
- tipo 2: con coinvolgimento dell'articolazione sotto-astragalica. Comprende A: composta; B: frattura cosiddetta a lingua (*tongue*) con apertura fino all'apofisi calcaneare; C: centrolaterale con depiazzamento; D: del sustentaculum tali (Fig. 8.25); E: comminuta.

Nelle forme non scomposte il trattamento prevede l'immobilizzazione con piede sollevato, che risulta sufficiente; la guarigione avviene in 6 settimane, ma con divieto di carico per altre 4-6 settimane. In fratture scomposte, specie negli adolescenti e se con depressione dell'angolo di Bohler, è necessaria osteosintesi chirurgica.

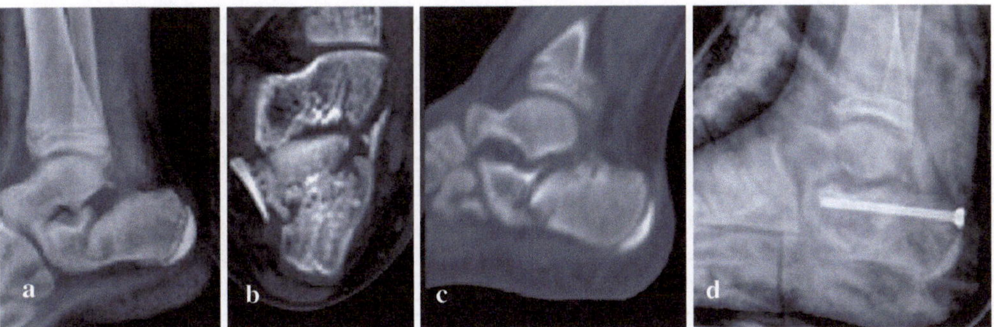

Fig. 8.25a-d. **a** Frattura del calcagno con infossamento talamico (**b**) in bambino di 7 anni. **b, c** La TC evidenzia meglio la scomposizione. **d** Controllo dopo sintesi con vite e apparecchio gessato

Frattura dello scafoide Rara e generalmente non scomposta. Una frattura tipo *toddler* del cuboide può verificarsi nei bambini sotto i tre anni per trauma relativamente modesto ed è di difficile diagnosi.

Frattura di Lisfranc È una frattura con lussazione del mesopiede, descritta per primo dal dottor Lisfranc, un medico che esercitava nell'armata di Napoleone Bonaparte, in un cavaliere che cadde da cavallo con il piede imprigionato nella staffa. Può accadere per torsione del piede in una buca o nei traumi da sport e può riscontrarsi, nei giovani, una lussazione scafo-astragalica senza frattura (Fig. 8.26). L'esame radiografico nelle proiezioni dorso-plantare, laterale ed obliqua mostra una lussazione laterale dei metatarsali II-V che si allontanano dal I con possibili fratture dei cuneiformi o delle basi metatarsali. Il trattamento di tale frattura, se la dislocazione è minore di 2 mm, prevede immobilizzazione e scarico per 6 settimane. Per scomposizione maggiore è necessaria fissazione chirurgica interna.

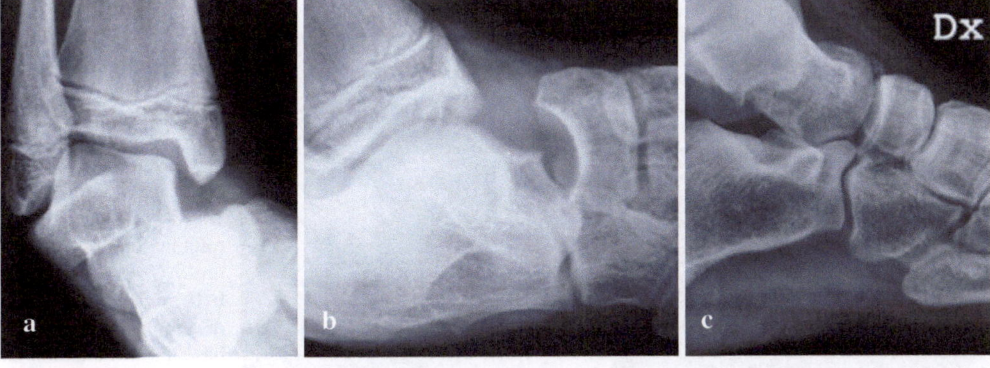

Fig. 8.26a-c. **a, b** Lussazione scafo-astragalica in ragazzo di 13 anni per caduta durante partita di basket. **c** Controllo dopo riduzione

Fratture del metatarso e delle falangi Sono legate ad un trauma diretto (Fig. 8.27) o caduta di un peso sul piede. La *frattura da marcia* del II metatarsale è una delle più frequenti fratture da stress; nel piede possono comunque riscontrarsi nel cuboide e nel calcagno. La frattura della base del V metatarsale (*frattura di Jones*) avviene per trauma in inversione dell'avampiede, spesso da avulsione del peroneo breve, e si può associare a lesione dei legamenti laterali della caviglia. In questi eventi occorre porre diagnosi differenziale con il nucleo accessorio della base del V metatarsale, variante frequente (Fig. 8.28). Occorre tener presente, oltre alla clinica ed alla tumefazione locale, che generalmente la frattura da avulsione è di tipo trasversale, mentre il nucleo è posto longitudinalmente.

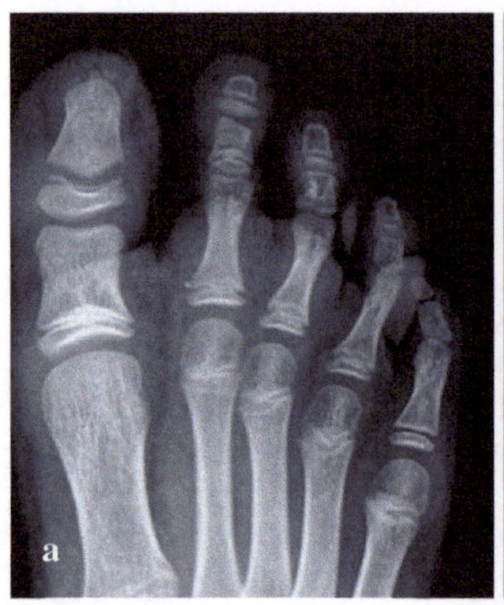

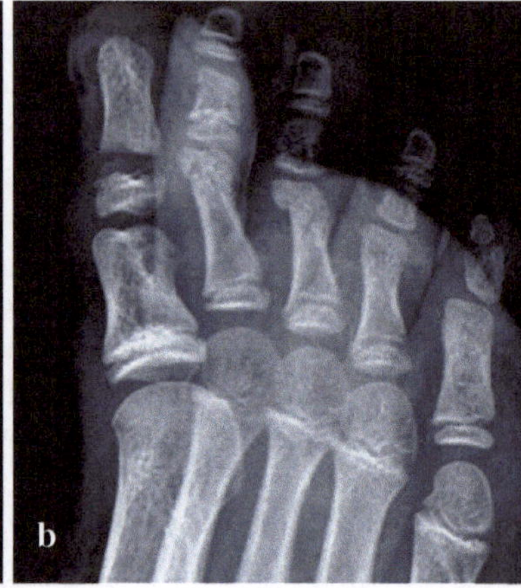

Fig. 8.27a, b. Frattura di Salter-Harris tipo II della base della falange distale dell'alluce in corso di allenamento di karate in ragazzo di 9 anni. Si osserva inoltre la frattura dell'epifisi distale delle falangi prossimali 2° e 3° raggio

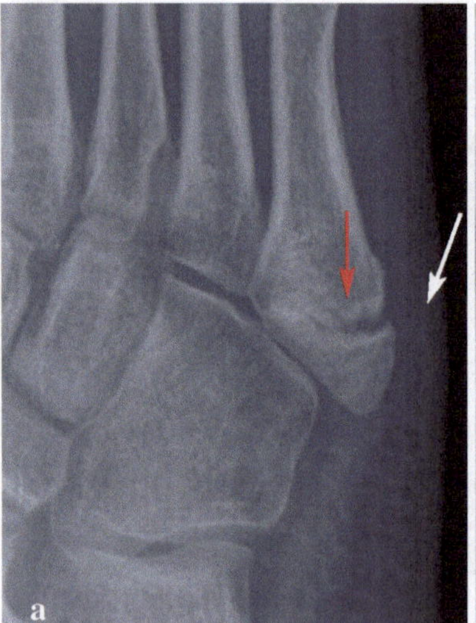

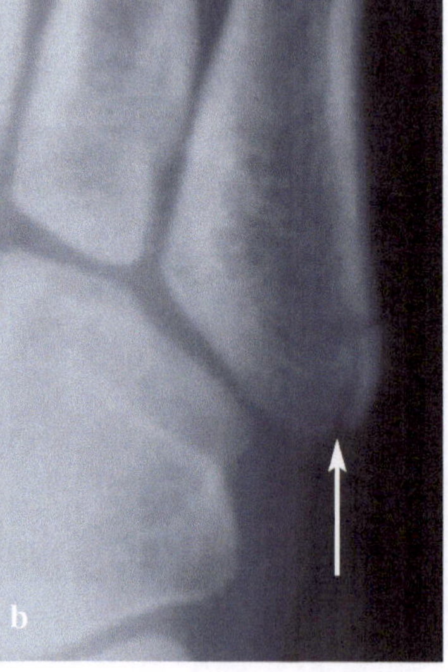

Fig. 8.28a, b. **a** Frattura della base del V metatarsale. La frattura ha decorso trasversale (*freccia rossa*) e si associa a tumefazione dei tessuti molli (*freccia bianca*). **b** Il nucleo secondario di accrescimento della base del V metatarso ha decorso longitudinale (*freccia*)

9 Il trauma da parto

Claudio Defilippi, Bianca Santoro, Patrick Pautasso

Introduzione

Le occasioni nell'ambito delle quali risulti possibile il verificarsi di una lesione ossea traumatica in un bambino molto piccolo sono piuttosto rare. Soggetti di età entro i 2-3 anni di vita sono costantemente controllati da un adulto responsabile, per cui le forme di traumatismo scheletrico risultano assai ridotte e rappresentate da:

- pseudo-paralisi ostetriche;
- *birth fractures*;
- incidenti che si verificano in rapporto allo stesso accadimento, quali le cadute dal fasciatoio, non infrequentemente causa di frattura cranica;
- avvenimenti che coinvolgono anche la persona che accudisce il bambino, come cadute accidentali o in particolare incidenti stradali;
- *toddler's fractures*, ovvero fratture che il bambino si provoca autonomamente camminando con andatura ancora incerta;
- lesioni non accidentali, tra le quali rientra la condizione definita *battered child sindrome* dagli autori anglosassoni.

Pseudo-paralisi ostetriche

Si tratta di lesioni traumatiche delle cartilagini di coniugazione delle ossa lunghe degli arti con distacco condro-epifisario, cioè fratture di Salter-Harris tipo I, che si producono durante le manovre del parto.

L'apporto diagnostico fornito dalla ecotomografia nei distacchi incompleti (Fig. 9.1) è fondamentale soprattutto a livello dell'arto superiore, dove l'assenza di segni di ossificazione dei nuclei di accrescimento dell'omero rende scarsamente significativo l'esame radiografico, che si positivizza soltanto dopo almeno una settimana, con la comparsa di fenomeni di calcificazione del callo riparativo.

Il distacco condro-epifisario prossimale dell'omero è la forma più frequente di falsa paralisi ostetrica e può verificarsi nel corso di qualsiasi parto durante il quale si renda necessario esercitare sull'arto una trazione assiale di energia pari o superiore a 60 Kg.

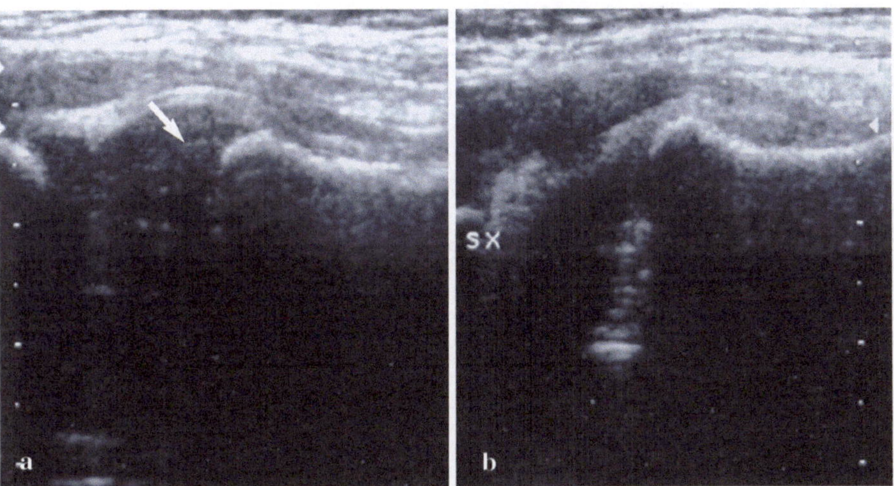

Fig. 9.1a, b. Scansione ecografica longitudinale anteriore dell'anca. **a** Normale posizione dell'epifisi femorale non ancora ossificata (*freccia*). **b** Distacco condro-epifisario femorale prossimale: l'ecografia evidenzia la perdita dei normali rapporti anatomici della epifisi femorale

Il distacco condro-epifisario omerale distale è invece molto raro e può facilmente essere confuso clinicamente con una paralisi del plesso brachiale e, radiograficamente, con una lussazione del gomito. La lesione è conseguente ad un violento movimento di iperestensione del gomito.

L'estrazione podalica manuale può determinare la comparsa di un distacco condro-epifisario prossimale del femore, incompleto o completo, con o senza lacerazione periostale. Difficilmente, durante le manovre ostetriche, viene invece coinvolto il ginocchio, con distacco condro-epifisario femorale distale. Tutti i casi descritti si riferiscono a presentazioni di spalla o podaliche.

Birth fractures

La comparsa di fratture "da parto" è un'evenienza frequente nei casi di presentazione podalica, distocia di spalla, macrosomia oppure durante l'estrazione rapida per sofferenza fetale, anche in corso di taglio cesareo. La clavicola è l'osso più colpito, generalmente con interessamento del suo terzo medio (Fig. 9.2), anche se sono state occasionalmente descritte fratture dell'estremo distale, queste ultime in genere più frequenti come espressione di trauma non accidentale.

La frattura da parto della clavicola, spesso reperto occasionale evidenziato nel corso di un esame radiografico del torace (Fig. 9.3), può essere completa, composta o scomposta, ovvero incompleta. Una valutazione ecotomografica può essere utile per precisare il rilievo clinico-fisico ed anamnestico senza ricorrere alle radiazioni ionizzanti (Fig. 9.4). I quesiti diagnostici differenziali, limitati alla pseudoartrosi congenita ed alla frattura non accidentale, sono scarsamente rilevanti, in rapporto all'esuberanza del callo osseo che caratterizza le lesioni da parto.

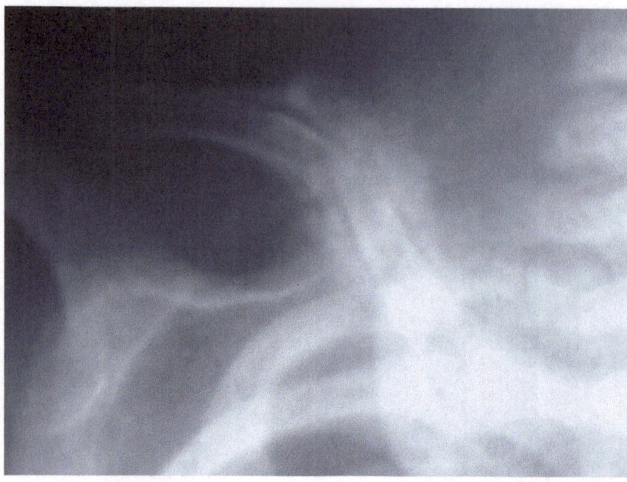

Fig. 9.2. Neonato (10 giorni di vita) con frattura da parto della clavicola destra. RC con evidente callo osseo riparativo

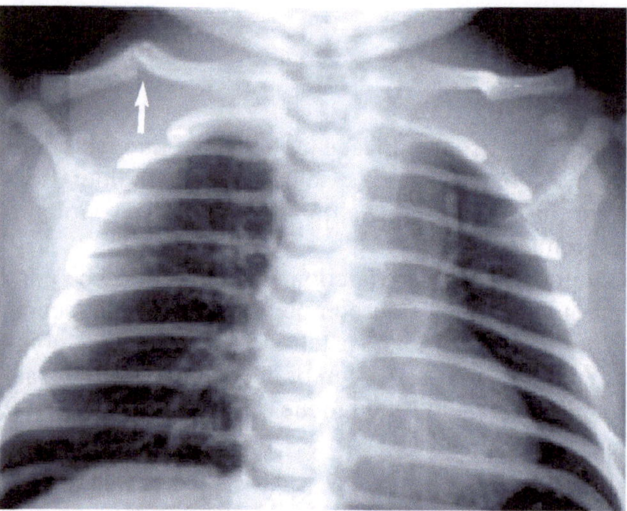

Fig. 9.3. RC del torace neonatale. Rilievo occasionale di frattura da parto della clavicola destra (*freccia*)

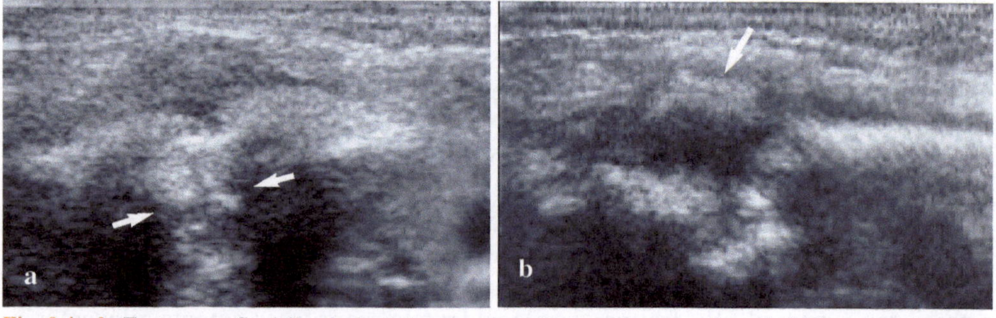

Fig. 9.4a, b. Ecotomografia della clavicola in neonato. **a** Frattura da parto (*frecce*). **b** Buona evidenza del callo osseo (*freccia*)

Precocità e volume del callo osteo-riparativo sono in effetti una prerogativa specifica di tutte le *birth fractures*. I processi di ossificazione ricostruttiva sono ben visibili sul radiogramma convenzionale (RC) entro 7/12 giorni dalla nascita, tanto che una frattura scheletrica priva di segni radiografici di riparazione in un bambino di più di 11 giorni di vita viene considerata, per definizione, di sospetta origine non accidentale.

Altre sedi caratteristiche sono rappresentate dalla diafisi e dalla giunzione condro-epifisaria (fratture di Salter-Harris tipo I e II) di alcune ossa lunghe, quali omero e femore.

A volte si verificano fratture costali che, se multiple, possono determinare l'insorgenza di manifestazioni dispnoiche anche gravi.

10 LE FRATTURE OCCULTE DELL'ARTO INFERIORE NELLA PRIMA INFANZIA: "TODDLER'S FRACTURES"

Claudio Defilippi, Bianca Santoro, Patrick Pautasso

INTRODUZIONE

L'età compresa tra i 10 mesi ed i 3 anni è denominata *toddler age*, in relazione alla tipica andatura saltellante ed incerta con la quale il bambino cammina, muovendosi autonomamente, senza il controllo diretto di un adulto. In questo periodo è frequente il riscontro di particolari fratture delle estremità inferiori, conseguenti a cadute che sottopongono le ossa dell'arto a traumatismi torsionali, da iperestensione o da impatto.

CONCETTO DI "TODDLER'S FRACTURE"

La descrizione originale di *toddler's fracture* riguarda, in realtà, un particolare tipo di frattura spiroide, difficile da individuare, sia sulla base dei rilievi anamnestici che in rapporto all'esame clinico-fisico della tibia, poichè associato a manifestazioni cliniche subdole e poco evidenti, come una generica zoppia dolorosa. Un quadro obiettivo rappresentato quasi esclusivamente da una moderata zoppia, o dal rifiuto della deambulazione, ricorre tuttavia spesso in presenza anche di altre lesioni ossee traumatiche dell'arto inferiore, che possono essere accomunate alla precedente in un concetto ampliato di *toddler's fracture*, del quale fanno parte fratture da impatto (cuboide e calcagno) e fratture da iperestensione (*buckle fractures* della base del primo metatarso, della tibia prossimale o del segmento distale di perone e tibia).

IMAGING

L'individuazione radiografica di queste fratture solitamente non è agevole, almeno nell'immediatezza del trauma, in fase acuta, mentre tardivamente (dopo una settimana circa) la comparsa dei fenomeni riparativi, spesso esuberanti, ne facilita il riconoscimento, ma pone a volte problemi di diagnosi differenziale, soprattutto nei confronti delle lesioni traumatiche non accidentali, in particolare in rapporto all'occasionalità o al ritardo della diagnosi, alla presenza di segni radiologici di mancato accudimento ed all'esiguità ed aspecificità dell'anamnesi.

Il corollario sintomatologico è dominato dal dolore, spontaneo o provocato, che è però invariabilmente riferito genericamente alla regione tibio-tarsica. Quest'ultima considerazione assume un significato fondamentale in quanto è alla base delle difficoltà di identificazione clinica della possibile sede della frattura. Spesso viene richiesto un aspecifico esame radiografico dell'articolazione tibio-tarsica, che non necessariamente consente una diagnosi corretta, in quanto eseguito sulla base di proiezioni non adeguate al tipo ed alla sede della lesione.

È consigliabile porre in atto un protocollo di valutazione clinica che permetta di indirizzare adeguatamente l'indagine radiografica (individuazione dell'area di interesse e scelta della tecnica di esecuzione), contemplando una serie di valutazioni fondamentali:

- afferrare il ginocchio e la caviglia ed imprimere una forza di torsione sulla gamba per evidenziare la presenza di una frattura spiroide della tibia;
- sottoporre il ginocchio ad iperestensione per valutare il sospetto di una *buckle fracture* della tibia prossimale;
- comprimere l'articolazione tibio-tarsica, il tarso in corrispondenza del cuboide, la base del primo metatarso ed il calcagno nel tentativo di evocare una specifica reazione dolorosa da riferire alla presenza di una delle relative *toddler's fractures*.

Per evidenziare particolari lesioni risultano indispensabili alcuni radiogrammi, quali le proiezioni tangenziali per le fratture da impatto del calcagno. La frattura spiroide della tibia è in genere rappresentata da un'esile linea iperdiafana (Fig. 10.1) che può estendersi ad interessare tutto il segmento scheletrico, ma sempre apprezzabile a livello del suo terzo distale. Nei radiogrammi tardivi questa *toddler's fracture* determina l'insorgenza di una vivace reazione periostale (Fig. 10.2) che può determinare problemi di diagnosi differenziale, sia nei confronti delle lesioni traumatiche non accidentali, sia rispetto a patologie flogistiche, come osteite e osteomielite, oppure neoproduttive, come il sarcoma di Ewing e la leucemia.

Le *buckle fractures* sono caratterizzate, nella fase acuta, da una lieve impronta del profilo scheletrico da depressione del margine corticale sul versante ventrale dell'osso (Fig. 10.3), conseguente all'azione traumatica in iperestensione. Solo tardivamente si rende evidente, sul versante opposto, una linea radiale di frattura, a seguito della modesta diastasi e dell'addensamento dei suoi margini, con la comparsa di porosi diffusa della spongiosa adiacente e di reazione periostosica.

La *toddler's fracture* del cuboide è invece rappresentata da una frattura sub-condrale del versante dorsale del cuboide, difficile da evidenziare, che nell'immediatezza del trauma appare come una lieve depressione del profilo, alla quale si aggiunge, in fase tardiva, una condizione di addensamento marginale (Fig. 10.4). È interessante ricordare che il cuboide non è sede di fenomeni osteocondrosici e che i processi osteitici ed osteo-artritici si localizzano a livello della superficie ventrale, in corrispondenza dell'articolazione con la base metatarsale. Si tratta di una frattura sotto-corticale da impatto calcaneo-cuboideo destinata alla guarigione spontanea, che come tale, generalmente, non richiede particolari approfondimenti diagnostici per immagini. Il ricorso a metodiche di imaging di secondo livello, quali scintigrafia ossea o RM, è riservato a casi eccezionali.

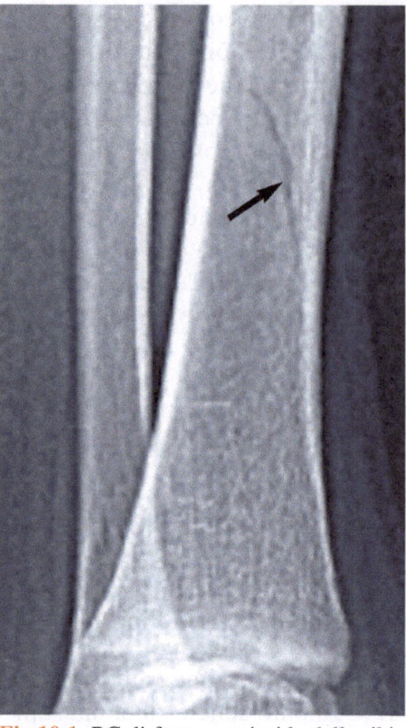

Fig.10.1. RC di frattura spiroide della tibia (*freccia*)

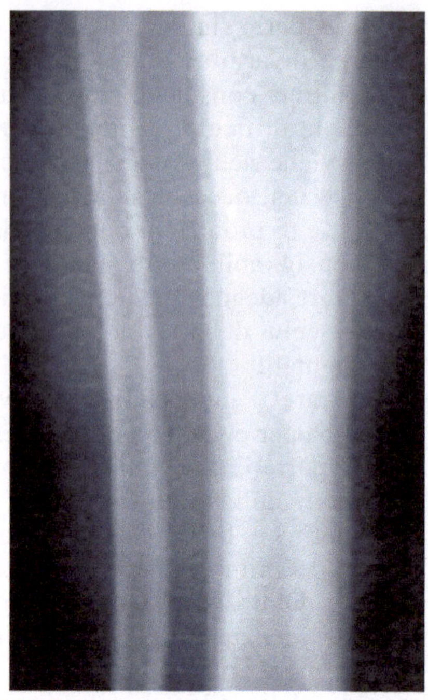

Fig.10.2. Toddler's fracture della tibia. Il radiogramma eseguito a 19 giorni dal trauma evidenzia una diffusa reazione periostale con manicotto periostosico diafisario

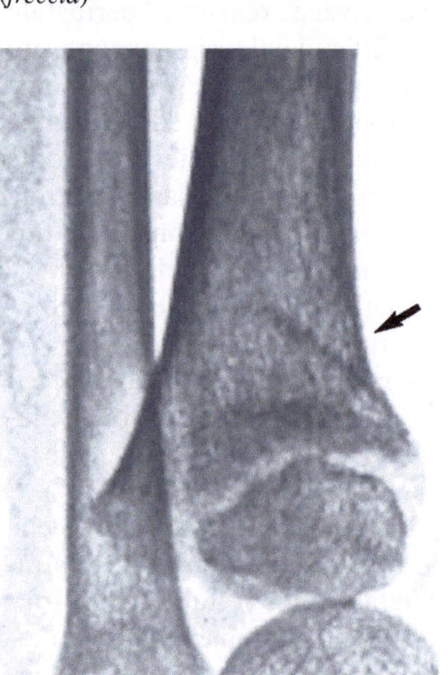

Fig.10.3. Buckle fracture della tibia distale. Il RC in proiezione obliqua evidenzia un'impronta depressiva sulla superficie corticale ventrale dell'osso (*freccia*)

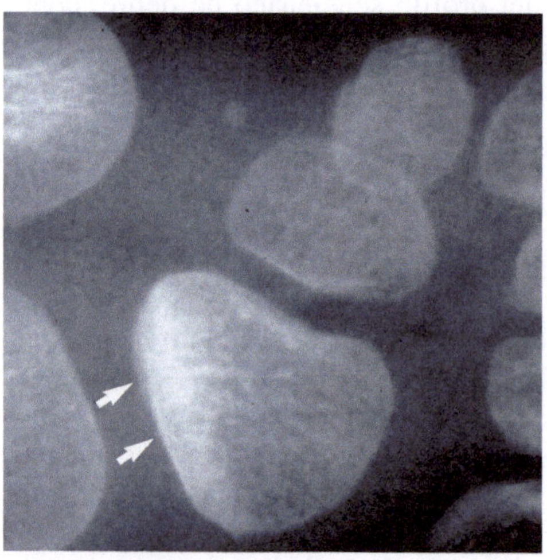

Fig.10.4. Toddler's fracture del cuboide. Modesta depressione e lieve addensamento della superficie dorsale del cuboide (*frecce*)

11 Lesioni ossee da trauma non accidentale

Claudio Defilippi, Bianca Santoro, Patrick Pautasso

Introduzione

È indispensabile una distinzione fondamentale tra lesioni conseguenti ad un singolo atto di violenza fisica e lesioni da maltrattamento fisico. Possiamo a tal proposito chiarire meglio la distinzione utilizzando le definizioni proposte dal codice penale italiano (art. 572 c.p). Si intende *atto di violenza fisica* una "azione subito dannosa che produce un effetto fisico acuto e comporta un intervento urgente". Rientra nella definizione di violenza fisica la condizione nota come *shaken baby*, caratterizzata da gravi lesioni del sistema nervoso centrale indotte da una manovra di scuotimento violento e di brusca decelerazione per impatto del corpo del lattante su una superficie morbida, come per esempio un materasso o un cuscino. Il *maltrattamento fisico*, invece, è rappresentato da una "condotta ripetuta caratterizzata dal fatto di determinare sofferenza nella vittima, così da rendere dolorosi i rapporti di questa con il responsabile".

Il "bambino battuto": diagnostica per immagini

Nel 1860 Ambroise Tardieu descrisse, dal punto di vista anatomo-patologico e medico-legale, una serie di lesioni traumatiche con caratteristiche comuni, dovute a maltrattamento fisico e spesso accompagnate da segni di trascuratezza materiale, in bambini molto piccoli. Nel 55% dei casi si trattava di soggetti di età inferiore ai 5 anni, dei quali ben il 30% presentava meno di 1 anno di vita. In oltre il 70% dei casi le lesioni risultavano volontariamente provocate dai genitori (da entrambi nel 35% circa) e tendevano ad un rapido miglioramento dopo l'allontanamento del bambino dal nucleo familiare.

Nel 1946 Caffey notò in bambini in tenera età la frequente associazione di ematomi subdurali cronici e lesioni traumatiche delle ossa lunghe degli arti, misconosciute o non adeguatamente giustificate dai genitori o comunque dal responsabile dell'accudimento del minore. Kempe, nel 1962, propose per questi casi la definizione oggi diffusamente utilizzata di *battered child sindrome*, altrimenti ugualmente nota come Sindrome di Ambrosie Tardieu o Sindrome di Caffey-Silverman. La definizione tuttavia forse più aderente alla realtà della situazione è quella riassunta nell'acronimo PITS (*Parent-Infant Trauma Sindrome*), mentre appare corretto indicare il prodotto anatomo-patologico di questa forma specifica di maltrattamento fisico con la denominazione di *lesioni traumatiche non accidentali*.

Il quadro clinico è dominato da un complesso multiforme di manifestazioni che comprendono, oltre alle lesioni scheletriche:
- ecchimosi, graffi, ustioni, bruciature di sigarette, morsi e altre lesioni cutanee;
- deformità contusive, quali il cosiddetto "naso da pugile";
- stato di generale trascuratezza fisica;
- lesioni del sistema nervoso;
- lesioni degli organi toracici ed addominali.

Le lesioni ossee non sono sempre riscontrabili, ma quando ci sono risultano di estrema utilità nella definizione della diagnosi, e vanno quindi ricercate con attenzione. Soltanto nel 50% dei casi il soggetto giunge all'osservazione clinica in rapporto alla presenza di una frattura, ma nel sospetto di maltrattamento fisico è comunque indicata la ricerca di eventuali lesioni scheletriche non accidentali.

Per motivi di carattere protezionistico, nei casi in cui manchino indicazioni clinico-fisiche affidabili, può essere giustificato il ricorso alla scintigrafia ossea, sfruttandone la grande panoramicità a fronte di una dose ionizzante abbastanza contenuta. La scintigrafia, pur molto sensibile, è tuttavia aspecifica e dotata di uno scarso dettaglio morfologico, per cui dovrà comunque essere integrata, qualora si riveli positiva, da un esame radiologico convenzionale, sia pure con radiogrammi limitati alle aree di interesse clinico.La presenza di un'intensa captazione fisiologica dell'indicatore radioattivo a livello delle metafisi fertili complica inoltre il riconoscimento delle fratture metafisarie, che rappresentano, peraltro, il tipo di lesione più caratteristico.

Si può ragionevolmente ritenere che, in presenza di sospetto maltrattamento fisico in soggetti di età compresa entro i 2 anni di vita, sia sempre necessario un esame radiografico di tutto lo scheletro. Tra i 2 ed i 5 anni di età la scelta di valutare radiograficamente l'intero scheletro è invece subordinata al singolo caso, mentre nei bambini oltrei i cinque anni eccezionalmente si ricorre a questo tipo di indagine. Le motivazioni di questo comportamento sono molteplici:
- un terzo dei soggetti ha meno di un anno di vita;
- le lesioni metafisarie, che spesso sono dirimenti ai fini della diagnosi, sono caratteristiche del bambino più piccolo;
- nel lattante e piccolo divezzo, spesso, le lesioni non sono sospettabili in modo evidente e misconosciute, o nascoste, da genitori e familiari;
- bambini di 5 anni ed oltre si difendono in modo efficace dalle aggressioni e giustificano le lesioni con racconti dettagliati, indicandone altresì la sede con precisione.

La riduzione della dose ionizzante erogata è un problema di primaria importanza e può essere limitato facendo ricorso a procedure d'indagine standardizzate che sfruttano radiogrammi ad elevata panoramicità. È invece sconsigliato l'utilizzo di radiogrammi di grande formato o proiezioni estremamente allargate (note con la denominazione di "babygramma") che, a causa della carsa qualità, presentano una ridotta utilità ai fini diagnostici e, nella maggior parte dei casi, proprio a causa dell'inadeguatezza dei rilievi ottenuti, finiscono per costituire un ingiustificato incremento di dose. In questi casi la qualità delle immagini è un requisito irrinunciabile al fine di evitare falsi negativi, estremamente pericolosi poiché possono impedire l'allontanamento preventivo del soggetto dal nucleo familiare sospetto, favorendo in tal modo la reiterazione del reato con conseguenze drammatiche.

L'imaging di primo livello, dunque, è di fatto costantemente rappresentato dal radiogramma convenzionale, eventualmente associato a metodiche addizionali, quali ad esempio l'ecotomografia, utile nella valutazione delle parti molli, nella sorveglianza evolutiva dei processi di formazione del callo osseo o nello studio di alcuni tipi di frattura come i distacchi epifisari.

Costituiscono invece imaging di secondo livello indagini quali la RM, per la valutazione di articolazioni e parti molli, per la ricerca di eventuali fratture occulte (non identificabili con il solo RC, sebbene sospettate, ad esempio, sulla base della scintigrafia) o, in particolare, per il follow-up e la previsione e quantificazione di possibili sequele invalidanti. Fratture complesse in sedi particolari (come ad esempio il massiccio facciale e la base cranica) richiedono invece l'utilizzo della TC.

Non può essere trascurata, infine, l'importanza dell'imaging post-mortem, anche in questo caso con particolare riguardo all'esame radiografico dello scheletro.

Esaudito il primo compito fondamentale, rappresentato dalla detezione delle lesioni, al Radiologo vengono poste una serie di questioni essenziali per un corretto inquadramento del caso:

- individuazione di fratture in sedi da ritenersi caratteristiche;
- ricerca di caratteri anatomo-radiologici particolari in fratture per altri versi aspecifiche;
- individuazione di fratture con caratteristiche topografiche ed anatomo-radiologiche significative;
- datazione di ogni singola lesione accertata;
- descrizione del possibile rapporto tra le caratteristiche della lesione ed il tipo di evento traumatico scatenante;
- giudizio predittivo circa eventuali conseguenze invalidanti;
- diagnosi differenziale

Si tratta, naturalmente, di un compito complesso, che il Radiologo può svolgere con successo soltanto offrendo piena collaborazione a tutte le altre figure professionali coinvolte, dal clinico, all'anatomo-patologo, al medico legale, allo psichiatra ed al magistrato.

Fratture in sedi anatomiche caratteristiche

Nei bambini molto piccoli alcuni tipi di frattura riconoscono molto difficilmente una natura accidentale:

- scapola ed acromion;
- terzo distale della clavicola;
- branche ileo-ischio-pubiche (Fig. 11.1a);
- collo femorale (Fig. 11.1b);
- ossa tubulari delle estremità superiori ed inferiori;
- corpi vertebrali (Fig. 11.2).

La corretta visualizzazione ed interpretazione di queste lesioni è essenziale per indirizzare il sospetto e il tipo di giustificazione proposto dai familiari, spesso inverosimile, è inoltre altamente indicativo di una condizione di maltrattamento fisico.

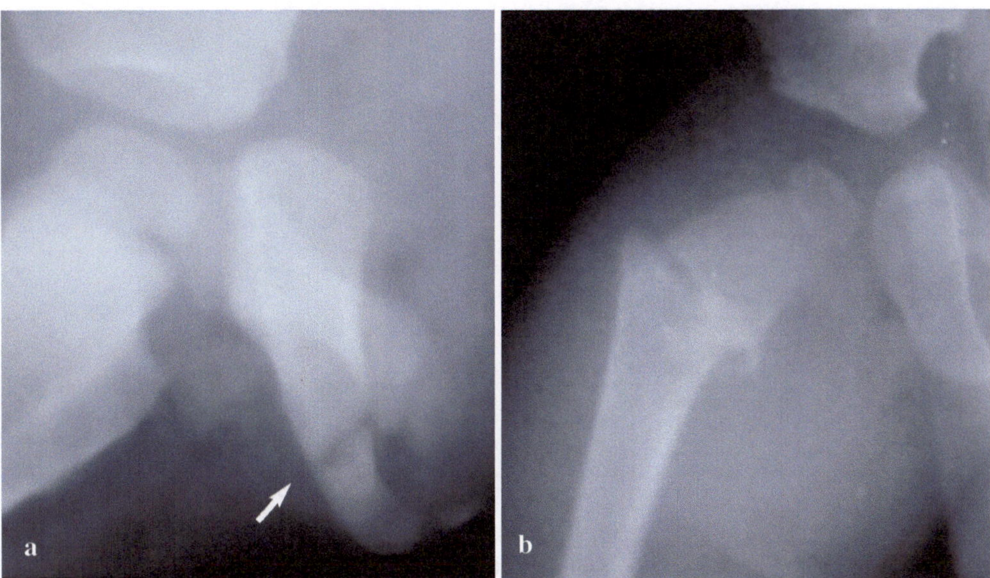

Fig. 11.1a, b. **a** Frattura della branca ischio-pubica (*freccia*). **b** Frattura del collo femorale

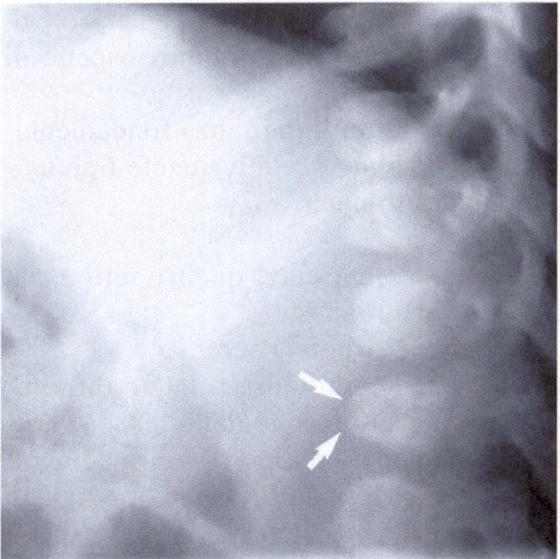

Fig. 11.2. Frattura di un corpo vertebrale lombare in neonato (*frecce*)

Fratture aspecifiche con caratteristiche radiografiche particolari. Datazione della lesione

Spesso è presente almeno una frattura diafisaria, in genere dell'omero o del femore, che di per sé non presenta caratteri di specificità, poiché relativamente comune in bambini di questa età (ad esempio a causa dell'azione traumatizzante delle barre di un lettino). È però frequente, nei casi di maltrattamento, un aspetto riparativo suggestivo, espressione di un mancato accudimento (Fig. 11.3). È da notare che la

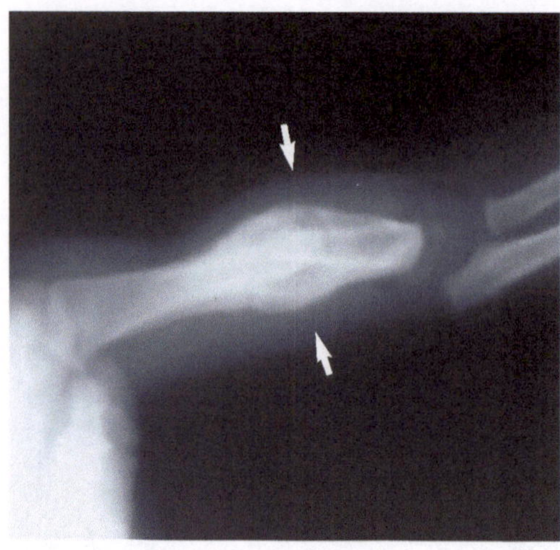

Fig.11.3. Frattura non recente e non accudita della diafisi omerale in lattante (*frecce*), con callo osseo esuberante, estesamente calcificato. Frammenti angolati e sovrapposti

frattura diafisaria rappresenta, insieme al trauma cranico, una delle più frequenti motivazioni di ospedalizzazione del minore maltrattato e si accompagna ad altre lesioni, più o meno specifiche, sovente di datazione differente e non sempre dichiarate o adeguatamente giustificate dal familiare. Ricordiamo che lesioni multiple, di datazione differente, non correttamente interpretabili su base accidentale e fonte di giustificazioni poco credibili, costituiscono il nucleo primitivo di ogni sospetto di maltrattamento fisico.

La datazione della lesione, dunque, assume sempre un'importanza fondamentale e si basa sostanzialmente sul rilievo di caratteri evolutivi relativamente tipici:
- smussatura dei margini della frattura dopo una settimana;
- incremento di densità a partire dalle due settimane;
- comparsa di evidente reazione periostale neo-appositiva entro quattro settimane;
- iniziali segni di ossificazione del callo dopo circa un mese;
- rimodellamento dell'area traumatica a partire da circa dieci settimane.

È possibile riscontrare, con una certa frequenza e soprattutto nei lattanti, fratture delle ossa appendicolari del tipo Salter-Harris, ovvero lesioni della placca cartilaginea di accrescimento con distacco epifisario (in genere di tipo I), senza coinvolgimento diretto della componente metafisaria o epifisaria. Quest'ultima tipologia di lesione, che predilige l'omero ed il femore prossimale, è tuttavia anch'essa aspecifica ed è comunemente presente in forma accidentale, come *birth fracture* oppure come conseguenza di scorrette manovre di accudimento. Il distacco, nelle fasi iniziali a breve distanza dal trauma, è clinicamente sospettabile, ma difficile da dimostrare radiograficamente in assenza di segni di ossificazione del nucleo di accrescimento epifisario; in queste condizioni l'ecotomografia svolge un ruolo di primaria importanza, consentendo una diagnosi sicura e tempestiva (Fig. 11.4). In questo particolare tipo di fratture, le manifestazioni periostosiche e di deposizione calcica riparativa rendono significativo il radiogramma solo entro 10-14 giorni dall'evento lesivo. Una reazione osteo-calcifica esagerata, in un contesto sospetto, può essere indicativa quantomeno di una situazione di scarso accudimento o trascuratezza.

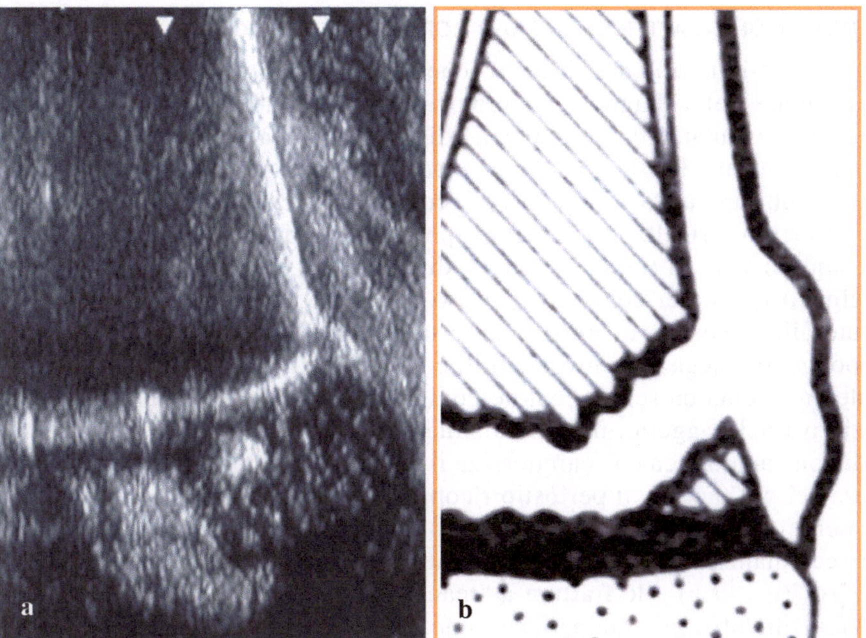

Fig.11.4a, b. **a** Ecotomografia della regione meta-diafisaria distale del femore in lattante. Distacco condro-epifisario (frattura di Salter-Harris tipo II). **b** Schema corrispondente

Le fratture della teca cranica, anch'esse comunemente causa di ospedalizzazione del minore, sono molto frequenti, ma presentano scarso interesse ai fini della conferma del sospetto di *battered child*, perché prive di caratteristiche specifiche. Sono generalmente molto comuni in tutti i bambini minori di 2 anni di vita e, a volte,vengono misconosciute in assenza di conseguenze neurologiche.

Ad alimentare in misura significativa il sospetto di Sindrome di Caffey-Silverman è il riscontro di ematomi subdurali cronici associati a falde emorragiche intra-craniche recenti e a lesioni ossee più o meno caratteristiche, magari anche queste ultime di diversa datazione. La condizione di *shaken baby*, sequela di un singolo atto violento, esula dal presente argomento, anche se a volte può inserirsi in un più ampio contesto di maltrattamento fisico.

La corretta datazione di una frattura lineare della teca cranica è impresa ardua; la linea iperdiafana che si individua nel radiogramma può rimanere ben identificabile ancora 6-12 mesi dopo l'evento traumatico e anche gli altri elementi di semeiotica radiografica disponibili sono poco specifici:

- pseudo-diastasi della rima di frattura da riassorbimento dei bordi;
- addensamento dei margini in rapporto ai fenomeni di ossificazione del callo;
- sfumatura progressiva della rima iperdiafana.

Anche l'impiego di metodiche di imaging sofisticate, come la RM, non aggiunge molto alle possibilità di datazione di questo genere di fratture.

Fratture dotate di caratteristiche radiografiche specifiche

Alcune forme di lesione traumatica dello scheletro infantile assumono un'importanza fondamentale nella diagnosi radiologica di maltrattamento fisico e vanno sempre ricercate e valutate con cura, poiché di grande utilità nel definire il presumibile rapporto esistente tra tipo di lesione e causa determinante.

Frammentazioni metafisarie, iperostosi corticale esterna e deformazione a "coppa" delle metafisi risultano altamente specifiche, soprattutto in bambini con meno di tre anni di vita. Si tratta, in genere, di lesioni prive di significative manifestazioni clinico-fisiche e, come tali, spesso non sono conosciute dai familiari che, di fronte alla necessità di giustificarne la presenza, confessano l'accaduto, oppure propongono spiegazioni inverosimili e discordanti. La causa determinante è in generale un trauma da scuotimento o compressione, aggravato dall'eventuale reazione istintiva del soggetto, mentre la situazione favorente risiede nella particolare condizione anatomica che caratterizza il periostio infantile. Nei bambini, ed in particolare nei più piccoli, il periostio ricopre la metafisi, mentre è intimamente e tenacemente connesso alla fisi, dove si fonde con il pericondrio. Tale condizione favorisce innanzitutto il verificarsi di fratture metafisarie specifiche, come le *corner lesions* (Fig. 11.5) e le fratture a "manico di secchia" (Fig. 11.6). Queste frammentazioni metafisarie traumatiche sono databili con una certa precisione poiché, ben evidenti già nell'immediatezza del trauma, seguono un percorso riparativo caratterizzato da una progressiva reazione cortico-periostale che conduce,

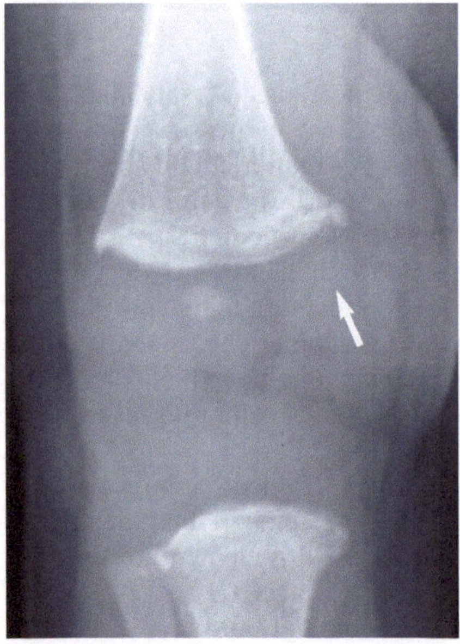

Fig.11.5. RC del ginocchio in neonato. Lesione metafisaria da trauma non accidentale tipo "corner lesion" (*freccia*) in corrispondenza della metafisi femorale. Frammentazioni metafisarie femorali e tibiali

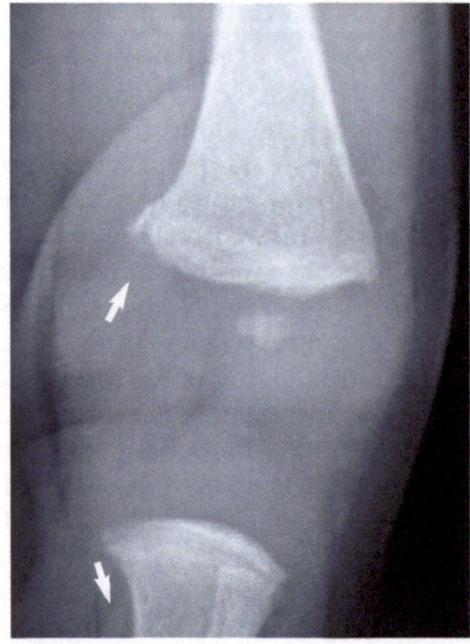

Fig.11.6. RC del ginocchio in neonato. Lesione traumatica non accidentale a "manico di secchia" con distacco di corticale metafisaria (*frecce*) a livello sia femorale distale sia tibiale prossimale, sul versante mediale

in poco più di 20 giorni, ad una fusione dei frammenti con completa coalescenza degli stessi (Fig.11.7). L'entità e la ripetitività del trauma, oltre all'assenza di un accudimento adeguato, favoriscono la persistenza di aspetti riparativi grossolani e la comparsa di fenomeni di deformazione a "coppa" della metafisi (Fig. 11.8). La deformazione della metafisi si sviluppa lentamente, in molte settimane e mesi, favorendo la persistenza di reliquati permanenti e invalidanti come incurvamenti e dismetrie degli arti.

Il periostio infantile è caratterizzato, in funzione di una spiccata attività osteogenica corticale, da uno strato germinativo esuberante, che ha la funzione di assicurare una rapida crescita del segmento scheletrico. Non è infrequente, soprattutto nei soggetti prematuri e in particolare nel corso del secondo e terzo mese di vita, l'osservazione radiografica di cosiddette "bandellette ossee periostali" a livello delle diafisi di femore, omero e tibia, che sono la fisiologica espressione della scarsa aderenza ed esuberanza proliferativa del periostio; tendono alla spontanea e progressiva coalescenza con la superficie corticale sottostante e non debbono essere confuse con manifestazioni di periostosi patologica. Un periostio con queste caratteristiche anatomo-funzionali è particolarmente lasso e risulta quindi facilmente scollabile. Lo scollamento dello strato osteogenico ipervascolarizzato dalla superficie corticale dell'osso produce frequenti emorragie sub-periostee. Allo scollamento ed all'emorragia sub-periostale fa seguito una vivace reazione

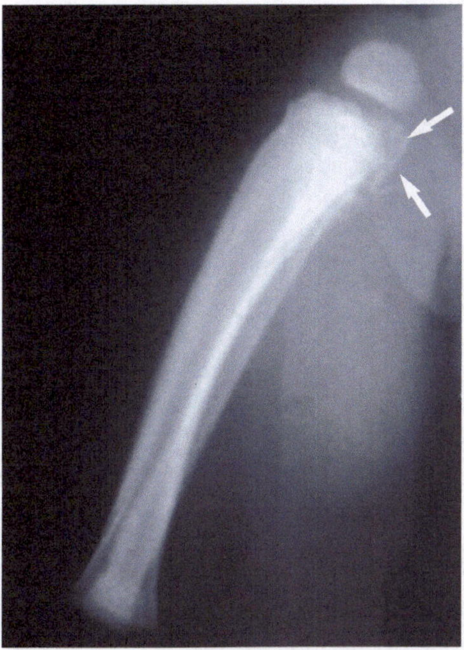

Fig.11.7. RC della gamba in bambino maltrattato. A 13 giorni dal trauma si osservano le sequele riparative di frammentazione metafisaria con progressiva coalescenza dei frammenti (*frecce*)

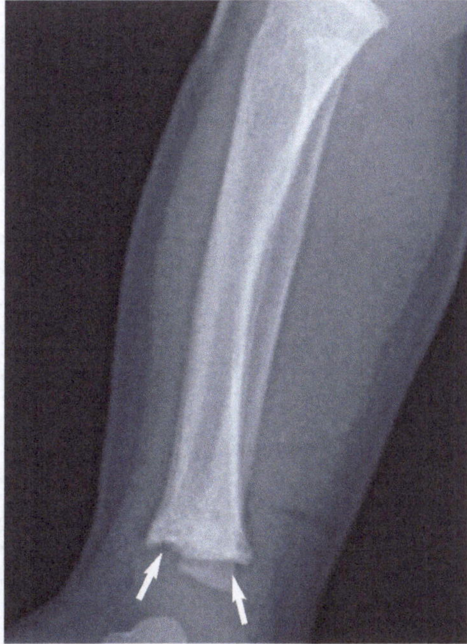

Fig.11.8. RC della tibia in lattante. Deformazione a "coppa" della metafisi tibiale distale (*frecce*)

osteogenica neo-appositiva a carattere riparativo che può favorire, a seguito di episodi traumatici reiterati, l'instaurarsi di forme di iperostosi corticale esterna, a volte così accentuate da determinare la formazione di voluminosi "manicotti" calcificati diafisari (Fig. 11.9). La formazione di "manicotti" grossolani e voluminosi richiede parecchie settimane.

Le fratture costali (Fig. 11.10), molto frequenti, debbono essere analizzate con particolare attenzione alla ricerca di aspetti che possono rilevarsi altamente specifici:

- molteplicità;
- bilateralità;
- localizzazione;
- diversa datazione.

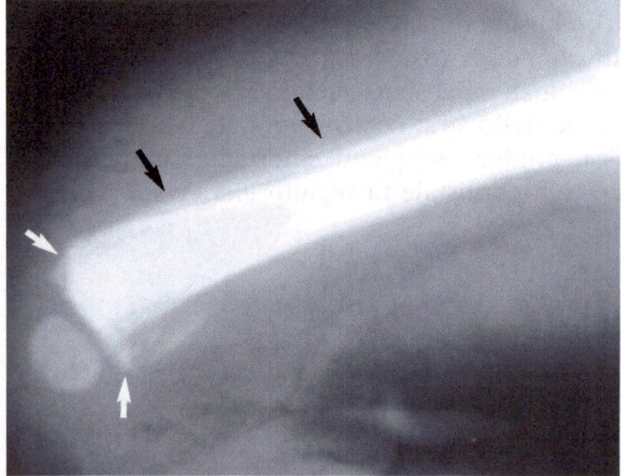

Fig.11.9. RC della tibia in lattante maltrattato. Manicotto periostosico diafisario (*frecce nere*). Coesistono sequele di frammentazione metafisaria (*frecce bianche*)

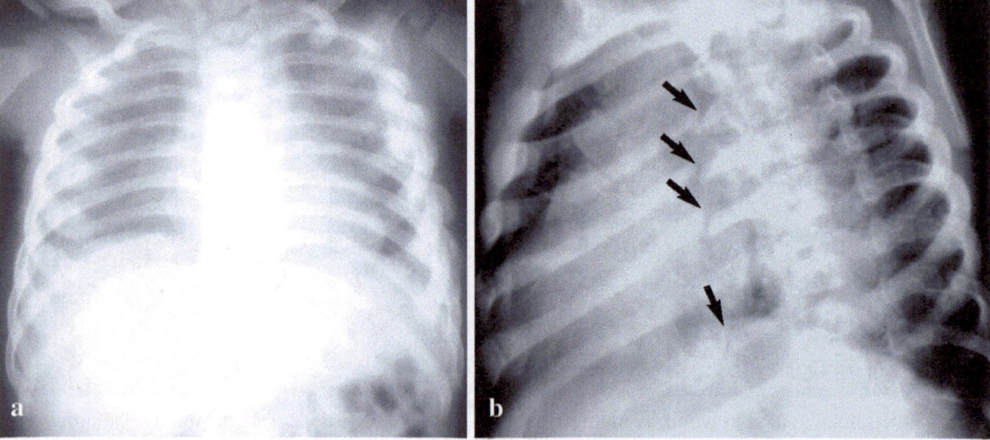

Fig.11.10a, b. RC del torace in lattanti maltrattati. **a** Fratture costali multiple, disseminate, di differente datazione. **b** Altro caso. La proiezione obliqua evidenzia fratture costali recenti localizzate in prossimità dell'articolazione costo-vertebrale (*frecce*)

Il bambino frequentemente giunge all'osservazione in rapporto alla presenza di crisi di pianto inconsolabile accompagnate da disturbi respiratori. La presenza di fratture multiple, di epoca diversa, disseminate a carico dello scheletro toracico costale, determina infatti l'insorgenza di dolore ad ogni atto respiratorio, associato a riduzione dell'elasticità della parete toracica. Frequenza e profondità degli atti respiratori si riducono progressivamente, con conseguente ristagno di secrezioni e comparsa di manifestazioni disventilative, fenomeni infettivi e, da ultime, dispnea e grave insufficienza respiratoria. Sono specifiche le fratture localizzate in corrispondenza dell'arco posteriore della costa, poiché l'energia del trauma da scuotimento si scarica in prossimità della giunzione costo-vertebrale, cioè nel punto di maggiore rigidità. Sono tuttavia presenti anche fratture distribuite lungo la linea ascellare media ed a livello dell'estremità anteriore condro-costale, principalmente legate a traumi da schiacciamento.Le fratture non recenti sono invariabilmente caratterizzate da calli ossei grossolani e voluminosi che, a livello condro-costale, tendono alla costituzione di "rosari" multinodulari.

Diagnosi differenziale

L'apporto del Radiologo è indispensabile al fine di evitare giudizi affrettati o diagnosi non corrette, che possono determinare conseguenze gravissime in un contesto così delicato come quello del maltrattamento fisico infantile.

La diagnosi radiografica di lesioni ossee non accidentali è in buona parte una diagnosi per esclusione e, come tale, richiede un'adeguata collaborazione tra i vari specialisti coinvolti, alla luce di un'attenta valutazione dell'atteggiamento e delle dichiarazioni dei genitori, dei familiari e degli accompagnatori del minore. Le principali diagnosi differenziali sono rappresentate da patologie quali:

- osteogenesi imperfetta;
- iperostosi corticale infantile;
- malattia ossea dismetabolica del prematuro;
- rachitismo carenziale;
- rachitismo non carenziale;
- malattia di Menkes;
- lue congenita;
- scorbuto;
- insensibilità congenita al dolore.

Osteogenesi imperfetta È sostenuta da un'alterazione quali-quantitativa del collagene con coinvolgimento di loci genici diversi e si caratterizza sulla base di quadri espressivi differenti, di gravità variabile, suddivisi in base a molteplici classificazioni, tra le quali quella in 4 stadi proposta da Sillence. Sono descritte forme letali (tipo IIa, IIb), forme severe (tipo III e alcune espressioni del tipo II) e forme regressive (tipo Ia, Ib, IV). I problemi di diagnosi differenziale difficilmente riguardano le forme letali, a volte già diagnosticabili in utero in base all'evidenza ecografica di fratture spontanee prenatali, accorciamento o deformazione degli arti ed in rapporto all'eventuale individuazione del gene responsabile o dell'alterazione biochimica relativa per mezzo dell'amniocentesi. Nei soggetti che ne sono affetti, la rarefazione strutturale generalizzata e le deformazioni scheletriche sono molto evidenti e le fratture, multiple e caratterizzate da calli esuberanti, determinano un aspetto tipico a "canna di bambù" delle ossa lunghe degli arti. Alcuni caratteri variabili della malattia possono tuttavia prestarsi ad interpretazioni errate:

- emorragie cerebrali, ematomi, ecchimosi delle parti molli ed emartro, da fragilità capillare o anomalie piastriniche;
- areole circoscritte di aplasia cutanea con aspetto simile a piccole ulcerazioni o focolai cicatriziali;
- lussazioni articolari da lassità capsulo-legamentosa;
- ipotonia diffusa.

Possono invece creare maggiori difficoltà interpretative alcune lesioni scheletriche apprezzabili nelle forme non letali:

- fratture costali multiple di datazione differente;
- fratture diafisarie di epoca diversa, con callo esuberante e segni di scarso accudimento;
- fratture dei corpi vertebrali.

Si tratta, inoltre, di lesioni riscontrate occasionalmente, misconosciute, delle quali è poco chiara la dinamica traumatica e per le quali si ottengono spiegazioni poco convincenti. Alcuni rilievi clinici, per altri versi tipici, non sempre sono presenti:

- sclere bluastre;
- facies caratteristica;
- disturbi dell'udito.

La stessa diagnostica genetica pone problemi di esecuzione ed è ottenibile con difficoltà.

Rarefazione ossea con riduzione di spessore della corticale, ipo-ossificazione della teca cranica e presenza di ossa wormiane sono osservazioni radiografiche frequenti. In un discreto numero di casi l'esame radiografico dello scheletro pone in evidenza un torace ristretto, coste sottili, ali iliache tozze e tetti cotiloidei orizzontalizzati (Fig. 11.11). L'osteogenesi imperfetta rappresenta in assoluto il più comune quesito diagnostico differenziale nei casi di sospetto *battered child*.

Iperostosi corticale infantile (Malattia di Roske-De Toni-Caffey-Silverman) È una forma di iperosteogenesi periostio-encondrale regressiva già presente in utero, pertanto risulta possibile una diagnosi precoce mediante ecografia pre-natale entro il V mese di gravidanza. Sono tuttavia descritti casi a diagnosi tardiva, entro i primi 2 anni di vita. Clinicamente la malattia si presenta con tumefazione e deformazione degli arti, edema e dolore delle parti molli, compromissione di grado variabile delle condizioni generali, febbre, incremento di VES e fosfatasi alcalina. La malattia presenta un'evoluzione lenta, ma benigna, con regressione delle lesioni ossee senza significativi reliquati. Il riconoscimento di manifestazioni iperostosiche, non solo a livello delle ossa lunghe degli arti (Fig. 11.12), ma anche in corrispondenza di alcune ossa piatte, come le scapole e la mandibola, è fondamentale per la diagnosi.

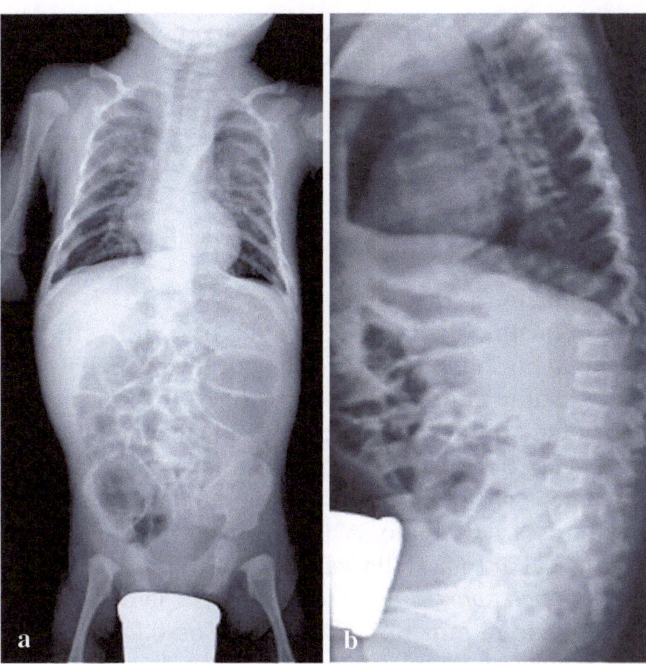

Fig.11.11a, b. Osteogenesi imperfetta in neonato. "Babygramma" frontale (**a**) e laterale (**b**). Alle fratture costali multiple di datazione diversa ed alle fratture vertebrali si associa aspetto a "campana" del torace, coste sottili e tetti acetabolari orizzontalizzati

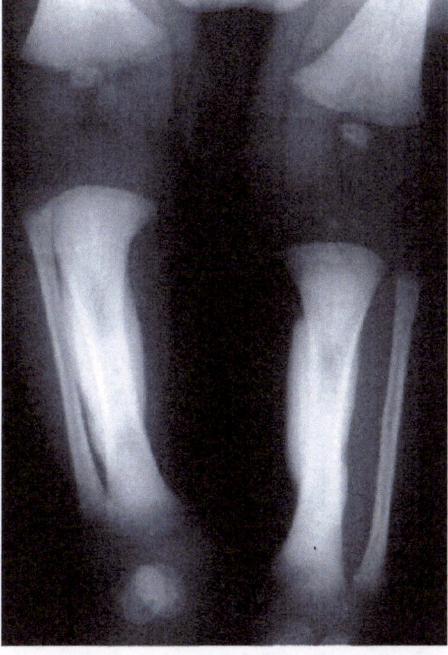

Fig.11.12. RC in neonato con iperostosi corticale infantile. Presenza di un manicotto periostosico a livello della diafisi di entrambe le tibie

Malattia ossea dismetabolica del prematuro Presenta molteplici caratteristiche radiografiche che possono porre problemi di diagnosi differenziale:
- fratture angolari della corticale metafisaria;
- ematomi sub-periostei;
- manicotti calcificati;
- fratture diafisarie;
- distacchi epifisari;
- fratture costali;
- deformazioni a "coppa" della giunzione condro-costale.

La malattia viene classificata in quattro stadi (da 0 a 3 sulla base di livelli crescenti di gravità) e le fratture compaiono soltanto nelle forme più severe, corrispondenti allo stadio 3, mentre in tutte le altre condizioni il decorso risulta clinicamente silente. Tutti questi soggetti risultano tuttavia nati pretermine ed hanno un basso peso per l'età gestazionale. È costante il rilievo radiografico di un'intensa rarefazione ossea diffusa, con aspetto malacico della trabecolatura spongiosa, e di un caratteristico coinvolgimento delle ossa del cranio. A livello metafisario è inoltre presente un'accentuata irregolarità della zona della calcificazione provvisoria. È tipico anche il riscontro di *sickle shaped spurs*. Può essere utile, per la definizione della diagnosi, la valutazione del livello di mineralizzazione dell'osso con sistema ad ultrasuoni. L'affezione è determinata da un insufficiente apporto di sali minerali, in particolare di fosforo, con conseguente scarsa fissazione del calcio a livello osseo, anche se il rilievo di livelli ematici elevati di calcio e fosfatasi alcalina associati ad un'insufficiente fosforemia non è costante.

Rachitismo Nelle varie forme di rachitismo, peraltro caratterizzate da rilievi ematochimici e da eventuali valutazioni genetiche particolari, prevalgono le manifestazioni di frammentazione della cartilagine metafisaria della ossa lunghe degli arti rispetto alle lesioni che coinvolgono la corticale metafisaria. Le diafisi rachitiche sono incurvate e procurvate e subiscono fratture angolate, mai scomposte, spesso a "legno verde". Il callo riparativo è in genere esuberante, ma poco calcificato, e ossifica lentamente. Manicotti e gusci periostosici sono tardivi e tenuemente calcificati.

Malattia di Menkes In questa patologia, alla rarefazione strutturale ossea, alle alterazioni metafisarie ed all'iperostosi corticale sono associate particolarità genetiche (trasmissione recessiva legata al sesso) e manifestazioni sindromiche come:
- deficit dell'assorbimento di rame;
- alterazioni delle arterie;
- microcefalia;
- ossa wormiane;
- anomalie dei capelli;
- ipotonia, convulsioni;
- ritardo staturale e mentale.

Lue congenita È un tipo di patologia in costante aumento anche nei Paesi industrializzati (0,5-10 casi ogni 100.000 nati vivi) determinata dalla trasmissione del treponema pallidum dalla madre infetta al feto, attraverso la placenta, nel periodo di incubazione (da 10 a 90 giorni) o durante lo stadio primario e secondario dell'infezione. Raramente la malattia è già manifesta alla nascita, più spesso i sintomi compaiono dopo alcuni mesi e sono determinati da un interessamento di gran parte degli organi, con particolare riguardo per fegato, milza, reni, pancreas ed apparato scheletrico. A livello delle ossa piatte e della teca cranica compaiono aree osteolitiche a margini sfumati. Le epifisi delle ossa appendicolari sono caratteristicamente risparmiate, mentre a livello diafisario compaiono manifestazioni di tipo periostosico ed in corrispondenza delle metafisi si possono osservare modificazioni strutturali variabili, da semplici alterazioni del trofismo con bande trasversali radiotrasparenti o addensate fino a processi di erosione e frammentazione. Le lesioni destruenti sono dolorose e si accompagnano ad ipomobilità degli arti interessati (soprattutto superiori) nell'ambito di un quadro noto come *pseudo-paralisi di Parrot*. Caratteristico è il rilievo di alterazioni di carattere destruente localizzate in sede simmetrica, a livello dell'estremo prossimale di entrambe le tibie, sul versante metafisario mediale, noto come *segno di Wimberger* (Fig. 11.13). La diagnosi di certezza è consentita quasi esclusivamente dalle indagini sierologiche, con particolare riguardo per quelle che consentono di valutare gli anticorpi specifici nei confronti degli antigeni treponemici come TPHA, FTA-ABS e, soprattutto, FTA-AB IgM, che rileva gli anticorpi prodotti esclusivamente dal feto. Esami di più ampia diffusione, come VDRL e RPR, non escludono eventuali falsi positivi (anche se valori quattro volte superiori rispetto a quelli materni sono molto indicativi), poiché la loro positività può dipendere dal passaggio trans-placentare di IgG materne.

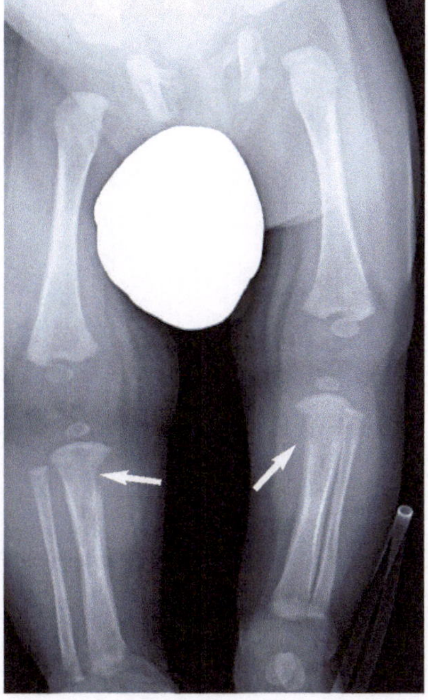

Fig. 11.13. Segno di Wimberger in lattante con lue congenita. Il RC degli arti inferiori evidenzia la presenza di alterazioni di aspetto erosivo disposte simmetricamente a livello della superficie metafisaria prossimale mediale di entrambe le tibie (*frecce*)

Scorbuto È una malattia molto rara determinata da un deficit di vitamina C che solo occasionalmente, può presentarsi in epoca neonatale o nel bambino molto piccolo. A livello scheletrico induce alterazioni metafisarie caratteristiche come le linee dense di Frankel, le zone scorbutiche radiotrasparenti (sede di fratture patologiche) e gli speroni angolari (speroni di Pelkan in fase di guarigione). Sono presenti anche osteorarefazione diffusa, emorragie sub-periostali e manicotti periostosici.

Una condizione piuttosto dubbia, dal punto di vista clinico, è infine nota con la denominazione di *temporary brittle bone disease*. Si tratterebbe di una temporanea fragilità scheletrica indotta da un difetto reversibile del collagene, secondario ad un deficit di rame o altro metallo-enzima, oppure ad un difetto intrauterino di mineralizzazione. Questa situazione, sebbene basata su presupposti clinici, fisiologici ed anatomo-patologici piuttosto labili, viene spesso invocata, in corso di dibattimento giudiziario, quale possibile causa delle fratture scheletriche oggetto di valutazione medico-legale.

12 IL BAMBINO BATTUTO: LINEE GUIDA E RISVOLTI MEDICO-LEGALI

MICHELE SOLARINO, BIAGIO SOLARINO

INTRODUZIONE

L'abuso e il maltrattamento sui minori sono tematiche di grande attualità con notevoli risvolti di carattere socio-sanitario che interessano il medico, sia come cittadino che in qualità di esercente una professione sanitaria.

La molteplicità e la peculiarità di alcune lesività di abuso, in linea con la definizione della *World Health Organization*, necessitano di un approccio multidisciplinare e polispecialistico che non può prescindere, tuttavia, da un accertamento sanitario ove l'indagine radiodiagnostica riveste grande importanza. Il ruolo del Radiologo, nell'accertamento dell'abuso sui minori, assume una valenza assolutamente peculiare in relazione a tre elementi fondamentali:

- identificazione di lesioni traumatiche;
- diagnosi differenziale fra lesione accidentale ed abuso;
- utilizzo dell'indagine-immagine ottimale per provare l'esistenza di tale lesività.

Fatta eccezione per i casi di violenza sessuale e di abbandono e/o trascuratezza sui minori, ove comunque il Radiologo può svolgere indagini complementari utili ai fini della diagnosi, la sindrome del "bambino battuto" rappresenta una delle forme più tipiche di maltrattamento sui minori, caratterizzata da micro e macrotraumatismi esercitati mediante mezzi di offesa naturale (mani, piedi, gomiti, etc.) e non (bastoni, cinture, catene, etc.). Gli esiti di tale azione traumatica si contraddistinguono con lesività di varia natura (ecchimosi, ferite lacero-contuse, lussazioni, fratture) a carico dell'apparato muscolo-scheletrico con quadri radiologici talvolta assolutamente indicativi del fenomeno di abuso. In merito, deve osservarsi che nel 1946 fu proprio un Radiologo, Caffey, a riscontrare ed illustrare particolari tipi di frattura e di lesioni ossee che si potevano riscontrare nei "bambini battuti", specie nei più piccoli. Fu Kempe, successivamente nel 1962, che coniò il termine di *battered child sindrome* per indicare, anticipando quelle che poi saranno le linee guida, tutto il corteo di sintomi clinici e valutazioni radiologiche che possono caratterizzare gli aspetti traumatici di tale condizione. Da allora molte altre segnalazioni su riviste scientifiche internazionali hanno illustrato ulteriori aspetti e varianti inerenti tale tipologia d'abuso, allo scopo di puntare l'attenzione del mondo scientifico su un problema sociale assolutamente trascurato, ma in fase di assoluta espansione.

Attualmente esistono, a livello internazionale, alcuni esempi di linee guida e standard procedurali relativi al ruolo del Radiologo in presenza di una sospetta sindrome del "bambino battuto". Ci si riferisce, ad esempio, alle linee guida stilate dell'*American College of Radiology* che tendono a suddividere le indagini radiologiche da effettuarsi in base all'età del minore (<2 anni, >5anni) ed alla presenza, o meno, di sintomatologia fisica o neurologica lamentata dal piccolo paziente (Appendice A). È da sottolineare, a riguardo, l'uso consigliato della RM nei bambini di età inferiore ai 2 anni perché a quell'età è più facile il verificarsi di un trauma cranico diretto (da percosse o da caduta), quindi è utile la ricerca dell'edema cerebrale, meglio visualizzabile con tale metodica. Nel "bambino battuto" di età superiore ai 5 anni prevale invece la scelta della TC cranio, poiché il trauma in quei bambini è soprattutto da scuotimento e, quindi, è più facile il riscontro di emorragie subdurali interemisferiche, meglio evidenziabili con questa metodica.

In tutte le evenienze prese in considerazione si sottolinea l'importanza di eseguire un preliminare esame obiettivo del minore prima di procedere all'indagine radiodiagnostica. L'uso di un punteggio (*rating*), per valutare l'appropriatezza dell'indagine radiologica da eseguirsi in correlazione al quadro clinico osservato ed all'età del minore, rende ragione del fatto che la valutazione dell'indagine diagnostica deve essere effettuata caso per caso, nel sospetto di abuso fisico sui minori.

Le procedure (*standard*) utilizzate dalla *British Society of Paediatric Radiologists*, in casi di sospette lesioni non accidentali sui minori, prevedono l'attuazione di una serie di indagini che necessitano, tuttavia, di un'iniziale valutazione clinica del minore. Preliminarmente si sottolinea, e non deve essere un elemento da considerarsi necessariamente acclarato, l'importanza della qualità degli strumenti radiodiagnostici da utilizzarsi (ci si riferisce all'utilizzo, ove possibile, di radiologia digitale e di parametri tecnici particolarmente cautelativi in relazione al pericolo radiobiologico) nonché della competenza dello staff sanitario deputato a tale tipo di accertamento. Nelle suddette procedure si evidenzia essenzialmente:

- l'importanza di eseguire un'indagine panoramica radiologica di tutto lo scheletro, in caso di sospetto abuso, focalizzando l'attenzione su specifiche aree anatomiche;
- la collaborazione "reale" fra tecnico di radiologia e medico radiologo nella gestione di tale tipo di indagine, finalizzata realmente ed esclusivamente alle sole ed indispensabili procedure radiologiche (ai fini radioprotezionistici);
- la possibilità, per talune sospette lesività da abuso (ad esempio le fratture costali), di disporre di indagini di controllo a distanza di qualche settimana.

Altrettanto interessanti, ed in continuo aggiornamento, sono i protocolli proposti dalla *Section of Radiology* della *American Academy of Pediatrics* che, oltre ad evidenziare l'utilità della radiografia panoramica di tutto lo scheletro, nei casi di sospetta violenza sui minori di anni 2, mettono in risalto la necessità di un'attenta valutazione della lesività eventualmente presente a livello toraco-addominale: tale particolare localizzazione dovrebbe sempre far pensare ad una possibile lesione d'abuso. Attesa l'importanza della diagnosi differenziale fra lesioni accidentali e d'abuso, i protocolli, in questi casi, prevedono l'esecuzione in prima istanza dell'esame TC (torace e addome) con successivo eventuale controllo mediante ultrasonografia dell'addome.

Quanto riportato in Appendice A rappresenta solo un esempio delle principali indicazioni utili al Radiologo nella diagnosi di abuso sui minori. È evidente che nella sindrome del "bambino battuto" qualsiasi distretto anatomico può essere interessato da un'azione traumatica di entità variabile. In tale ottica, la scelta degli idonei accertamenti radiodiagnostici, ad eccezione, come già detto, della radiografia panoramica dello scheletro (considerata indagine d'elezione), sarà condizionata, oltre che dall'età del minore, anche dalla sede interessata dal trauma, nonché dal riscontro clinico di eventuali preesistenze o concomitanti patologie. A titolo meramente esemplificativo, l'impiego o meno del mezzo di contrasto nell'espletamento di una TC dipenderà non solo dal sospetto diagnostico, ma anche dall'effettiva utilità che l'uso del mezzo di contrasto potrà dare in relazione allo specifico quesito. È utile ricordare che, in ogni caso, dovrà preventivamente essere assicurato un consenso informato da parte di chi esercita la patria potestà o, in caso di sospetto abuso intrafamiliare, da parte del giudice tutelare.

È ovvio che tali accertamenti, oltre che da un punto di vista del trattamento terapeutico successivamente necessario, rivestono una valenza particolare in funzione dei risvolti di tipo giuridico che sottendono all'eventuale accertamento dell'abuso.

Normativa attuale e considerazioni medico-legali

È di indubbia utilità ricordare che la legislazione attualmente vigente prevede, anche per i medici specialisti in radiodiagnostica, obblighi giuridici finalizzati a forme di collaborazione con l'Autorità Giudiziaria, al fine di prevenire e contrastare la criminalità. La tutela della salute e la salvaguardia della libertà personale sono principi assoluti e, come tali, garantiti dalla Costituzione Italiana (artt. 13 e 32). Compito primario del medico è quello di garantire i cittadini, ed in particolare i minori, dalla violazione di tali diritti, peraltro esplicitamente previsti dagli artt. 571 e 572 del codice penale qualora avvenuti in famiglia ("*maltrattamenti*", "*abuso dei mezzi di correzione*"), ovvero dagli art. 581 ("*percosse*") e 582-583 ("*lesioni personali*"). In caso di maltrattamenti, violenze ed abusi il medico deve farsi attivo promotore di iniziative volte ad identificare e rimuovere dette condizioni. Su questi presupposti si basa l'art. 32 del codice di Deontologia Medica (2006) che prevede, oltre ad una specifica tutela sui minori in casi di "*maltrattamenti fisici o psichici, violenze o abusi sessuali*" anche la possibilità "*in caso di opposizione dei legali rappresentanti alla necessaria cura dei minori*" di ricorrere alla competente Autorità Giudiziaria. In relazione a tale ultimo punto, l'esercente una professione sanitaria è tenuto a presentare il "referto" all'Autorità Giudiziaria (art. 365 c.p.) allorquando abbia prestato la propria "*assistenza*" od "*opera*" in casi che possono presentare i caratteri di un delitto procedibile d'ufficio. Ci si riferisce, ad esempio, al Radiologo che svolga la propria attività (non importa se pubblica o privata) e che reperti segni di un abuso perpetrato in danno di minori. Tale obbligo è ancor più pressante in una struttura pubblica, allorquando il professionista sanitario potrà assumere anche la qualifica di Pubblico Ufficiale ovvero incaricato di un pubblico servizio (artt. 357-358 c.p.), essendo vincolato, qualora ricorrano le condizioni previsti dalla legge, a denunciare tale tipologia di reato anche solo avendone avuto notizia (artt. 361-362 c.p.).

È doveroso ricordare che la violazione del dovere o omissione di inoltrare il referto/rapporto costituisce un delitto contro l'amministrazione della giustizia; la mancata ottemperanza di tale dovere prevede autonomamente il reato di omissione d'atti d'ufficio qualora si accerti che il sanitario abbia, con coscienza e volontà, voluto omettere o ritardare la presentazione del referto.

Conclusioni

Il fenomeno dell'abuso sui minori rappresenta uno degli argomenti topici e controversi della società moderna. Troppo spesso si assiste alla reclamizzazione di violenze (fisiche, psichiche o sessuali), perpetrate a danno di minori, basandosi esclusivamente su valutazioni psicologiche, senza che vi sia alcun cenno ad eventuali visite mediche ovvero esami specialistici che potrebbero confermare, a volte in modo assolutamente inequivocabile, i presunti abusi denunciati dai minori o dalle loro famiglie o, al contrario, escluderli.

La particolare complessità della fenomenologia di abuso sui minori necessita, ai fini di un corretto inquadramento del fenomeno stesso, di un approccio multidisciplinare da parte di un'equipe di specialisti, laddove di fondamentale importanza appare il contributo del Radiologo pediatrico. L'interpretazione delle lesioni eventualmente riscontrate con l'imaging non può essere di pertinenza del Pediatra o dell'Ortopedico; solo il Radiologo ha le competenze per discernere, laddove possibile, caratteristiche proprie di un trauma accidentale rispetto ad un trauma da abuso. Infatti, la conoscenza della mineralizzazione (epoca di ossificazione) dei segmenti scheletrici, dei meccanismi traumatici che sottendono la genesi di lesività, sopratutto dell'apparato osteo-articolare, nonché la loro interpretazione diagnostica, è di pertinenza del Radiologo, che ne è certamente l'unico e migliore conoscitore.

La posizione di chi si appresti a denunciare un abuso su un minore è certamente delicata, sopratutto quando si suppone sia avvenuto in ambito familiare. Se da un lato la normativa vigente prevede che sia sufficiente il sospetto, e non la certezza, per denunciare siffatto reato, è altresì chiaro che una erronea diagnosi di abuso può sconvolgere un nucleo familiare, ivi inclusa la vittima. Allo specialista in radiodiagnostica è richiesto pertanto uno sforzo culturale, nei termini di comprensione/conoscenza del problema, e metodologico, nella valutazione di tale fenomeno, che non potrà prescindere dalla raccolta di un completo raccordo anamnestico, oltre che dalla successiva analisi dell'imaging. L'implementazione di linee guida e protocolli, come quelle precedentemente illustrate, ed una collaborazione multidisciplinare con colleghi realmente specialisti in materia produrrà una valutazione metodologicamente ineccepibile, per consentire una valutazione delle reali dimensioni di questo grave problema, per troppo tempo trascurato e, colpevolmente, sottaciuto.

APPENDICE A: LINEE GUIDA[1]

PRIMA IPOTESI Bambino di 2 anni di età, o più giovane, con sospetto clinico di abuso, ma nessun segno o sintomo focale evidente.

L'esame più elementare è l'indagine scheletrica, composta delle visioni frontale e laterale del cranio, ed una singola visione frontale delle ossa lunghe della colonna vertebrale laterale, frontale del torace e dell'addome. Poiché le fratture delle coste potrebbero essere l'unica manifestazione scheletrica dell'abuso, radiografie oblique delle coste sono da includere nell'indagine scheletrica iniziale, al fine di rilevare le fratture per documentare l'abuso. Può essere eseguita una RM del cranio, utile per la documentazione legale di abuso. (Tabella 12.1).

Tabella 12.1. Bambino di 1-2 anni senza evidenti sintomi o ematomi in faccia

Procedure radiologiche	Scala di appropriatezza*
Radiografia del cranio, scheletro assile e appendicolare su Rx di ampio formato nelle due proiezioni	9
RMN encefalo	5
Ecografia addome	2

*1=poco appropriato, 9=molto appropriato

SECONDA IPOTESI Bambino di 2 anni di età, o più giovane, con una storia di trauma cranico, ma nessun segno evidente di anormalità neurologica.

Se il sospetto clinico di abuso è presente, effettuare un esame scheletrico come descritto sopra. Quando l'indagine scheletrica è negativa, ma esiste un forte sospetto di abuso, va eseguita una RM dell'encefalo, utile per la documentazione legale di abuso. La RM ha una sensibilità di gran lunga maggiore per rilevare e datare traumi del parenchima cerebrale, rispetto alla TAC, ed evita l'esposizione ad inutili radiazioni (Tabella 12.2).

Tabella 12.2. Bambino di 1-2 anni sintomatico per trauma cranico, senza segni focali o neurologici

Procedure radiologiche	Scala di appropriatezza*
Radiografia del cranio, scheletro assile e appendicolare su Rx di ampio formato nelle due proiezioni	9
RMN encefalo	7
Tac	6
Ecografia addome	2

*1=poco appropriato, 9=molto appropriato

TERZA IPOTESI Bambino sino a 5 anni di età con segni e sintomi neurologici ed il sospetto di abuso, con o senza altre lesioni visibili.

Necessario un attento esame clinico. Se il bambino ha un quadro clinico importante, con seri segni di traumi neurologici, deve essere eseguita immediatamente una TAC senza mezzo di contrasto dell'encefalo. Se questo esame non evidenzia lesioni significative che possano avere bisogno di un rapido intervento neurologico, il bambino dovrebbe essere stabilizzato ed eventualmente, su indicazione del Neurologo, può essere eseguita una RM cerebrale con sequenze in T1, T2 ed eventualmente una *inversion recovery*. Se il bambino è clinicamente stabile con sintomi neurologici (momentanea perdita di conoscenza che determina l'alterazione dello stato mentale, una confermata presenza di emorragia della retina), la RM può costituire la prima indagine diagnostica di valutazione (Tabella 12.3).

Tabella 12.3. Bambino di oltre 5 anni con sintomi neurologici

Procedure radiologiche	Scala di appropriatezza*
Tac encefalo	9
RMN encafalo	8

*1=poco appropriato, 9=molto appropriato

Quarta ipotesi Bambino di qualsiasi età con sospette lesioni viscerali che siano discordanti con la storia clinica e/o con un esame clinico o con un esame di laboratorio e che non giungano ad una spiegazione soddisfacente.

Immediatamente deve essere eseguita una TAC addome e pelvi con mezzo di contrasto (in alternativa un'ecografia) ed una TAC/RM dell'encefalo (Tabella 12.4). Le lesioni viscerali possibili dovrebbero comprendere la pseudocisti pancreatica, un'emorragia delle capsule surrenaliche, la perforazione intestinale (dopo un trauma da taglio), contusioni o lacerazioni dei visceri, perforazione traumatica della vescica. In tale scenario tutte queste lesioni dovrebbero essere considerate segni di abuso.

Alcuni Radiologi preferiscono non usare contrasto orale nell'esame TAC, tuttavia non c'è una chiara documentazione del vantaggio di una delle due tecniche; quindi la scelta del mezzo di contrasto dovrebbe essere lasciata alla discrezione del Radiologo.

Tabella 12.4. Bambino di ogni età con lesioni viscerali e discrepanza tra anamnesi e quadro clinico

Procedure radiologiche	Scala di appropriatezza*
Tac addome e pelvi con mdc	9
RMN addome e pelvi oppure ecografia addome e pelvi	2
Tac o RMN encefalo	2

*1=poco appropriato, 9=molto appropriato

[1]Da Appropriateness Criteria, Suspected Physical Abuse-Child (2005) American College of Radiology, modificato, autorizzazione richiesta

Letture consigliate

Capitolo 1

Andrish JT (1990) Upper extremity injuries in the skeletally immature athlete. In: Nichols JA, Hershmarm E (eds) The upper extremity in sports medicine. CV Mosby, St. Louis, pp 673-688

Ecklund K, Jaramillo D (2002) Patterns of premature physeal arrest. MR imaging of 111 patients. AJR Am J Roentgenol 178:967-972

Jaramillo D, Shapiro F (1998) Growth cartilage: normal appearance, variants and abnormalities. Magn Reson Imaging Clin N Am 6:455-471

Jaramillo D, Shapiro F (1998) Musculoskeletal trauma in children. Magn Reson Imaging Clin N Am 6:521-536

Johnson KJ, Bache E (2008) Imaging in pediatric skeletal trauma. Springer Berlin Heidelberg

Kujala U, Orava S (1993) Ischial apophysis injuries in athletes. Sports Med 16:290-294

Landin LA (1997) Epidemiology of children's fractures. J Ped Orthop B 6:79-83

Light TR, Ogden DA, Ogden JA (1984) The anatomy of metaphyseal torus fractures. Clin Orthop 188:103-11

Ogden JA, Ganey TM, Ogden DA (1996) The biological aspects of children's fractures. In: Rockwood CA, Wilkins KE, Beaty JH (eds) Fractures in children, 4th edition. Lippincott-Raven Publishers, Philadelphia, pp 19-52

Ozonoff MD (1991) Pediatric orthopaedic radiology, 2nd edition. WB Saunders, Philadelphia

Peterson HA, Madhok R, Benson JT et al (1994) Physeal fractures: part l & 2 1979-1988. J Pediatr Orthop 14:423-438

Rang M (1983) Children's fractures. J.B. Lippincott Company, Philadelphia

Salter RB, Harris WR (1963) Injuries involving the epiphyseal plate. J Bone Joint Surg 45:587-622

Siffert RS (1997) The effect of trauma to the epiphysis and growth plate. Skeletal Radiology 2:21-30

Stevens MA, El-Khoury GY, Kathol MH et al (1999) Imaging features of avulsion injuries. RadioGraphics 19:655-672

Thornton A, Gyll A (1999) Children's fractures. A radiological guide to safe practice. WB Saunders Publishers, London, UK

Von Laer Lutz (2001) Pediatric fractures and dislocation, 4th edition. Georg Thieme-Verlag, Germany

Wilkins KE (1996) The incidence of fractures in children. In: Rockwood CA, Wilkins KE, Beaty JH (eds) Fractures in children, 4th edition. Lippincott-Raven Publishers, Philadelphia

Wootton JR, Cross MJ, Holt KW (1990) Avulsion of the ischial apophysis: the case for open reduction and internal fixation. J Bone Joint Surg Br 72:625-627

Wulff RN, Schmidt TL (1998) Carpal fractures in children. J Pediatr Orthop 18(4):462-465

Capitolo 2

Abraham E (1992) Sports-related injuries in children and young adults. Compr Ther 18(12):33-7
Aoki Y, Yasuda K, Tohyama H et al (2004) Magnetic Resonance imaging in stress fractures and shin splints. Clin Orthop Relat Res (421):260-267
Bernhardt DT, Landry GL (1995) Sports injuries in young athletes. Adv Pediatr 42:465-500
Cain EL Jr, Dugas JR, Wolf RS, Andrews JR (2003) Elbow injuries in throwing athletes: a current concepts review. Am J Sports Med 31(4):621-635
Cassas KJ, Cassettari-Wayhs A (2006) Childhood and adolescent sports-related overuse injuries. Am Fam Physician 73(6):1014-22
Hatem SF, Recht MP, Profitt B (2006) MRI of Little Leaguer's shoulder. Skeletal Radiol 35:103-106
Maffulli N, Bruns W (2000) Injuries in young athletes. Eur J Pediatr 159(1-2):59-63
Pommering TL, Kluchurosky L (2007) Overuse injuries in adolescents. Adolesc Med State Art Rev 18(1):95-120
Raissaki M, Apostolaki E, Karantanas AH (2007) Imaging of sports injuries in children and adolescents. Eur J Radiol 62(1):86-96
Wilder RP, Sethi S (2004) Overuse injuries: tendinopathies, stress fractures, compartment syndrome, and shin splints. Clin Sports Med 23(1):55-81

Capitolo 3

Bates DG, Hresko MT, Jaramillo D (1994) Patellar sleeve fracture: demonstration with MR imaging. Radiology 193:825-827
Gottsegen CJ, Eyer BA, White EA et al (2008) Avulsion fractures of the knee: imaging findings and clinical significance. RadioGraphics 28:1755-1770
Hirano A, Fukubayashi T, Ishii T et al (2002) Magnetic resonance imaging of Osgood-Schlatter disease: the course of the disease. Skeletal Radiol 31:334-342
Hogan KA, Gross RH (2003) Overuse injuries in pediatric athletes. Orthop Clin N Am 34:405-415
Pisacano RM, Miller TT (2003) Comparing sonography with MR imaging of apophyseal injuries of the pelvis in four boys. AJR Am J Roentgenol 181:223-230
Rossi F, Dragoni S (2001) Acute avulsion fractures of the pelvis in adolescent competitive athletes: prevalence, location and sports distribution of 203 cases collected. Skeletal Radiol 30:127-131
Sanders TG, Zlatkin MB (2008) Avulsion injuries of the pelvis. Sem Musculoskel Radiol 12: 42-53
Stevens MA, El-Koury GY, Kathol MH et al (1999) Imaging features of avulsion injuries. RadioGraphics 19:655-672
Volpon JB, de Carvalho Filho G (2002) Calcaneal apophysitis: a quantitative radiographic evaluation of a secondary ossification center. Arch Orthop Trauma Surg 122:338-341

Capitolo 4

Azouz M, Oudjhane K (1998) Disorders of the upper extremity in children. Magn Reson Imaging Clin N Am 6:677-695
Best T (1995) Muscle-tendon injuries in young athletes. Clin Sports Med 14:669-686
Busch M (2000) Sports Medicine in children and adolescents. In: Lovell and Winter's Pediatric Orthopaedics, 5th edition. Lippincott Williams and Wilkins, Philadelphia, pp 1273-1313
Clancy W (1990) Tendon trauma and overuse injuries. In: Leadbetter WB, Buckwalter JA, Gordon JS (eds) Sports induced inflammation: clinical and basic science concept. Park Ridge, AAOS, pp 609-618

De Marchi A, Robba T, Ferrarese E et al (2005) Lo studio radiologico delle lesioni muscolari: stato dell'arte. Radiol Med 110:115-131
Ecklund K (2002) Magnetic Resonance imaging of pediatric musculoskeletal trauma. Top Magn Res Imaging 13:203-218
Emery K (2006) Imaging of sports injuries of the upper extremity in children. Clin Sports Med 25:543-568
Gill TJ, Lyle JM (1996) The immature athlete. Clin Sports Med 15:401-423
Long G, Cooper JR, Gibbo WW (1999) Magnetic Resonance imaging of injuries in the child athlete. Clin Radiol 54:781-791
Palmer WE, Kuong SJ, Elmadbou HM (1999) MR imaging of myotendinous strain. AJR Am J Roentgenol 173:703-709
Peetrons P (2002) Ultrasound of muscles. Eur Radiol 12:35-43
Prince JS, Laor T, Bean JA (2005) MRI of anterior cruciate ligament injurie and associated findings in the pediatric knee: changes with skeletal maturation. AJR Am J Roentgenol 185:756-762

CAPITOLO 5

Bacigalupo L, Bianchi S, Valle M, Martinoli C (2003) Ultrasonography of peripheral nerves. Radiologe 43:841-849
Carmel P (1982) Peripheral nerve lesions in pediatrics age group. Pediatr Neurosurg, New York, Grune & Stratton, pp 345-360
Filler AG, Maravilla KR, Tsuruda JS (2004) MR neurography and muscle MR imaging for image diagnosis of disorders affecting the peripheral nerves and musculature. Neurol Clin 22:643-682
Fleckenstein JL, Watumull D, Conner R et al (1993) Denervated human skeletal muscle: MR imaging evaluation. Radiology 187:213-218
Howe FA, Filler AG, Bell BA et al (1992) Magnetic resonance neurography. Magn Reson Med 28:328-38
Kline D, Hudson A (1995) Nerve Injuries. WB Saunders, Philadelphia
Koltzenburg M, Bendszus M (2004) Imaging of periphereal nerve lesions. Curr Opin Neurol 17:621-626
Seddon H (1975) Surgical disorders of periphereal nerves, 2nd edition. Churchill Livingstone, Edinburgh-London
Silvestri E, Martinoli C, Derchi LE et al (1995) Echotexture of peripheral nerves: correlation of US with histologic findings and criteria for differentiation with tendons. Radiology 197:291-296
Smith AB, Gupta N, Strober J, Chin C (2008) Magnetic resonance neurography in children with birth-related brachial plexus injury. Pediatr Radiol 38(2):159-163
Weig SG, Waite RJ, McAvoy K (2000) MRI in unexplained mononeuropathy. Pediatr Neurol 22:314-317

CAPITOLO 6

Anderson LD, D'Alonzo RT (1974) Fractures of the odontoid process of the axis. J Bone Joint Surg 56A:1663-1674
Chapman VM, Fenton LZ, Gao D, Strain JD (2009) Facial fractures in children: unique patterns of injury observed by Computed Tomography. J Comput Assist Tomogr 33(1):70-72
de P Djientcheu V, Njamnshi AK, Ongolo-Zogo P et al (2006) Growing skull fractures. Childs Nerv Syst 22(7):721
Ersoy G, Karcioğlu O, Enginbaş Y et al (1995) Are cervical spine X-rays mandatory in all blunt trauma patients? Eur J Emerg Med 2(4):191-195

Grotboom MJ, Governer S (1993) Acute injuries of upper dorsal spine. Injury 24(6):389-392
Leone A, Martino F (eds) (2008) Imaging del rachide. Springer-Verlag Italia, Milano
Losee JE, Afifi A, Jiang S et al (2008) Pediatric orbital fractures: classification, management, and early follow-up. Plast Recostr Surg 122(3):886-897
Martin BW, E Dykes, Lecky FE (2004) Patterns and risks in spinal trauma, archives of disease. Childhood 89:860-865
Mehta S (2007) Neuroimaging for paediatric minor closed head injuries. Paediatr Child Health 12(6):482-484
Moore MA, Wallace EC, Westra SJ (2009) The imaging of paediatric thoracic trauma. Pediatr Radiol
Quayle KS, Jaffe DM, Kuppermann N et al (1997) Diagnostic testing for acute head injury in children: when are head Computed Tomography and skull radiographs indicated? Pediatrics 99(5):E11
Shane SA, Fuchs SM (1997) Skull fractures in infants and predictors of associated intracranial injury. Pediatr Emerg Care 13(3):198-203
Struffert T, Grunwald I, Reith W (2003) Craniocerebral trauma in childhood. Radiologe 43(11):967-976
Thornton A, Gyll C (eds) (1999) Spine in children's fractures. WB Saunders, Harcourt Publishers Limited UK pp 90-105
Tung GA, Kumar M, Richardson RC et al (2006) Comparison of accidental and non accidental traumatic head injury in children on noncontrast Computed Tomography. Pediatrics 118(2):626-233
Türedi S, Hasanbasoglu A, Gunduz A, Yandi M (2008) Clinical decision instruments for CT scan in minor head trauma. J Emerg Med 34(3):253-259

Capitolo 7

Bishop JY (2005) Pediatric shoulder trauma. Clin Orthop 432:41-8
Carson S, Woolridge DP, Colletti J, Kilgore K (2006) Pediatric upper extremity injuries. Pediatr Clin N Am 53:41-67
Cekanauskas E, Degliute R, Kalesinskas RJ (2003) Treatment of supracondylar humerus fractures in children, according to Gartland Classification Medicina (Kaunas) 39(4):379-83
Chung KC, Spilson SV (2001) The frequency and epidemiology of hand and forearm fractures in the United States. J Hand Surg Am 26(5):908-15
Gartland JJ (1959) Management of supracondylar fractures of the humerus in children. Surg Gynecol Obstet 109:145-54
Johari AN (1999) Remodelling of forearm fractures. J Pediatr Orthop 8:84-7
Judet H, Judet J (1974) Fractures et orthopedie de l'enfant. Maloine, Paris, pp 31-39
Kay RM, Skaggs DL (1998) The pediatric Monteggia fracture. Am J Orthop 27(9):606-9
Kubiak R, Slongo T (2002) Operative treatment of clavicle fractures in children: a review of 21 years. J Pediatr Orthop 22:736-9
Heal J, Bould M, Livingstone J et al (2007) Reproducibility of the Gartland classification for supracondylar humeral fractures in children. J Orthop Surg 15(1):12-4
Heras J, Duran D, de la Cerda J et al (2005) Supracondylar fractures of the humerus in children. Clin Orthop 432:57-64
Hovelius L, Augustini G, Fredin O et al (1996) Primary anterior dislocation of the shoulder in young patients. J Bone Joint Surg Am 78A:1677-86
Lee SS, Mahar AT, Miesen D, Newton PO (2002) Displaced pediatric supracondylar humerus fractures: Biomechanical analysis of percutaneous pinning techniques. J Pediatr Orthop 22(4):440-443
Magra M, Caine D, Maffulli N (2007) A review of epidemiology of paediatric elbow injuries in sports. Sports Med 37(8):717-35
Murray DW, Wilson-MacDonald J, Morscher E et al (1996) Bone growth and remodeling after fracture. J Bone Joint Surg Br 78B:42-50

Shim JS, Lee YS (2002) Treatment of completely displaced supracondylar fracture of the humerus in children by cross-fixation with three Kirschner wires. J Pediatr Orthop 22(1):12-6
Vioreanu M, Sheehan E, Glynn A et al (2007) A new type of pediatric injury. Pediatrics 119:1294-1298
Vorlat P, De Boeck H (2003) Bowing fractures of the forearm in children: a long-term followup. Clin Orthop 413:233-7
Wilkes JA, Hoffer MM (1987) Clavicle fractures in head-injured children. J Orthop Trauma 1:55-8
Wu J, Perron AD, Miller MD et al (2002) Orthopedic pitfalls in the ED: pediatric supracondylar humerus fractures. Am J Emerg Med 20:544-9
Wuff RN, Schmidt TL (1988) Carpal fractures in children. J Pediatr Orthop 18:462-5

Capitolo 8

Azour EM, Karamitsos C, Reed MH et al (1993) Types and complications of femoral neck fractures in children. Pediatr Radiol 23:415-420
Canale ST, Bourland WL (1977) Fracture of the neck and intertrocanteric region of the femur in children. J Bone Joint Surg 59:431-443
Chia JP, Holland AJ, Little D, Cass DT (2004) Pelvic fractures and associated injuries in children. J Trauma 56(1):83-88
Connolly JK (1988) Fratture e lussazioni. Verduci editore, Roma
Heeg M, Visser JD, Oostvogel HJM (1988) Injuries of the acetabular triradiate cartilage and sacroiliac joint. J Bone Joint Surg Br 1:34-37
Holden CP, Holman J, Herman MJ (2007) Pediatric pelvic fractures. J Am Acad Orthop Surg 15(3):172-177
Ismail N, Bellemare JF, Mollitt DL et al (1996) Death from pelvic fracture: children are different. J Pediatr Surg 31(1):82-85
Letournel E, Judet R, Elson R (1981) Fractures of the acetabulum. Springer-Verlag, New York
Ogden JA (1990) Skeletal injury in the child. WB Saunders Company, Philadelphia
Reichard SA, Helikson MA, Shorter N (1980) Pelvic fractures in children - review of 120 patients with a new look at general management. J Pediatr Surg 15(6):727-34
Salter RB (1974) Injuries of the ankle in children. Orthop Clin North Am 5(1):147-52
Schlickewei W, Keck T (2005) Pelvic and acetabular fractures in childhood. Injury 36 [Suppl 1]:57-63
Spiguel L, Glynn L, Liu D, Statter M (2006) Pediatric pelvic fractures: a marker for injury severity. Am Surg 72(6):481-4
Swischuk LE (1994) Emergency imaging of the acutely ill or injured child, 3th edition. Williams & Wilkins, Baltimore
Tile M (1995) Fractures of the pelvis and acetabulum, 2nd edition. Williams & Wilkins, Baltimore, pp 41-52

Capitolo 9, 10 e11

Augarten A, Laufer J, Szeinberg A et al (1993) Child abuse, osteogenesis imperfecta and the grey zone between them. J Med 24:171-175
Caffey J (1946) Multiple fractures in the long bones of infants suffering from chronic subdural haematoma. AJR Am J Roentgenol 56:163-173
Carty H, Pierce A (2002) Non-accidental injury: a retrospective analysis of a large cohort. Eur Radiol 12:2919-2925
Dunbar JS, Owen HF, Nogrady MB et al (1964) Obscure tibial fracture of infants-the toddler's fracture. J Can Assoc Radiol 15:136-144

John SD, Moorthy CS, Swischuk LE (1997) Expanding the concept of the toddler's fracture. RadioGraphics 17:367-376

Mendelson KL (2005) Critical review of temporary brittle bone disease. Pediatr Radiol 35:1036-1040

Miller ME, Hangartner TN (1999) Temporary brittle bone disease: association with decresed fetal movement and osteopenia. Calcif Tissue Int 54:137-143

Paterson CR, Burns J, McAllion SJ (1993) Osteogenesis imperfecta: the distinction from child abuse and recognition of a variant form. Am J Med Genet 45:187-192

Ruess L, O'Connor SC, Quinn WJ et al (2003) An animal model for the classic metaphyseal lesion of child abuse. Pediatr Radiol 33:s112

Swischuk LE, John SD, Tschoepe EJ (1999) Upper tibial hyperextension fractures in infants: another occult toddler's fracture. Pediatr Radiol 29:6-9

Williams RL, Connolly PT (2004) In children undergoing chest radiography what is the specificity of rib fractures for non-accidental injury? Arch Dis Child 89:490-492

Zimmerman S, Makaroff K, Care M et al (2005) Utility of follow-up skeletal surveys in suspected child physical abuse evaluations. Child Abuse Negl 29:1075-1083

Capitolo 12

Akduman EI, Launis GD, Luisiri A (2005) Skeletal and visceral radiological imaging. In: Giardino AP, Alexander R (eds) Maltreatment: a clinical guide and reference, 3rd edition. St. Louis GW Medical Publishing, pp 13-36

American Academy of Paediatrics (2000) Section on radiology: diagnostic imaging of child abuse. Pediatrics 105:1345-1348

Caffey J (1946) Multiple fractures in the long bones of infants suffering from chronic subdural hematoma. AJR 56:163-173

Caffey J (1972) The parent-infant traumatic stress syndrome (battered baby syndrome). AJR Am J Roentgenol 114:217-225

Case ME, Graham MA, Handy TC et al (2001) National association of medical examiners ad hoc committee on shaken baby syndrome: position paper on fatal abusive head injuries in infants and young children. Am J Forensic Med Pathol 22:112-122

Drvaric DM, Morrell SM, Wyly JB et al (1992) Fracture patterns in the battered child syndrome. J South Orthop Assn 1:20-25

Introna F (2005) Gli obblighi giuridici del pediatra di fronte al bambino maltrattato, al minore abusato, all'incesto e altro. Zacchia 78:1-20

Kempe CH, Silverman FN, Steele BF et al (1962) The battered-child syndrome. JAMA 181:17-24

Kleinman PK, Marks SC, Blackbourne B (1986) The metaphyseal lesion in abused infants: a radiologic-histopathologic study. AJR Am J Roentgenol 146:895-905

Kleinman PK, Marks SC Jr, Nimkin K et al (1996) Rib fractures in 31 abused infants: postmortem radiologic-histopathologic study. Radiology 200:807-810

Macchiarelli L, Albarello P, Di Luca NM, Feola T (2005) Medicina legale. Minerva Medica, Torino, pp 1215-1219

Silverman F (1972) Unrecognized trauma in infants, the battered child syndrome. Radiology 104:337-339

Slovis TL, Smith WL, Strain JD et al (2005) Expert panel on pediatric imaging. Suspected physical abuse-child. American College of Radiology (ACR), Reston

Standard for skeletal surveys in suspected non-accidental injury (NAI) in children. www.bspr.org.uk.

Tenenbein M, Reed MH, Black GB (1990) The toddler's fracture revisited. Am J Emerg Med 8:208-214

World Health Organization (2002) World report on violence and health. Genova